U0017696

Taking Charge of
ADHD
The Complete, Authoritative Guide
for Parents

過動兒
父母
完全指導手冊

增訂新版

Russell A. Barkley

羅素・巴克立 ———— 著　　何善欣 ———— 譯

過動兒父母完全指導手冊（增訂新版） 目錄

Taking   Charge   of   ADHD

好評推薦

這不只是另外一本書，這是一本很重要的書。

　　　　　　　　　　　——《兒科新訊》（*Pediatric News*）

巴克立博士不只是注意力不足過動症這個領域的先驅，還以其畢生之力教導和幫助此症患者。這本書融匯了所有過動兒家長每天面臨的挑戰，以及需要做的重要決策。巴克立博士的知識、才華和奉獻，就像希望之塔照耀在本書的每一頁。

　　　　　　—— Edward M. Hallowell，《分心不是我的錯》作者

這本書啟發了我，讓我大哭一場、覺得被安慰，然後幫助我面對未來。巴克立博士讓我清楚瞭解為何過動症對我女兒是那麼嚴重的問題。書中的內容很容易消化，坦承又同理地一步步指引如何為孩子發聲。每天若遇到問題，我一定去翻這本書，也送了好幾本給親友和諮商師。過動兒的父母親需要這本書。

　　　　　　　　　　　　　　　　　　—— Kirsten W.

這是一本可讀性很高、很棒的書，可幫助父母找到力量。

　　　　　　　——《國家心理疾病聯盟》（*NAMI Advocate*）

身為一位 16 歲過動兒的母親，我也是語言治療師，需要面對不同年齡的孩子，這本書真的太好了！這本書是所有我讀過的相關書籍中，最完整且實際的，不但幫助我對此症有更多洞察，還提供實際可行的方法去解決看似無解的問題。巴克立提供的方法直接有效，不但馬上改善我兒子的生活，我還可以提供給我治療個案的家長。我喜歡書中針對在家教育與孩子關係的建議，可協助孩子潛能發揮，我也很喜歡書中建議過動兒父母應如何照顧自己。這本書是有過動兒家庭的極佳資源。

—— Jennie M.

這本書所提供的資訊非常有用，是我臨床執業的過程中，必定詢求幫助的資源。很難想像過動兒的父母會問什麼樣的問題，或提出療程中沒有處理的問題，這本書直接、逐步地提供方法，包括如何得到完整評估的有用小提醒、如何處理挑戰行為、如何面對學校和老師、用藥問題，以及如何引導孩子走過青春期。

—— Peg Dawson，《聰明又過動，這樣教就對了！》共同作者

我總是在找最好、最正確、最新的書，我可以告訴你，這一本就是。

——《精神醫學時報》（*Psychiatric Times*）

這本書的第四版，修訂更新了有關過動症成因的最新研究成果，幫助澄清一些迷思和科學上已證實的錯誤指責；巴克立還加入了最新的用藥資訊、有實證基礎的父母行為管理策略及社會互動技巧，以及如何建立家庭支持網絡和健康的生活方式，並與學校老師協調合作。他幫助父母理解過動孩子執行功能和自我調節方面的困難。這本書賦予父母信心和力量，巴克立以科學為基礎的介入方式，為過動兒及其家庭帶來更正向的結果。

—— Carolyn Webster-Stratton，華盛頓大學榮譽教授、
「驚奇歲月」父母工作坊課程開發人

巴克立提供過動兒父母最新、有科學根據的資訊。讀者可以看到批判的洞察和準確的指引，從行為管理、社會互動和情緒、課業學習和健康，到如何與過動兒、青春期的孩子，以及老師對話。這本書融入了巴克立博士多年的臨床經驗和研究成果。

—— Kelly B. Cartwright，克里斯多夫新港大學心理暨神經學教授

這本書最特殊之處在於最新的資訊和科學地呈現此症全貌，並建議實際可行的介入方式。整本書組織架構很清楚，又容易讀，可以說是這個領域的最佳資源。

——《Doody's 健康與科學書評》
（Doody's Health Sciences Book Review）

這本書提供了有關過動症最先進的研究和洞見，讓此症可以不再是孩子（和其父母）一生的障礙。能有像這樣的一本書在手，過動兒的父母應會覺得感恩，老師們也會期望推薦本書給準備好的父母。

——《學校與臨床介入》（Intervention in School and Clinic）

過動症最知名的專家非巴克立博士莫屬，總而言之，太棒的一本書了。

——《兒童與家庭行為治療》（Child and Family Behavior Therapy）

這本書是傑出的成就。

——《兒童物理和職能治療》

（Physical and Occupational Therapy in Pediatrics）

作者序

孩子好動、精力充沛、不專心和衝動，本來就很正常；孩子比大人不容易遵守指示、持續完成工作，也一點都不足為奇。所以當有人抱怨他們的孩子不專心、活動時不能控制自己或衝動的時候，旁人可能很快地認為，這些本來就很正常，孩子都是這樣嘛，沒什麼特別的。如果孩子真的在行為方面有點問題，那可能是發展上比較不成熟，長大了就好。

在大部分的情況下確是如此，有時卻不然。有些孩子的注意力持續度很短、活動程度很高、抑制衝動的能力很差，這些行為對於她的年齡來說顯然是很極端的。大部分的人都知道，這樣的一個孩子——老是功課寫不完、和鄰居小朋友處不來、如果父母不看著就幾乎無法完成交代的事——會造成家裡多大的衝突。

當這些行為問題嚴重影響到孩子的適應能力，好像不是長大了就會好，就不能再視為正常了。如果你有這樣一個孩子，卻輕描淡寫這些問題，認為只要長大一點就好了，這不僅是錯誤觀念，可能還會對孩子的心理和社會健康造成危害。這樣做在日後也會為你和每天要跟這個孩子相處的其他家庭成員帶來困擾。

所謂**注意力不足過動症**（Attention Deficit/Hyperactivity Disorder, ADHD，以下簡稱過動症），是指孩子的注意力、過動和衝動抑制問題達到一定的程度，造成發展上的障礙。這本書就是有關過動症的書，是為養育有過動症的兒童（以下簡稱過動兒）的父母所寫，想瞭解此症和因應之道的人也可以閱讀。本書主要

目標是希望幫助父母有能力面對這些養育起來很吃力的孩子，同時確保整個家庭和個人的健康。

　　坊間已有許多為父母所寫的相關書籍，大多數都很好，有些我會在門診時推薦給家長。那我為何要再寫另一本呢？那是因為現有的書，在教育父母有關過動症的新知方面都不夠；更重要的是，提供有關父母該如何做的方法也不夠。大多數的書成功傳達了多年來治療過動兒及其家庭的臨床經驗，但並未融入最新的科學新知。就在此書初版後的三十年來，關於過動症的研究已取得驚人的發展。現在，科學期刊上有關此症的研究，每週約有 25 到 30 篇，每年約有 1,300 篇。然而，在其他大部分的書籍中，所提出的結論和建議僅來自作者的臨床經驗，而且常常是錯的。例如，過去十年來，有關過動症的分子遺傳學方面的研究進展迅速，至今仍在進行。目前至少已發現有 12 個基因確實與此症有關，研究人員預計在未來幾年內還會發現許多其他基因。對整個人類基因組進行的過動症風險基因掃描發現，至少有 25 到 40 個基因位址似乎與此症有關。腦部造影研究也顯示某些與過動症有關的區域，甚至這些區域的活動可能與具風險的基因有關。相關研究快速地發展，其結果正在快速地累積。

　　這些研究發現對父母有重大的意義，而且這些發現也強調了本書前幾版的結論：過動症是一種生物學上的疾病，具有重要的遺傳基礎。這些發現也顯示，在未來十年，過動症的診斷和治療方面可能會有所突破，因為最終我們可能對這種疾病進行基因檢測，也可能因此開發出更有效、更安全的治療藥物。父母應該注意這些研究發展，才能對過動症更加瞭解，也知道如何面對一些沒有科學根據的言論，像是認為此症是因教養不當、飲食，或長

時間看電腦螢幕、手機和電視所導致的。

　　幾十年來，大部分的臨床專業人員都是依照一些錯誤的觀念行事：認為過動症是因父母的不當教養導致；這些孩子長大、過了青少年期就會好；興奮劑藥物只對兒童患者有效（對青年或成年患者無效），而且只有上學的日子才需要服藥；大多數過動兒如果不吃食品添加物和糖就會改善。上述這些說法其實都沒有科學研究的根據。近年來，有些人聲稱過動症是因為電腦遊戲玩太多、電腦螢幕或電視看太多，或是現代文化腳步太快造成的。我們現在瞭解，許多過動兒是有遺傳和基因上的成因的，而且不見得過了青春期就會好；藥物治療對成年和青少年患者一樣有效，而且可以經年服用；減少含糖飲食對大部分的患者沒什麼幫助。我們也知道，此症不是因為電視、電視遊樂器或太快的現代生活步調所引起。短短四十年之間，我們就有這麼多發現！事實上，很多讓人興奮、深刻的改變，就發生在過去十年，而且就在我寫這篇序的時候，持續進展著。這些發展不但讓我們更瞭解過動症的成因，也從根本上改變了我們對此症本質的看法。

　　例如，過去這十年來的科學研究顯示，過動症主要不是注意力障礙，而是一種自我調節障礙：自我調節牽涉到自我感知如何發展，以便我們在社會大環境之下，管理自己的行為。自我控制的問題確實會導致注意力問題，以及你將在本書中會看到的許多其他困難，其根源並非「注意力」的問題。如此一來，連「注意力不足過動症」的名稱都不正確了，儘管出於各種法律和規範的原因，此名稱會暫時繼續使用。把此症標記為注意力的問題，是太簡化、太低估這些過動兒每天面對的生活挑戰，以及家庭、學校、社會因為他們的成長而產生的更多要求。把這種疾病稱為

一種注意力障礙，也無法詮釋這些患者在面臨對自我和旁人的責任時，能力是如何在多方面受到削弱的。例如，我做的研究以及後續其他研究顯示，此症患者與時間相關的腦部執行功能受到擾亂，他們的時間管理通常一團亂，無法像一般人一樣運用其時間感處理行為，所以對時間的掌控，如截止期限、未來，甚至只是10 到 20 秒的間隔等，都無法處理得好。時間從他們身邊逃走，導致他們無法像一般同年紀的人那樣掌控時間。

無論過動症有多困擾人，許多人仍對此症的嚴重性持懷疑態度。我們大人偶而都會有不專心的時候，孩子更不用說了。有人認為要克服衝動和靜不下來的問題，只是意志力的問題，真的是這樣嗎？老師、親友、鄰居，還有一些人可能試著這樣說服你。他們不瞭解你在做什麼：你孩子的行為問題是天生的，而不是環境刺激和教養不當的結果。電視和平面媒體上有很多故事聲稱，此症只是一種迷思，只是為了給喜歡冒險的孩子，尤其是男孩，貼上精神病的標籤──現代版的湯姆（Tom Sawyer，《湯姆歷險記》的主角）和哈克（Huck Finns，《頑童流浪記》的主角）。一些邊緣宗教團體也質疑此症的存在，並嚴厲批評使用藥物來治療。許多這類錯誤迷思卻被媒體所報導。科學文獻清楚揭示了這些觀念的謬誤，但是父母仍然不時被這些沒有科學根據的言論轟炸。在本書中的某些章節，談到此症的本質與成因時，會探討這些錯誤的看法。

與這些相對流行但站不住腳的觀點相反，我相信：我們稱之為過動症的情況是，兒童抑制即時反應的能力受到干擾，從而無法對時間與未來進行自我控制。也就是說，過動症患者無法運用恰當的時間感面對過去、未來，以指導自己的行為。你的過動

兒，只能關注此時此地，沒有發展出為生活中可能發生的事以及更廣泛的未來，做準備的能力。當孩子只關注當下時，會有衝動的行為是可以理解的。他只想做目前對他而言有趣的事，以盡量達到當下最大的滿足。從這孩子的眼光來看，永遠只有「現在」，而當他被期待發展出放眼未來、為將來而努力的能力時，可就慘了。但思考、預測和為未來做準備，對人類的組織能力、計畫能力和目標導向能力至關重要，而這直接取決於我們對衝動的控制程度。這使我們擺脫了被當下控制，並允許我們受到未來可能事件的影響。定義過動症為腦部執行功能（自我調節）的神經遺傳障礙的觀點，比起只將其簡化地視為注意力障礙，使我們能更精準地理解此症和過動兒。對過動症這樣的觀點，解釋了為什麼此症患者不能夠像其他人一樣行動，讓我們懂得尊重他們，並進一步瞭解此症如何對他們的日常生活造成影響。針對這一點，本書會有更多的闡述，並解釋這對患者的意義。事實上，我最初寫這本書的主要原因是為父母發展這個想法，而我修改它的主要目的是使這個觀點與時俱進。我相信這觀點比其他任何觀點或理論，都更接近過動症的科學真相。

　　在這本第四版的修訂中，你會看到大量的科學新知，包括過動症的成因、有效的治療方法、健康的風險、你可以採取哪些措施來保護你的孩子（全新的第 15 章），以及最新的藥物資訊、其他的療法和相關資訊。我相信你會在這個新版本中找到最新的研究成果和臨床智慧，我希望它們對你、你的孩子和你的家庭有所幫助。

　　同時，我感到有必要寫這本書，因為我覺得需要教導家長以科學的態度，蒐集資訊和尋求專業幫助。所謂科學的態度，是在

追求這些資訊的過程中，挑戰它的來源和理論基礎，也就是追根究底和懷疑精神。因此這本書的另一目的，是要給家長吸取新知的工具，質疑你聽到、讀到的所有資訊，包括本書提供的。與本書初版時相比，現在更需要一種樂觀、好奇的懷疑精神。因為個人電腦和網際網路及社群媒體的日益普及，讓我們正經歷資訊爆炸的時代。每個家庭只要有電腦、平板或智慧型手機，隨時可以上網。不幸的是，網路上的資訊往往不是最正確的。因為那些隨時等著你的資訊，並未經過專業審核和檢視，往往是一些草藥或其他產品的銷售文宣，或是傳遞一些邊緣宗教或政治團體的觀點。不只網站可能提供錯誤的資訊，部落格、社群媒體、貼文、聊天室也一樣。不需要任何資格或科學研究的證據，任何人都可以輕率地發表意見。我數次造訪這些部落格、貼文和聊天室的經驗顯示，在那裡交換的訊息，大部分都是不科學而且通常是錯誤的。所以，無論是在圖書館、書店或網路上，千萬不要忘了你的懷疑精神。

　　本書的內容，來自我在過去十多年來對數千個過動兒家庭進行的臨床工作和研究。過程中也包括我身為一個人、父親（現在是祖父了）、科學家、老師、主管和臨床專業人員的不斷自我改進。本書中的任何結論都不是來自單一事件，沒有任何一本書影響了我的想法，也沒有什麼突然的靈感。相反地，在我每接觸一個新家庭、讀一本這方面的新書、教一位新學生時，我越來越意識到某些原則的重要性。與我教給父母的管理技巧、提供有關此症的事實和治療方法不同的是，這些原則是可以跨越不同情境、家庭和問題領域的。這些原則可以成為你為孩子採取任何行動的基本態度。

本書提供的資訊和建議，跟我告訴我治療過的孩子的父母類似。這些建議源自於廣泛的科學研究，相當於 20 到 25 次的諮商或治療。當然，此書還是不可能滿足你所有的需求，因為這裡不可能囊括數以千計的研究報告。即使過動症是所有兒童精神疾病中被研究得最深入的疾病之一，但身為臨床科學家，我仍然要說，對我和我的同事而言，此症仍有許多的未知。此外，過動症在社會大眾和教育工作者的心中，仍存在誤解和爭議。

本書透過目前被認為是正確和科學可驗證的內容，澄清有關過動症的迷思和錯誤資訊。至於一些特定議題，不知為不知，我也誠實以告。我們的研究仍在持續進行。此外，每一個過動症個案都是獨特的，你必須將本書的資訊和建議，調整成適合你孩子和家庭狀況的樣式。如果你對如何處理孩子的某些問題仍有疑問，我大力建議你求助於社區中最瞭解過動症的專業人員。

本書提供你需要瞭解的過動症知識，以及為了養育過動兒，讓他發展成適應良好的成年人，你自己和孩子在生活中必須做出的改變。整本書是希望幫助你成為有執行力、具科學精神和有原則的父母。我已有四十年的臨床經驗，雖然書中的觀點受到許多人影響，但嚴格來說都是我自己與共同作者的意見。

本書的完成，得到許多協助，要感謝的人很多。（下略）

最後，謝謝許多過動兒父母在為孩子尋求協助的過程中，願意與我分享他們的生活。你將從本書學到的許多東西，都是他們教我的。我只希望能繼續從他們那裡好好的學習，讓更多孩子及父母受惠。

本書中談到第三人稱時，我會交替使用男性和女性代名詞，如此做是為了方便閱讀，也是配合語言發展，對讀者的性別認同沒有不敬的意思。我誠摯地希望，沒有人覺得被排除在外。

本書中所描述的兒童及其家庭，是綜合自多個真實案例，藉此保護他們的隱私。任何可能辨識出其身分的細節，都已得到當事人許可。

【前言】
給過動兒父母的指導理念

幫幫我，我快失去我的孩子了。

　　在 1990 年，許多父母和專業人員為了爭取過動兒獲得特殊教育服務而努力奔走，我也是其中一員。在跟美國聯邦和州政府展開戰鬥的過程中，我學到人生中深刻的一課，這一課照亮了我在本書中鼓勵你做的事——為孩子的學業成功而努力。

　　最好的臨床專業人員會告訴你，只要願意傾聽、被感動、被帶領，他們從病人身上學到的，就如同病人從他們身上得到的一樣多。這特別的功課是幾年前一個忙碌的早晨，我在我們的過動症診所裡學到的。這位有智慧的母親，大概想不到她的家庭困境啟發、影響了我的專業工作，陸續有許多家庭因此得到幫助而改變。那經驗徹頭徹尾震撼了我，奇特的感覺持續數天，我所學到的功課從此就跟著我了。

　　那天早上，我要見一位母親和她 8 歲的孩子史提夫。在我們約定的上午 9 點之前，我已經忙得不可開交。我帶著一堆圖表和資料進入診所，還為了遲到而道歉。我迅速看著預先寄來有關他們的基本資料，預期這位媽媽會和別人一樣抱怨她的兒子和家庭。我問了通常我會問的問題：「你最在意孩子什麼？」或「你今天為什麼來這裡？」這是一位少見的家長，沒有馬上講一籮筐學校的問題，或一串他在家裡無法無天、負面行為的清單。我們臨床工作者都被制約到不用母親開口，就好像已經聽到她說什麼

了。事實上，我已經在紙上寫下「學校問題」和「在家問題」的標題，期待瞭解更多。

這位媽媽的回答非常簡短，完全出乎意料，我驚訝得說不出話來。我想自己當時一定因為吃驚而張著嘴，因為她沒說：「我孩子在學校一塌糊塗」、「我孩子快被退學了」，或「我孩子從來不聽我的話」。相反地，她說：「幫幫我，我快失去我的孩子了。」

因為太訝異，我又問了一句：「可以再說一次嗎？」她重複一次：「幫幫我，我快失去我的孩子了。」她是什麼意思？我想。這是哪一種新類型的父母？「我懂了，」我說，一邊點頭，一邊同情地看著她：「你正在與前夫爭奪監護權。」

遇到一次措手不及的臨床醫師，可以透過繼續提問來迅速掩蓋這情況，但連著兩次目瞪口呆，讓我不知所措。我試著恢復鎮定：「對不起，我不認為我聽懂了你的意思。」

她眼眶中的眼淚，更增加我的笨拙和不安，她繼續解釋道：「已經有一段時間了，」她說：「至少有幾年了，我不太確定是何時開始的，但知子莫若母，我知道我正在失去他。史提夫正離我而去，我可能再也無法挽回他了。這對我來說是世界上最糟糕的事情。」

我的臨床經驗不管用了，我只能輕聲請她繼續。

「他是我的第一個孩子，」她說：「我們原來很親密，直到幾年前。現在我覺得他恨我，我知道他不願意和我在一起。」

「你為什麼這樣說？」我問。

「因為每當我進到房間的時候，他就變得很冷漠。我跟他說話，他也不太回答，有時甚至會諷刺。」她回答：「有時我建議

一起做些什麼，都是他以前愛做的事，他會說『不』，好像在找藉口躲避我。我嘗試和他說話，他不會像以前一樣地看著我，而是轉頭看著別處，盡快讓話題結束。他離開家的時間也變多了，常去朋友家，不像以前會帶朋友回來。他以前總以我是他的媽媽為榮，但現在他甚至不承認我的存在，除非萬不得已，否則不會像以前那樣介紹他的新朋友給我。」

「請繼續，」我說，我還不是完全瞭解問題出在哪裡，或她的悲傷是什麼。於是她仔細解釋她和兒子的關係是如何變得似乎無法修復。她已經失去或正在失去的東西，是她和孩子之間的連結、父母與子女之間自然的愛，這是成功、令人滿意的親子關係的基礎。

我從來沒見過一位父母如此快速切入她人生根本的問題，而這也是她或她兒子不幸福的癥結所在。她描述的這種失落深植在家庭生活中，即使正在發生，也很少被清楚表達出來。這種失落或許只有孩子的死亡可以比擬。她失去的連結，是親子互動中真正的動力，這種動力驅使父母為了家庭採取各種行動。談到死亡，有人這樣說，失去父母就好像失去我們的過去，但失去孩子就是失去未來。對於這位感到與孩子失去連結的媽媽來說，這是多麼真實啊！失去與深愛的兒子之間的愛和友誼，讓她的未來變得沒有意義。

她如此清楚地描述與兒子之間的關係變化，讓我禁不住也審視我當時和兩個兒子之間的關係。我也曾像她一樣失去我的孩子嗎？面對這位對於人生有著深刻智慧的女士，我顯得愚蠢。在她之前，有無數個案、家庭來到我的診所求助，我卻對他們尋求幫助的中心議題視而不見！

你可能因為同樣的原因，覺得正在失去你的孩子，因而閱讀本書。你的孩子被診斷為過動兒，你已竭盡所能、調整家庭生活來幫助他，但都沒有用。

也或許你還沒有到這階段。你知道孩子有問題，正在開始尋找專業的幫助。但是，到目前為止，你想問的問題比找到的答案還多。

無論你和你家的情況如何，你並不孤單。保守估計，美國學齡兒童中有 370 萬到 590 萬人患有過動症。和任何一位過動兒父母談話，你都會聽到類似的故事：

你孩子的行為顯然有問題，他正失去童年很珍貴的某些部分，你覺得挫折又困惑，不知道是什麼導致了這種情況的發生，也不知道該怎麼辦。在家庭互動中，你的孩子就是沒有和平的時刻。在家務、家庭作業、與兄弟姐妹的關係以及在學校或社區的行為上，每天都會發生很多衝突。你的孩子幾乎沒有朋友，同學的來電、鄰居小孩的來訪、和同伴一起冒險、生日派對的邀請、受邀到別人家住一晚，這些在孩子成長過程中常見的事情，很少會出現在你孩子的生活中。就你孩子的天分和能力，學校生活的一切，諸如對學習的興奮、成績、證書、老師的讚美等成就，這些都和你孩子無緣，這一點你明白。

孩子珍貴的童年正被某個你看不見卻存在的東西破壞了。無論這個問題是什麼，它都會妨礙孩子與他人日常互動。更痛苦的是，身為孩子的父母，你感覺到他甚至和自己也過不去。他慢慢發現他和期望中的自己不一樣，也不能像別人那樣控制自己，他知道你希望他怎麼做，但他就是無法做到。他讓你挫折，讓別人不滿，讓自己失望，他心裡察覺到這些。也許你每天都會看到這

些熟悉的場景：他自尊心低落，每天放學拖著步子回家，眼睛抬都不抬，避談學校的功課。對自己和他人撒謊說事情到底有多糟糕，承諾下次會更加努力，但從未完全實現，甚至有時候（有些過動兒）想去死。你傷心，你的孩子痛苦。

哪裡出了錯？你的孩子外表正常，看不出任何問題，心智發展也沒有遲緩。她可以正常走路、講話、聽和看，智力不但正常，還可能很好。但是一年年過去，她越來越不能像別的孩子一樣控制自己的行為、管理自己和面對未來的挑戰。你知道如果再不做點什麼幫助她，她注定會有低成就和困頓的一生。今日的她會影響明日的她，就如同她的昨日導致今日。你的想望破滅了，你希望和孩子一起過正常、平靜、充滿愛的家庭生活，你希望她學業事業成功，你希望她活得比你更好，你希望她站在你的肩膀上迎向世界。但現在這一切，都因為你無法瞭解的原因而癱瘓。面對孩子的問題，你常覺得不解、困惑、生氣、傷心、焦慮、害怕、內疚和無助，因此你尋找答案和指導。

你可能已經感覺到，孩子的問題是在自我控制、意志力方面有障礙，但又是什麼造就了我們的意志力？是什麼讓我們做該做的事、行為舉止合宜、完成我們知道如何做且必須做的事？再說得更廣一點，是什麼讓我們可以像同年齡的人一樣，自律又有毅力地忍住眼前的享受，去面對今天的挑戰、為未來做準備？無論是什麼讓我們能夠自我控制、堅持自己的道德和價值觀、言行一致、帶著未來感行事，不管是什麼，但在你孩子身上並沒有發展得很好。可能這就是你會讀這本書的原因，或許你的孩子是過動兒，這本書可以幫你找到答案，也可以教你如何有效應對。

養育過動兒的挑戰

養育過動兒對任何父母而言都是一大挑戰。這些孩子非常不專注、衝動、不能控制自己、過動和要求很多。這些難題是當初你考慮生孩子時從未想過的,甚至你會覺得生這個孩子是個不智的決定。

任何一位明理、有能力的父母所面對的養兒育女議題,過動兒父母也必須面對,而且還是加倍的。他們必須從學校、老師、專業人員和社區尋找資源,比一般父母付出更多心力督導、監視、教導、組織、計畫、建構、獎勵、處罰、引導、折衝、保護和養育孩子。他們必須更常與一些人互動,如學校老師、兒科醫師和心理衛生專業人員。還有介入處理孩子與他人互動所產生的問題,如鄰居、童軍的小隊長、教練和社區的人等。

更困難的是,你這些付出,不論是指導、保護、奉獻、愛和養育,在孩子不斷需索和討人厭的行為之下,好像都不見了。美國達拉斯市一位兩個過動兒(現在都已成年)的媽媽瑪格麗特,在寫給我的信上這樣優美地寫道:「當我剛成為老師時,曾悲嘆自己無能面對一位特別難教的學生……事後看來他應該是重度過動兒……當時一位很棒、很有智慧的退休老師握著我的手說:『瑪格麗特,最需要愛的孩子,總是用些讓人最不愛的方法要求被愛。』」

有幸能與一些父母共事,我發現養育過動兒,提升了這些父母的境界。養育過動兒可能是你所面臨最艱難的挑戰,有些父母屈服在壓力之下,導致孩子或家庭不斷陷入危機,或者更糟糕的是,終至分崩離析。但如果你勇於迎接挑戰,養育這樣一個孩子

是讓你不斷自我成長與實現的絕佳機會。你可以看到你花費時間和精力為孩子帶來幸福——雖然不一定總是如此，但通常足以讓父母感到非常充實。想到你的孩子會比一般孩子更依賴父母，可帶給你人生更深的意義。

瑪格麗特的良師給的金玉良言，成為她日後三十年教學和養育自己兒子的基石，這些話也可以成為你養育孩子的指導原則。若將父母的責任比喻為一張三腳桌，重視原則應是其中的一腳，再加上有執行力的親職、科學的精神，這是讓你養出適應良好的孩子的堅實且平衡的基礎。

成為有原則的父母

三十多年來，我輔導過許多父母，教他們管理過動兒最有效的方法。在開始臨床工作的前五年，我做的就是這些。然後，我從研究和臨床工作中，慢慢覺得需要發展出一套較廣、較深的原則。我會在父母訓練課程的一開始就教授這些原則，也經由專業的工作坊將這些原則傳授給後進。多年來，隨著我們對過動症認識的增加，我接觸了更多過動兒父母，我所列的原則也不斷增加，目前已有十幾條原則，足以讓過動兒父母成為有執行力的父母，有效撫養過動兒，讓孩子充分發揮潛能，並確保父母和整個家庭的幸福。這些原則可見本書第 9 章。

以原則為中心，可以讓你在曲折的旅程中保持在正軌。它建立了一種模式，你不是根據衝動行事，而是根據規則行事——來自對未來和正確事物的感覺，而不是來自當下的短暫感覺。你不

再被孩子當下的行為和負面的情緒所控制,這些原則指導你如何合宜地反應。因為有原則,你不再因忿恨而惡性循環,你會有計畫地做對的事。簡而言之,它使你能以比其他人更高的育兒標準來要求自己。

在與孩子的互動中,以原則為中心既是一種解放,也是一種阻礙。這意味著在你們的互動中,你比孩子更有掌控結果的能力,因為你有應變的自由。這意味著你不能將你們之間的衝突或怨懟完全歸咎於孩子,也不能責怪專業人員該為你和孩子之間的問題負責,你也不能把責任轉嫁到你的過去或養育和教導你的人身上。有原則的父母,代表你該為自己的行為負責。它讓你獲得無限自由,同時也讓你負起責任。

當我繼續研究過動症和不斷自我成長之後,我發現另一套最基礎的原則,適用於所有的父母。柯維(Stephen R. Covey)在他的書《與成功有約》(*The Seven Habits of Highly Effective People*,中譯本天下文化出版)中,將這些原則闡述得非常清楚有力,我強力推薦這本書。但是在此,我將它們改寫為適用於撫養過動兒:

主動反應

我們對孩子行為的反應,往往是出於衝動,不考慮後果,也沒有計畫要實現些什麼。在那些情境下,我們是被迫反應,而不是有意識地選擇反應。在這樣的反應架構下是沒有希望的,你和孩子的命運被孩子或其他外部因素所控制。與孩子的負面互動只會不可預測地沖刷你,好比在大浪中,你因沒有防備而失去平衡。你覺得無助,你和孩子的關係可能變得敵對、負面、沮喪、

緊張或功能失調。其實真正的問題不是你的孩子做了什麼，而是
你的反應。要為自己身為父母的行為、與孩子的互動和關係負
責。由你開始主動改變與孩子應對的方式，並負起責任，讓你們
的關係成為你想要的那一種。柯維說，你有能力讓衝動臣服於你
的價值觀，你可以自由選擇要採取的行動，不斷地練習，把那種
你可以有所選擇的感覺發展出來。

從你想要的結果開始

　　面對問題時，試著預想你希望的結果。可先從小事開始，像
是你希望晚上和孩子做功課是怎樣的情景；或想大一點的事，像
是孩子對你幫助他完成一個重要目標（像是從高中畢業）的反應
是什麼。或想得更遠，試試柯維的建議，想像你的葬禮，你的孩
子要在葬禮上說幾句話，你想讓他說你作為父母是什麼樣子的？
把結果預先想好在心裡，有助於我們將注意力集中在最重要的事
情上，並瞭解我們該如何做，才能產生我們要的結果。

　　你不可能在沒有目標的情況下擬定計畫、畫一張沒有目的地
的地圖，或是為孩子制定一套策略卻不知道想要的結果是什麼。
例如，你可能準備和孩子一起完成一份科學報告或作業，想像你
希望結束時是什麼樣的光景。或許，你不只希望完成這項工作
而已，還希望平順的結束，你與孩子的關係完好無損，並且可能
會因這次經歷而更加豐富；結束時，最好是以微笑、甚至是笑聲
收場。你會注意到這些想像如何影響你在過程中所做的決定和反
應。你會選擇讓你們的互動保持正向、愉快、有益、有方向甚至
是幽默的，而事情可能就如預期的發展。你和孩子的關係、互

動，是如計畫進行或是一連串的未知與意外，全看你了。我發現在潛在衝突的情況下，這項原則是最重要的。以終為始，行動之前先預想結果，實現目標該採取的步驟自然會浮現。

重要的事優先

你和孩子的關係中最重要的是什麼？作為孩子的父母，你最看重的是什麼？在幫助孩子克服或實現他人生課題的路上，你的主要責任是什麼？我經常建議過動兒父母要將戰役和戰爭區分開來；也就是說，將他們必須與孩子一起完成的瑣碎和不重要的事情（如在上學前整理床鋪）與要完成的更重要的目標（如為上學做好準備，在和平、充滿愛的氛圍中出門）分開。你可能會發現自己經常為一些小事抓狂，但這就是你要的親子關係嗎？過動兒父母必須考量事情的優先順序。

將孩子的工作和責任依下列四個種類來劃分：(a) 緊急而且重要，(b) 緊急但不重要，(c) 重要但不緊急，(d) 不重要也不緊急。身為父母，我們通常都會完成 a，而不會浪費時間在 d，但是要分辨 b 和 c 就不容易了。我們常追著孩子並和他們爭吵，逼他們完成一些不太重要卻有期限的事（如運動練習、社團活動或是鋼琴課），而忽略一些很重要但不緊急的事。例如，你可能為了準時趕上鋼琴課，卻在過程中把兩人的關係、情緒搞壞了。那真的是你想要的嗎？很準時卻沒有愛的父母？

利用星期天的晚上想一想，面對未來忙碌的一週，什麼是對你和孩子來說重要的，並首先集中精力做這些事情，把它們安排到你的行事曆中，以免到時候又被一大堆看來緊急卻不重要的事

給擠掉了（如回電話、做家事、準時開飯、準時上床等）。不只你和孩子的活動需要透過這種方法進行分類，想想你自己的工作和義務，是不是答應了一堆參加某某委員會、做義工、幫別人照顧一下小孩等這類的事情，你是不是應該學會對一些不是很想做的事情說「不」？

雙贏思維

　　在你與孩子的日常生活中，尤其是在青少年時期，你會要求他做功課、做家事、參與一些社交活動、遵守家規，每項要求都是在溝通談判。就如同柯維所說，一旦你與任何人展開談判時，都要考慮雙贏，也就是說，要盡可能讓你和孩子都得到你們想要的東西。不要只想著你要孩子做什麼，試著瞭解，對她而言如你要求的去做有多難。你有沒有發現自己整天發號施令要人服從？這樣做當然很容易，但這就是你要的親子關係嗎？以終為始，問問自己你希望如何被別人記住：一個暴君，還是可敬的談判高手？

　　假設你通常要求女兒每週打掃一次房間，大部分是在星期六。清理的時間快到了，想想如何讓這項打掃工作對女兒而言也是一種勝利，而不只是你贏了。她是不是可以因此而有多一點的時間玩電腦遊戲、看一部影音串流影片，或是多賺點零用錢？選一樣對她有吸引力的獎賞，例如在星期六早上和她約定：「如果中午以前你將房間清理好，下午我們就去海邊玩。」

先去瞭解，再被瞭解

柯維用情緒銀行的比喻，讓我們瞭解這一點的重要性。這個比喻指的是我們在人際關係中對別人的信任，在這裡指的是你和你的過動兒之間。你對他誠實、親切、禮貌、守信，就是在存款；避免對他不禮貌、不尊敬、不誠實、過度反應、威脅、羞辱、給他難堪、背叛，就是在增加你和孩子之間的存款。然後，當孩子有需要的時候，他會來找你，尋求你的意見和忠告；而當你需要孩子的瞭解和幫助時，他也會在你身邊。

記住，你對過動兒的愛，是他情緒的支柱，因為他是你的孩子，是你們家庭的一分子。並且要讓他知道，這份愛沒有附加條件，你對他的愛與他當天行為的好壞、學校的表現、有多少朋友、運動表現如何都無關。

柯維描述六種你可以存款的方式（第一種最重要）：(a) 瞭解孩子的觀點，他認為重要的事對你也是重要的。做一個好的傾聽者──把你聽到他說的話，用你的方式再說一次，並用他的角度看事情。(b) 注意小地方，對孩子表現出善意、慈愛與禮貌。(c) 信守對孩子的承諾。(d) 在開始任何任務或與孩子進行談判時，清楚明確地表達你的期望。(e) 展現你個人的正直，不要當雙面人或不誠實，要言行合一。(f) 當你從情緒戶頭提款時，向孩子真誠地道歉；也就是承認你也有犯錯的時候，你也有不親切、失禮，或是讓他覺得羞辱、受窘的時候，你不是總能做到上述五種增加存款的行為。只有當你能從孩子的角度看事情時，你才可能被他理解。

統合綜效

　　與孩子進行創造性的合作，並努力把上述原則融入你和孩子的互動中。柯維說，這些原則能釋放出我們內心最大的力量，讓我們能與他人一起富有想像力地行動。這意味要開放接受這種與孩子的創造性合作可能帶來的結果。如果你不堅持所有一切都要照你的方式，你們關係的發展和結果也不一定都如你預期。這會隨著孩子的成長而有變化，你必須對這種變化持開放態度。有些父母會害怕這種不確定性，但如果你開始享受這種冒險，就能為可能發生的一切做好準備，確保你們關係的穩固和對彼此的信任。珍視你孩子與其他孩子的不同，對共同解決困難的新方法持開放態度，並且記住養育孩子沒有所謂的「正確」方法。事實上，可能有一些很棒的方法，讓你們可以一起面對人生的挑戰。

不斷更新

　　此原則支持了所有其他原則。你是你和過動兒之間最重要的資源，你必須照顧並隨時更新自己。柯維說，就如同機器需要維護和修復，有效率的人需要恢復精神。他指出，我們需要在四個方面更新：身體、心理、社會／情緒、精神。身體方面的更新，你需要適當的營養、運動和壓力管理；心理方面的更新，你需要閱讀吸收新知、報名進修課程、從事創造性的追求、想像和規劃你的目標，或是寫作；社會／情緒方面的更新，包括為別人服務、展現同理心、與他人合作、和伴侶維持更親密的關係，並從前述一至六項習慣中得到內在的安全感；精神方面的更新，則是

不斷釐清你的價值觀和承諾、審視你與這個世界的關係、思考你的道德觀和人生目標。

　　過動兒父母常因付出太多時間與精力在孩子身上，而讓自己精疲力盡。這樣的犧牲，乍看之下讓人覺很得偉大無私，但長遠來看其實是愚蠢和自毀的。不給自己更新的機會，會導致你能付出的越來越少。柯維指出，從來不休息、不維修的機器，短期看來很有生產力，但壽命必定縮短。給你的過動兒最好的禮物，就是不斷更新自己。

　　如果你發現自己並不常善用以上這七項好習慣，你肯定不孤單，這並不代表你就是不好的父母或是一個糟糕的人。我們所有人有時都會感到疲倦、壓力大、憤怒和目光短淺，這會影響我們牢記這些原則並採取行動的能力。重要的是，就算在努力的過程中偶而會失敗，我們也不會停止自我改進。

成為有執行力的父母

　　許多過動兒父母告訴我，在與教育和專業人員接觸的過程中，常有需屈尊就教或被羞辱的經驗。有些父母說到，在參加學校的會議時，不但覺得失落和受誤解，甚至被當成孩子般看待，所提出的觀點和看法，也被認為是偏頗或幼稚的。整體給父母的感覺是，學校和專業人員只想趕快達成決議，採取一些簡單又便宜行事的方法，而不是以孩子的最大利益做考量。這些會議的結果往往導致父母與學校關係的幻滅、不滿和不信任，以及對孩子

的未來感到無力。在和醫師及心理衛生專業人員接觸的過程中，父母常被認為是歇斯底里、容易緊張或無知的，尤其是如果孩子在會面期間表現良好時；要不然就是專業人員逕自為孩子展開一系列的治療計畫，問都不問父母的意見，也沒有解釋治療的方法、目標和副作用。

> 上一次在學校開會，共有六個人參加：他的老師、心理師、社工師、學習障礙專家、輔導老師和校長。他們說的話我幾乎都聽不懂。下一次我該怎麼辦才不會覺得害怕，而且確定我的孩子會得到需要的幫助？

你應該把教育工作者和專業人員視為顧問，和你的顧問開會時，可以不用覺得害怕。帶著信心，相信自己是有執行力的父母，會議和你的孩子最終是由你來主導。

你是孩子人生的個案管理員，你必須是一個積極主動的執行者，準備好承擔責任，並比大多數父母扮演這個角色更長的時間。當別人的孩子漸漸成熟，不需要他們的父母那麼操勞時；你的孩子因為自我控制和意志力方面的障礙，你仍然得費心管理他的行為。你是孩子的擁護者，替他爭取資源；也是他的緩衝器，讓孩子免於遭到過度責備和拒絕。

當然這些你都知道，但是當你與某些本來應該幫助你的人接觸後，可能會感到權利被剝奪和幻想破滅。成為有執行力的父母，就是要把你的力量奪回來。不管專業人員可以給你多少幫助，都不該指望他們為你承擔這個角色。沒錯，是有許多有能力又有愛心的專業人員，可以提供諮詢輔導，但是他們來來去去，除了你孩子的福利外，他們還有許多其他事情要做。

　　只有你能將孩子放在第一優先順位；其他人可以提供藥物、特殊教育、諮商、家教、運動教練等服務，但你始終是協調這些活動的關鍵人物，最終也是由你來決定孩子何時需要這些服務、需要多少服務，以及他可以承受多少，因為沒有人像你這麼在乎你的孩子。為了孩子的最大利益，你可以隨時改變或停止不需要的服務。是的，你應該用心聆聽，並且評估得到的資訊，如果有任何專家僅因為他學歷比你高，就逼你把孩子送去接受某些活動或治療，他就應該被撤換。

　　做一個有執行力的過動兒父母──這樣的聲音會不斷在本書中出現。明確提醒自己作為決策者的角色，會鼓勵你表現得更像一位管理者：

- 徵詢意見和資訊。
- 當別人說的不清楚時，向他們提問。
- 將你對孩子所處環境（學校系統、醫療保健系統等）的感受表達出來。
- 列出你所有的選擇。
- 從中挑選你的選擇。
- 認同你所做的最佳選擇。

　　請用這本書提供的資訊，讓自己成為有執行力的父母，為孩子的最大利益跨出每一步。

　　這樣做可以帶來很大的好處。只要用這樣的模式來思考，就能讓你對自己和孩子的命運，產生一種控制感，並消除你的無助感，幫助你成為更有效的決策者。另外還有附帶的好處，這會讓與你接觸的專業人員更尊敬你，你也會更以自己為榮。

有科學精神的父母

　　有執行力的父母需要具備科學精神。科學家承認他們對某事的不確定，然後努力尋求答案。他們對所有事都提出質疑，對新的資訊保持開放的態度，但對沒有事實根據的事情抱持懷疑。最後，他們實驗新的方法，再根據結果修正計畫。這些步驟對養育過動兒的父母來說也會很有幫助。

容許不確定性的存在

　　有科學精神的父母，必須承認我們不可能知道所有關於養育過動兒的知識。請記住，當你對某件事最有把握的時候，也是你最可能犯錯的時候。很多父母一頭栽進某些療法或他們認為的成因之後，對其他有用的資訊就視而不見了。

追求知識

　　承認你不知道某事，自然會導致優秀科學家會做的第二件事：追求知識。你也應該如此，要求知若渴。你需要盡可能多瞭解過動症，以及可能對孩子有幫助的治療方法。沒有事實根據，你不可能成為有科學精神、有執行力的父母。科學家在研究一個問題之前，會對以往的相關文獻先做個瞭解。即使所提的問題尚未找到答案，至少可以從別人的錯誤中學習，不再犯同樣錯誤。但他們也可能會找到一些資訊，找到比原來更好的方向。你也必須這樣做：閱讀！傾聽！尋找！質疑！在合理範圍內，盡量瞭解

孩子的障礙。這本書就是一個開始。拿出你的科學精神，你對過動症知道得越多，就越不容易犯以前許多人犯的錯，也越能找出正確的方向與孩子同行。

謹慎判斷資訊

一位優秀的科學家對新想法抱持開放態度，但會挑戰這些想法，在接受它們成為科學發現的一部分之前，先對其進行實驗。所以不論你發現什麼，都要對它保持開放的態度，但要質疑一切。任何經不起審視的理論和假說，可以隨時丟掉。

讓自己成為精明的過動症新資訊接收者，不要馬上相信你聽到或看到的，對新資訊抱持開放態度，但要挑戰它、測試它、批判它，問問其他人對它的看法。如果新資訊經得起這樣的檢視，或許就有助於你瞭解過動症和養育你的孩子。永遠要尋求支持新想法的證據，特別當它與你先前知道的相牴觸時。

造訪全國性家長支持團體的網站，像「注意力缺陷 / 過動障礙兒童和成人協會」（Children and Adults with Attention Deficit/Hyperactivity Disorder, CHADD）（www.chadd.org or www.help4adhd.org）和「注意力不足症協會」（Attention Deficit Disorders Association, ADDA）（www.add.org）這樣的組織，請教他們對新觀念的看法。也可以與地方專業人員談談他們的看法。如果有人推廣新的療法，向他們詢問是否有已發表的研究支持其主張。這可以防止你去做未經證實的治療，這可能會浪費你的時間和金錢，甚至可能對孩子有害。

對於你在網路上找到的關於過動症的資訊，要非常謹慎。只

要上 Google 搜尋，一下就可找到數百萬個搜尋結果或數百個相關網站，其中許多不是有商業目的，就是一些激進團體的宣傳；也就是說，上面提供的資訊與建議，不是為了賣產品，就是要推廣某些立場。我的經驗發現，上面提供的訊息不見得正確，有的甚至嚴重偏頗，目的是為了銷售其專利產品，而這些產品很多是未經證實的「另類療法」。其中品質較好、較有參考價值的，是專業團體和非營利機構的網站，因為它們單純是為過動兒服務，沒有產品銷售。本書附錄會附上這些團體的網站。讀者也可以在網路或 YouTube 上找到一些我的影片或演講，或至以下網站：adhdlectures.com，可觀看至少 35 小時的免費課程（需以桌上型電腦或筆記型電腦觀看）。

與過動症有關的資訊，我們都要特別小心。從這本書初版以來，有許多大眾媒體和特殊利益團體，對此症的正當性、診斷率、成因和藥物治療提出錯誤和誤導的言論。雖然這些言論缺乏科學根據，卻流傳得很快，而且聽來好像很有學術根據。在這本修訂版的書中，特別是第 1、3、4 章，對這些問題進行了客觀、基於事實的討論。

驗證和修正

一個有科學精神的父母，合乎邏輯的下一步就是驗證。也就是說，當你原有的方法無效時，嘗試新的管理孩子或教養的方法，包括本書後面所介紹的方法。用你的實驗結果修正你的看法，然後擬定下一步。事實上，對過動兒的父母而言，不斷實驗和修正，是永不結束的過程。

當實驗失敗時，不要氣餒。用你學到的去嘗試另一種新方法，或許這一次你做的，對孩子會有幫助。總之不斷嘗試就對了。某個計畫的失敗，不代表你就是糟糕的父母。請放心，身為有科學精神的父母，你正在盡最大努力制定可能有幫助的計畫。

你會在這本書裡找到什麼？

本書的最終目的是賦予你力量，成為有科學精神、有原則、有執行力的父母，有效面對養育過動兒的挑戰。在下面的章節裡，你會看到最新的資訊、尋找新資源的方法，讓你有足夠的知識面對問題。你會讀到有關如何照顧孩子、保護家庭、照顧自己身心健康的忠告。整本書裡，我會不斷提醒你成千上萬父母幫助我看到的真理，這些原則可以讓你在日常努力中穩步前進，養育一個快樂、健康的孩子，並防止你陷入情緒性反應、挫折、怨恨的惡性循環中。

本書分成四篇。第一篇告訴你最新的研究發現：什麼是過動症、成因為何（以及同樣重要的，哪些不是其成因）與治療方法。同時，還會提出我的理論，也就是過動症不只是注意力不足和衝動控制的問題，我認為這是一種自我調節和執行功能的缺陷，也就是無法展望未來並根據這種先見之明控制自己行為的能力。在這一篇，你也會讀到過動兒在成長過程中可能會遇到的問題，以及過動兒對家庭造成的影響。有了這些知識之後，在成為有科學精神的父母的路上，你已做好準備。

第二篇是幫助你有效成為具執行力的父母，這要從帶孩子做

專業評估開始。當你知道該有什麼期待、可以使用哪些資源，孩子的未來就有一個好的開始。你還會讀到成功養育過動兒的十二項原則，用它們補強上述幾項好習慣，你會有更堅強的基礎面對過動兒每天帶來的挑戰。聰明的管理者除了工作負責之外，也懂得照顧好自己。因此本書的第二篇也會照顧你的需求，告訴你如何處理面對過動兒診斷結果的自然情緒反應，以及扮演這樣一個吃力的角色之餘，如何更新自己。

　　在第三篇中，你會讀到處理過動兒問題的有效方法，無論你的孩子是學齡前或是青春期的過動兒。與其否認問題，或是與孩子對立，不如學習書裡教你的各種方法，來處理孩子的障礙。若能善用這些方法，可以幫你找回家裡的和諧，讓孩子人際關係改進、學校功課進步，還有連帶而來最重要的自尊心提升，並且改善行為，讓孩子能適應良好地進入成年。我不能也不會保證奇蹟，但無疑地，你會驚訝於你和孩子透過堅持不懈、理解和同理心，一起努力得來的成就竟是如此之大。

　　最後，第四篇提供有關藥物治療的最新資訊，對控制過動症的症狀會有幫助。

第一篇

瞭解過動症

1

什麼是過動症？

　　過動症是一種自我控制方面的發展障礙，包括注意力、衝動控制和活動量方面明顯的問題；不過，你會發現問題不只於此。這種障礙也反映在，孩子沒有能力為了未來的目標、結果，而控制自己現在的行為。此症不像別的書告訴你的，只是一種注意力不集中和過動的問題而已。在大多數情況下，這不僅是一個暫時性現象，長大了就會好，更不是一個孩子成長過成中的正常現象。它的成因不是父母沒有適當管教，也不是什麼天生的「劣根性」。

　　過動症真的是一種疾病、一個問題，而且是一種障礙。如果治療不當，它會讓人抓狂、讓人心碎。

「他們為什不管管那孩子？」

　　不難理解，為什麼很多人很難將過動症視為一種殘疾，如視

障、聽障、腦性麻痺和其他肢體殘障。因為過動兒看起來相當正常，從外表看不出來這些孩子內在腦神經系統生理的問題。然而，研究結果清楚顯示，正是因為腦部的異常，導致他們過動、衝動控制能力差、注意力不集中，以及有那些讓人受不了的行為。

現在，你可能已經很熟悉一般人對過動症的反應是什麼。一開始，大人可能會忽視他們的干擾舉動、口不擇言和違規行為。但次數多了以後，就開始嚴加管教。如果孩子依然故我，大部分的人就會認為，這個孩子不是任性就是故意搗蛋。最後，下了一個錯誤的結論：這個孩子的家教有問題，需要多一點管教、紀律和限制，少一點溺愛。他們的父母被認為是無知、粗心、寵孩子、不教孩子是非、沒有愛心的，或者用現在的說法來形容：「功能失調」的父母。

所以，他們為什麼不好好管管那孩子呢？

當然，他們並非什麼都沒做。但當他們解釋孩子有過動症時，旁人的反應通常是不太相信。他們認為這個標籤只是父母在為自己找藉口，把孩子變成一個無助的受害者，不必為自己的行為負責。這種虛偽的反應——一方面消極看待孩子的行為，另一方面又給孩子貼上「正常」的標籤——使父母更容易遭旁人責怪。

另一個看來好像比較不具批判性的看法——認為過動症只是一個階段性問題、長大了就會好——也不見得仁慈。許多人，包括專業人員，會建議父母不用擔心，「繼續撐著」，和「讓他們有事忙」，他們說：「過了青春期就好了。」一些較輕微的過

動症的確如此，有六分之一到三分之一的學齡前個案，的確在成年後情況已大致可算正常。但是你的孩子如果在學齡前症狀就已滿嚴重的，這樣的建議就沒什麼安慰了。更糟的是，這樣的建議甚至可能是一種傷害，這些孩子的問題可能因為沒有被發現和治療，而一生充滿失敗與低成就，或因為意外傷害提早失去性命。大約九成的過動兒在校成績不佳，約 30% 到 50% 至少留級一次。多達 40% 的過動兒需要特殊教育服務。好在 1990 年代初期將過動症納入特殊教育法規後，過動青少年從高中畢業的比例已與一般學生相當；在此之前，約有 35% 的過動青少年沒有完成高中學業。這些措施的正面效果表明，過動症真的是一種疾病，具有特殊需求。約有半數的過動兒，社會關係嚴重受損。60% 以上因為嚴重的反抗行為，被兄弟姊妹排斥與怨恨，也因而經常受到責罵和懲罰，最後成為不良青少年或物質濫用（substance abuse）的機率很高。就是因為大人沒有認知到過動症的問題，讓孩子一輩子在各方面不斷遭受挫敗。

過動症會不會是過度診斷（over diagnosed）？每個孩子不是都有不專心、好動和衝動的時候嗎？

是的，但也不是。整體而言，過動症在大多數人群中未得到充分診斷，在美國約有 20% 到 40% 這樣的孩子沒有得到診斷或治療。沒錯，任何孩子難免都會有不專心、衝動或好動的時候，過動兒與一般孩子的區別在於，這些行為出現的頻率和嚴重程度高出許多，而且對生活的各個層面造成影響。

保守的調查數字估計，美國社會上有 5% 到 8%，也就是約有 370 萬到 590 萬名學齡兒童有過動症；換句話說，美國每一間

教室裡，就有一位、甚至兩位過動兒。這也意味著過動症是目前已知最常見的兒童疾病之一。最後，這個數字也告訴我們，我們每個人的周圍一定有人就是過動兒，不論他是否有得到診斷。

　　過動症給社會帶來的代價十分驚人，不僅是成年人的生產力下降和就業不足，還要再教育。個人教育程度低，會給社會帶來什麼代價？更容易發生事故，也更有可能從事反社會行為、犯罪和藥物濫用。即使特殊教育服務的改善，過動兒高中畢業的比例已提高，但其成績和學習成果仍較差，比起一般孩子，較少繼續念大學或接受專業訓練，這對孩子和社會都會造成重大的經濟影響。以下數字可供參考。

過動症的社會成本

- 超過 20% 的過動兒在他們的社區放過火。
- 超過 30% 偷過東西。
- 超過 40% 很早就接觸菸和酒。
- 超過 25% 因為嚴重的偏差行為從高中退學。
- 有過動症的青少年和年輕成人，在剛開始開車的五到十年，超速的紀錄是一般人的 4 到 5 倍；肇事率是一般人的 3 倍；事故造成的損失或造成身體傷害的可能性，也比一般人高出 2 到 3 倍。
- 未從高中畢業的青少年對社會造成的損失，約為 37 萬至 45 萬美元，包括工資、稅收和其他對社會貢獻的損失，以及對額外社會或醫療服務的需求。

・過動兒的醫療支出是一般孩子的 2 倍，主要是因為
他們更常使用急診和其他門診醫療服務等，這還不
包括治療過動症的費用。

面對以上這些事實，因而有許多相關的努力和投入。相關
科學研究已累計 5 萬篇以上，教科書也超過了 2 百本，還有許
多書是為父母和老師所寫的。過去兩百三十年來，無數的報導
關注此問題，醫學界已將這種疾病視為一個嚴重的問題。許多
地區性的家長支持團體如雨後春筍般成立，其中最為人所知的
是 CHADD，目前已發展成為一個全國性的團體，有會員 5 萬人
以上。此外，每年至少有五個專業團體開年會時，針對過動症發
表研究報告；其中一個團體是近二十年前創建的——「美國注意
力不足過動及相關障礙專業工作者組織」（American Professional
Society for ADHD and Related Disorders）。如果真的如一些評論
家所聲稱的，其實過動症並不存在，那怎會有上述這些數據和事
實呢。

事實還是杜撰

我在前言中提到，媒體上不斷有許多沒有事實根據的言論出
現，質疑此症的真實及合法性。對父母而言，除了篩選整理這些
言論，還要面對親朋好友、老師的質疑，這可能會讓父母難以接
受過動症診斷，進而對孩子進行有效的治療。令人欣慰的是，

2002 年 1 月，來自世界各地的近百名科學家組成的團體簽署了一份共同聲明，證實過動症確實是一種疾病，及其對患者生活存在不利影響。目前有更多專業人員和國家參與這份聲明的更新和再簽署。欲知此文獻全文，可上我的網站（www.russellbarkley.org），或可查閱《臨床兒童及家庭心理學評論》（*Clinical Child and Family Psychology Review*, 5(2), 89-111）。除了上百位歐洲專家學者簽署之外，德國數年之後也跟進。關於過動症，以下是到目前為止我們所知道的：

杜撰：沒有所謂的過動症這回事，因為沒有證據顯示，它與明確的疾病或腦傷有關。

事實：很多已存在的疾病，都沒有病變或病理的證明，過動症也是其中之一。然而，過動症與腦部發育和功能的延遲有關，也跟腦部區域之間的連結模式紊亂有關。

有許多疾病沒有證據顯示是腦傷（如傷疤、腦萎縮、囊腫或腫瘤）或疾病（感染）造成的，包括大多數的智能障礙（如唐氏症，任何腦部掃描都找不到腦部受傷或明顯的病變現象）、兒童自閉症、閱讀障礙、語言障礙、躁鬱症、重度憂鬱症、精神病；以及其他許多醫療上的疾病，如初期阿茲海默症、初期多發性硬化症，還有許多癲癇的案例。很多疾病的成因是腦部發展的問題，或其在神經細胞上的連結和運作方式出現問題。這些疾病有些與基因有關，是在發展中出現了問題，而不是由入侵的微生物所引起。雖然我們尚不知道這些疾病在腦部分子生物方面確切的原因，但不代表它們就不存在。如本章後面「什麼是過動症？」一節所述，所謂的「障礙」，是指其「功能失調，造成傷害」，

而不是有病理上的原因造成。

　　正如過動症，研究顯示此症無疑是與腦部發展較慢或細微的腦傷有關，這些早期腦部發育時的功能異常，約有三分之二來自遺傳，其他應與懷孕、生產或嬰幼兒期的腦傷有關。關於過動症的基因遺傳，第 3 章會有較深入的解釋。在與遺傳有關的案例中，許多使用腦部造影的研究發現，過動兒腦部灰質的面積比其他同齡孩子小 3% 到 10%，尤其是前額的部分，發育成熟也晚兩到三年。近期的研究還發現，他們腦部主要網絡之間的連結模式明顯異常，稱為「白質功能連結中斷」。他們腦部也有些部分較不活躍或有異常的活動。雖然大部分患者是基因的影響，以及腦部發展和功能障礙所引起的，但也有些個案是由腦傷或疾病引起。在懷孕時飲酒，孩子有過動症的風險是一般人的 2.5 倍。懷孕期間的反覆感染，也會增加孩子有此症的機率。另外，早產兒出生時的腦內出血也可能會導致此症。我們也都知道，如果孩子頭部前額部分遭受嚴重創傷，很可能發展出此症的症狀。這些都顯示任何擾亂腦部前額葉功能正常發展的過程，和與腦部其他區域（如紋狀體、前扣帶迴、小腦）的連結出問題，都可能會造成過動症。但正好大部分過動症的患者沒有上述的腦傷，而似乎是在腦部的某些區域或功能的發展上出了問題。不久的將來，我們將會對這些問題的本質有更精確的瞭解。雖然目前尚沒有這樣精確的瞭解，並不代表過動症就不是真有其事。如果一定要有腦傷或疾病，才能確定診斷此症，那大部分的精神疾病、發展障礙和許多醫療上的狀況，都應視為無效的診斷了。那將有無數真正為其病症所苦的病患，得不到任何治療，其問題也將永不被探究。

杜撰：如果真有過動症，就會有實驗室測試來檢測它。

事實：目前已知的任何「真正的」精神病都沒有醫學測試。

正如我們不能給過動症一個確切的檢測方法一樣，思覺失調症、躁鬱症、酗酒、妥瑞氏症、憂鬱症、焦慮症，還有很多我們熟知的精神疾病，也沒有確切的實驗室檢測方法；甚至很多醫療上的疾病，如關節炎、早發性阿茲海默症也一樣。但這些疾病都真的存在，而且造成功能上的損傷。

杜撰：過動症是美國編造出來的，因為只有在美國才有這種診斷。

事實：許多其他國家的研究顯示，不同的文化、不同的種族都有過動兒，全球兒童的發生率約為 4.5% 到 5.5%，成人約為 3.5% 到 4.5%。

日本原先宣稱沒有這樣的個案，後來證實約有 7% 以上的兒童罹患率；中國有 6% 到 8%；法國約 7%；紐西蘭也達 7%，這邊只舉幾個國家的統計數字。有些國家對過動症的成因和治療所知甚少，甚至可能不像現在大多數已開發國家那樣將其視為一種正式疾病。北歐（挪威、瑞典和丹麥）的過動症發生率較低，目前尚不清楚這是因為這些國家的父母比較不願通報孩子的問題行為（或是說英語國家的父母更願意這樣做），還是因為這些國家的醫療服務比其他西方國家普及，而降低了此症的發生率。但毫無疑問，過動症是一種世界性的疾病。

杜撰：過去這十幾二十年來，過動症的診斷率和用來治療過動症的興奮劑藥物用量顯著升高，所以此症現在已被過度診斷。

　　事實：從美國國家衛生研究院於 1998 年底舉辦的過動症共識發展會議的結論，到 2002 年美國外科醫師的一篇報告，到 2005 年疾病管制與預防中心的「全國健康調查」，以及美國國家心理衛生研究院在 2005 和 2010 年的「全國共併症調查」，都顯示出兒童過動症（和其他疾病）的診斷和治療不足是美國的大問題，今天仍然如此。

　　幾項研究指出，在美國，對過動兒的鑑別是有進步的，約有 60% 到 80% 的過動兒有被診斷出來，其中約一半到三分之二有接受藥物治療。即便如此，仍有一些過動兒沒有得到適當的轉介、診斷或治療。另外也有問題的是，美國各地提供給過動兒的服務不一致或不穩定，而且往往是低於標準的。因此，關於在美國此症被過度診斷和治療的聲稱，是缺乏科學事實根據的。

　　過動症診斷和用藥量增加的一個可能原因，是過動症的發生率提高了。然而，我們並沒有很多有關兒童精神疾病方面的跨世代研究。我們所做的少量研究表明，在過去兩代兒童中，過動症並無增加的趨勢，雖然有些疾病可能有增加，如「對立反抗症」（oppositional defiant disorder，ODD）。我們看到主要的差異是，社會大眾對此症的認識越來越普遍，因而轉介和診斷出來的兒童人數有增加。過去三十年來，美國民眾對於過動症的認識已明顯提升。由於自 1970 年代以來對這種疾病的研究大幅增加，自 1990 年代以來，各種家長團體提高了民眾和政府對過動症的認識，增加了相關專業教育，也促成過動症成為《身心障礙者教育法》（Individuals with Disabilities in Education Act，IDEA）和《美國身心障礙法》（Americans with Disabilities Act，ADA）中的法定疾病，讓更多過動兒（及成人）可以得到適當的診斷和治療。

但是，我們仍然有一段長路要走，特別是對於患有過動症的女孩、青少年和年輕成人而言，與患有這種疾病的男孩相比，他們的診斷和治療仍然不足。

其他國家的情形似乎也是如此，加拿大、澳洲、英國、義大利、西班牙和北歐國家，都致力於教育社會大眾和專業團體認識過動症。結果是，被轉介尋求專業幫助、被正確診斷以及接受藥物和其他治療的兒童數量顯著增加。因此，我們看到美國診斷出為過動症的兒童人數增加，可能是社會大眾對此症認知的提升所致。

總而言之，許多事實表明，我們並沒有普遍存在過度診斷或過度用藥的情況，儘管在過去二十到三十年，這兩種情況在美國都有顯著上升。

觀點的問題

對揭開過動症神祕面紗的濃厚興趣，引發了大量研究。每年在相關科學期刊上發表的研究論文超過 1300 篇。如同本書第 2 章所言，我從 1990 年代開始的研究，引導我在 1997 年發展出對過動症的新觀點，並於 2012 年近一步修訂此觀點，而這理論至今不斷被後續研究證實，也被越來越多臨床專家採用。我認為過動症是一種發展障礙，患者沒有能力為了未來進行自我調節。我相信這種疾病源於腦部特定網絡的活動異常（主要是不夠活躍），待漸趨成熟之後，才會發展出行為抑制、自我激勵、自我組織、自我調節、先見之明和時間管理的能力。隱藏在孩子過動

行為後面的，是這種腦部活躍度較低所造成的問題，它導致的行為功能障礙是有害的甚至是災難性的，因為這會影響一個人管理關鍵日常事務的能力，具有這樣的能力才能為未來做好準備，無論是較近或長遠的未來。

　　過動症對日常影響看似微小，但對孩子適應功能上的影響卻很嚴重，這導致上個世紀對該疾病的標籤和概念發生了許多變化。這也解釋了為什麼臨床科學在尋找此症本質的過程中，從 1775 年（德國的維卡德（Melchior Adam Weikard））到 1798 年（蘇格蘭的克里奇頓（Alexander Crichton））關於注意力障礙的模糊概念，到 1902 年（英格蘭的斯蒂爾（George Still））認為此症是道德控制方面的缺陷，然後 1960 至 1980 年代更精準、明確地認為那是過動、不專注和衝動的問題，到了 1990 年代則被包括在更廣的自我調節問題下。這樣從十分籠統到非常明確的知識大躍進，使我們對過動兒問題的理解有了很大的進展，但我們仍缺少這些行為如何影響孩子長期社會適應的宏觀觀點。

　　1990 年代，臨床科學的研究開始觀察過動兒長期社會發展和其他結果，有許多追蹤過動兒二十年的研究發表，如我與威斯康辛醫學院的費雪（Mariellen Fischer）的研究，以及紐約大學醫學院的馬紐哲（Salvatore Mannuzza）和克萊恩（Rachel Klein）、蒙特婁兒童醫院的魏斯（Gabrielle Weiss）及赫特曼（Lilly Hechtman）、愛荷華大學的洛尼（Jan Loney）、加州柏克萊大學的辛蕭（Stephen Hinshaw）等人，以及瑞典歌特堡的吉爾伯格（Christopher Gillberg）等人。我們現在已瞭解，過動症當下的行為就好比是「原子」，會影響每天的生活，也就是「分子」，再形成更大的「化合物」，也就是每星期、每個月為未來的自我調節；然

後，這些化合物再組成更大的人生階段和結構，橫跨人生許多主要活動領域，年復一年。因此，我們看到的過動症不只是一時的過動和不能專心，或是每天的功課做不完而已，而是缺乏自我調節、組織、為未來準備的能力，對其未來造成的傷害。

這樣一個較遠、較廣的角度，將過動症視為一種與執行功能（以未來為導向）和自我調節相關的障礙，讓我們得以瞭解為什麼此症患者難以適應大多數生活活動的要求，這也解釋了為何他們常常達不到自己設定的目標或別人的要求。如果我們能明白過動兒關注的是現在，而不是未來，且這具有神經學基礎，我們就不會這麼嚴厲批判他們的行為了。例如，為了將來的體重和健康著想，我們會抗拒眼前大量的糖果和垃圾食物，而選擇多吃一些蔬果和堅果，這是只有人類會有的行為，沒有其他動物有這樣的能力。我們採取的許多行動都是考慮到未來的，因此很難瞭解動過症患者的行為，於是馬上加以批評。我們期待他們能自我克制並有先見之明，但對過動症患者來說，他們只活在現在。我們受不了他們的行為方式、他們的決定，以及他們抱怨自己面臨的負面後果。因為我們沒有這種障礙，我們會因為預見後果而調整現在的行為。直到現在，臨床科學才開始理解過動症這個非常重要的特徵，將其視為一種未來導向的行為障礙，我稱之為「時間之盲」（time blindness）。

你見過這樣的孩子嗎？

下面幾個案例所描述的孩子，你可能覺得很熟悉。他們都是

我臨床經驗中的真實例子（雖然為了隱私，他們的名字和身分有所更動）。你可以從這些故事中瞭解過動兒真實的處境。讀完這些故事，你可能會發覺如果他們的父母、老師或周圍的人能真正瞭解他們在執行功能方面的缺陷——無法展望未來和調節自己的行為，他們的人生可能會不一樣。為了讓你瞭解過動兒現今的處境已比過去好很多，我也會描述這些孩子在過去幾十年中可能受到的待遇。

我的孩子是過動兒嗎？

❖ 愛咪，我永遠的掙扎

　　愛咪是個迷人的 7 歲小女孩，父母羅絲和麥可很關心她。他們告訴我，每次叫她做什麼，都要重複講很多次，她的哥哥姊姊都不會這樣。有時候得拉著她的手去做，像是穿脫衣服、收玩具等。她對功課、家事或別人說什麼都不太在意，除非是她很有興趣的事。她不但吃飯、看電視的時候坐不住，連在床上睡覺都停不下來。她以跑代走，在房裡亂衝、爬上爬下。

　　全家用餐時，愛咪等不及別人講完就插嘴，同時轉變話題。因為她的多話，哥哥姊姊叫她「機關嘴」。

　　父母阻止愛咪做一些事情的時候，她常常會生氣、怨恨，一副要開戰的樣子。她說：「我不管，我就是要。」她會堅持她要的，然後大發脾氣。若是要她收玩具、撿起髒衣服或去洗澡，她會噘著嘴、雙手交插在胸前說：「我不要！」不是不顧爸媽的話逕自玩自己的，就是乾脆直接走出房間。

　　父母注意到，她似乎在行動之前想都不想。她會突然加入別

人的遊戲，不管別人在玩什麼，也不管別人是否歡迎她加入。她霸道地接管遊戲，對其他人發號施令，若是別人不聽從，她馬上變得挫折又沮喪。她的情緒似乎在社交活動中得到了最好的發揮。參加別人的生日派對時，她總是大聲、興奮得樂昏頭，比壽星還要高興；開始玩遊戲時更興奮，根本等不及輪到她；遊戲已結束，要切蛋糕了，她還是靜不下來，甚至開始拆壽星的禮物。

愛咪很容易嫉妒別人，有時會把別人的新玩具帶回家。她喜歡吹噓自己有多棒，還編造一堆細節。同學和他們的爸媽都覺得她說話很魯莽，跟別人玩的時候又很自私。朋友後來都不跟她玩了，也沒有人邀請她去家裡玩。鄰居小朋友開始說她「怪異」和「過動」，父母擔心她漸漸會沒有朋友，自我形象的發展會受到影響，甚至變得憂鬱。

愛咪幾乎對所有事情的態度都是一副鬼才在乎的樣子，卻又非常依賴父母和老師幫她完成功課，還不斷嚷嚷：「好無聊」、「我討厭做這個！」愛咪的學業成績落後於測試顯示的能力，成績開始不如人。她發現自己很難專心聽老師說話，總是和鄰座同學講話、混時間，要不然就起來走動，不是到教室後面的水族箱看一看，就是常去丟垃圾、削鉛筆。

駐校心理師幫愛咪做了測試，顯示她的智力正常，初期的學業能力也是中等以上，她的成績不佳不是學習障礙造成的。但是，她可能得重念一次二年級。

愛咪是早產兒，出生時重量少於 5 磅，還好沒有任何問題，只是體重增加得慢，走路晚了點，但是說話倒是比一般孩子都早。成長的過程中，沒有什麼特別的疾病或狀況。念托兒所的時候老師就說她很「野」，總是在教室裡跑來跑去、在架子上爬上

爬下、搶別人的玩具、丟東西、聽故事時動來動去坐不住。念幼兒園大班時，依然如此。

當我見到愛咪父母的時候，他們已技窮了。不讓愛咪吃含糖的食物，沒什麼效果；嚴加管教也沒什麼用。羅絲覺得自己很失敗，和愛咪長期相處下來，讓她覺得很辛苦、壓力很大。麥可提到，為了愛咪的行為，他們之間衝突了無數次。夫妻兩人都擔心婚姻會受到影響，兩人都很懷念以前沒有孩子的日子。

愛咪是個典型的過動兒：不專心、很難持續完成一件事、衝動、行動前不加思索、過動、停不下來。就像大部分的過動兒一樣，愛咪的症狀其實在托兒所階段就已顯現，但好幾年以後才診斷出來，直到她的行為問題在家庭以外的地方——也就是學校——造成困擾，才有專業的幫助介入，這是很普遍的現象。愛咪也出現很多過動兒會有的另一行為模式：對立、反抗，以及敵意行為，尤其是針對父母，這就是所謂的對立反抗症。被轉介到診所的過動兒中約 35% 到 85% 有這樣的問題（較低數字來自初級醫療機構如兒科診所，較高數字來自精神科或心理健康診所）。對立反抗症在過動兒身上的發生率是一般兒童的 11 倍。幸運的是，因為早期的介入處遇，不僅為治療過動症提供了希望，而且還能盡可能減少對立反抗症對兒童發展的影響。

❖ 瑞奇：受損的自我形象

瑞奇 8 歲，二年級。父母試了所有方法，想讓瑞奇在學校表現得好一點。他被留下來再念一次一年級，他們擔心中學之前，瑞奇可能還要再留級一次。瑞奇很吵，總是在家裡或教室中高興得跑來跑去，可以一下子做很多事，但沒有一件做完。大部分的

日子裡，都會帶回老師的字條，上面寫著瑞奇在校不專心、有攻擊行為、干擾別的孩子學習和玩耍。不知為何，今年他開始推同學、拿別人的東西、下課時欺負人、沒老師看著的時候就破壞別人的東西。媽媽認為老師處罰他太多，而正面回饋、一對一的關注輔導太少。這是第一次，父母沒辦法讓他去上學，他說身體隱隱作痛，顯然是不想去學校。最近他還說恨自己、想去死，也開始說自己是「蠢蛋」。

瑞奇的父母一直把他與哥哥姊姊的不同，當成他獨特個性的一部分。讚美他的時候，他的表現就很好，看起來像是個充滿愛、可愛的孩子。但今年開始，他的自尊心大幅跌落，不但易怒且會為小事流眼淚，爸媽看在眼裡，只能暫時安慰他，但好像幫不了他內在深沉的傷。父母和老師的關係對立，他們認為老師的過度嚴厲和不夠寬容，是瑞奇自我形像下滑的主要原因。

雖然瑞奇從嬰兒期就動不停，但在各方面的發展都符合他的年齡。父母被迫用網子罩著他的小床，以免全家人睡覺時他會爬起來閒逛。年紀稍大一點後，有人發現他在清晨四點時，就著車庫暗暗的燈光，一個人在車道上騎三輪車。從會走路開始，瑞奇就常發生意外，也很容易與人「聊」起來，即使對方是陌生人。瑞奇的奶奶常說，瑞奇的爸爸在這個年紀時也是這樣。

和愛咪不一樣的是，瑞奇沒有對立反抗症，但就跟許多過動兒一樣，因為長期成績不好以及不斷和別人起衝突，瑞奇的自尊心越來越低。瑞奇老師強硬和無情的態度，似乎是導致他自我形像下降的原因，這也讓他的學校生活充滿衝突。這導致他變得憂鬱，這情況對過動兒來說並不少見，但瑞奇年紀這麼小就說出傷害自己的話，則是很不尋常的。

　　如果瑞奇是活在 1920 到 40 年代的美國，他可能會被貼上「躁動症候群」（restlessness syndrome）或「器質性驅動」（organic drivenness）的標籤，這是當時在科學期刊上所使用的名稱。如果他還從當時橫掃歐洲和美國的嚴重神經系統感染（腦炎）中存活下來，可能被診斷為罹患「腦炎後行為障礙」（post encephalitic behavior disorder）。有些行為像瑞奇一樣的孩子，被診斷為罹患「兒童腦傷症候群」（brain-injured child syndrome），因為疾病或創傷對腦部造成的傷害可能導致兒童產生這樣的行為。因此任何孩子，只要有這樣的行為，即使沒有腦傷的病史，也被認為患有此症。瑞奇可能被安排在一個特殊的教室裡，那裡除了上課教材外，幾乎沒有額外的刺激。老師穿著灰暗，也不帶飾品，教室毫無裝潢，以避免分心，因為那是兒童腦傷症候群患者最大的問題。但是在那個時代，這樣的教室很稀有，所以大部分像瑞奇這樣的孩子是無法使用的。

　　人們可能告訴瑞奇的父母他這就是典型的男孩舉止，長大了就會好。成為青少年後，如果他還是這樣，人們會把他視為一個麻煩的人，或是一個適應不良的人，很快他會從學校體系消失，不是在農場就是在工廠從事低薪工作。旁人可能會認為他是一個沒有「品格」的人，而他的父母無疑會遭到指責。

❖ 珊蒂：有足夠的幫助，就能表現良好

　　珊蒂 15 歲，就讀於一所為學習困難的孩子所設立的小型學校，目前十年級。幾年前，她在公立學校念得不好，父母將她轉到這所學校來，雖然她的智力在中等以上，也沒有學習障礙的跡象。她最大的困難是沒辦法專心做功課，或完成一些無聊又必須

做的事。就算知道答案或知道如何做，要是沒人幫忙，她就沒辦法寫完。她似乎需要別人給她一些結構、指導和紀律。儘管她有些焦躁不安，但自從她還小的時候，她的活動程度就大幅降低了，現在頂多是在坐著的時候，腳前後晃動、敲手指、玩筆，或頻頻更換姿勢。

她做功課不太有組織條理，筆記本簡直一蹋糊塗。上課時，她常常會忘記帶一些重要的東西，如筆、作業本或實驗材料。只要點出她寫的功課錯在哪裡，她馬上就能說出為什麼錯。老師和父母曾經試過每天寫聯絡簿和行為評量卡，以幫助她在學校的表現，有些暫時的成效。上課時她常舉手，迸出錯誤的答案，老師雖認為她有點不成熟、不專心，但仍然欣賞她的主動性。

其實珊蒂的問題，在幼兒園時或更早前就已顯現。求學過程中，老師總是抱怨她不專心、衝動行事和功課沒做完。但她總是有朋友，受人喜歡，也參與別人的活動，沒有什麼紀律的問題。心理學家和教育專家對她進行過三次測試，發現她的智力在前75%，學業能力也在中上。然而，她在精細動作方面的發展有一點慢，寫的字很潦草、難看。

雖然珊蒂和父母、手足的相處很好，但他們在學業成就上都超過她，都有大學學歷，而他們也認為珊蒂應該念大學。珊蒂的自尊心偏低，有時也會因為受挫而沮喪。她擔心自己會繼續令家人失望，並非常想知道自己能做些什麼來改善。

珊蒂是少數進入青春期的過動兒中，沒有被過動症傷害太多的案例。我認為是因為此症對她的衝擊主要是在學業方面，而不是社交或家庭生活。因為一路走來，一直有幾位老師在幫助她，還有父母也竭盡所能地幫助、保護她（包括有需要時將她轉學到

私立學校）。另外不能忽視的一點是，珊蒂的性格很好，讓人比較容易原諒她在時間管理、組織條理和完成作業方面的問題，也讓她在遭受別人批評時復原得較快。好朋友的力量也是不可忽視的。最後，平均以上的智力，幫助她找到與人互動較佳的方式，和面對課業困難較好的方法。很多研究顯示，高智商的過動兒學業成就較高，其實非過動兒也是如此。

❖ 布萊德：爸媽的拼圖

　　布萊德，12 歲，六年級。每個學年開始的時候，他總是成績優秀、行為良好，但到秋冬之際，成績下滑至 C 或 D，行為也開始出現問題。有幾次差一點留級，不過因為老師認為他很聰明，念書的能力又不錯，因此總是再給他機會。在學校，布萊德坐立不安、動個不停、不能專心、話超級多。在功課上粗心大意，坐在桌前總是搗亂。因此老師必須花很多時間和精力在他身上，結果是每隔幾個星期他就得去教師辦公室。他向爸媽、老師抱怨上學無聊，總是質疑這些課業和將來他長大想做的事有什麼關聯。他想做一個警探。

　　父母在布萊德 3、4 歲時，就注意到他活動量很高、能專注的時間跟別的孩子不一樣。他總是從一項活動衝到另一項，去碰所有引他注意的事物。他的搗蛋紀錄包括：把洗碗精倒進爸爸新買的音響擴大器通風口；把巧克力醬倒在新沙發上當作裝飾；拆卸機械用品看看裡面怎麼回事，從時鐘、小電器到玩具，無所不拆，又總搞丟小零件，無法恢復原狀。

　　5 歲時，布萊德開始和父母親爭論，因為父母要求他清理玩具、洗澡、去教堂或不准進姊姊房間。再大一點後，他開始嘲弄

別的小朋友，漸漸別人就不找他玩了。每次才剛提醒他不要嘲弄別人、要控制脾氣，不久後他就氣極敗壞地回來告狀說別的小孩「不公平」，要不然就是玩伴突然不聲不響離開了。有一次，父母讓他參加夏令營，以幫助他提高社交技能，但他在那兒學到的東西好像在家和學校都用不上，這是傳統社交技巧訓練常見的問題。

　　就像愛咪的情況一樣，布萊德是相當典型的過動兒個案。但是和其他人不一樣的是，過動症會偶而影響他的課業，但不是持續造成影響。這種特別的情形，可能與他的智力有關。因為聰明，所以在學年一開始，還可以應付裕如，一旦課業量增加或需要長期投入的計畫時，就應付不來了。

什麼是過動症？

　　要聲稱過動症是一種發展障礙，科學研究人員必須證明下列幾點：

- 此症在孩子發展的早期就出現。
- 這些孩子和一般孩子或沒有罹患此症的孩子有明顯不同。
- 症狀相對普遍或發生在許多不同的情況下，儘管不一定總是會發生。
- 影響兒童發展出在生活各個主要面向、符合其年齡該有的功能。
- 其發展持續了相當一段時間。

- 無法完全以環境或社會成因來解釋。
- 和腦部功能或發展異常有關。
- 與其他可能影響腦部功能或發展的生物因素相關（如基因、腦傷、中毒等）。

　　要解答上述八點並不容易，但已有數以千計的研究證實了這八點。正如你將在本書讀到的，過動症是一種疾病的證據，不僅有很多而且由來已久，已被臨床科學家認可了幾十年。許多強有力的明證將在下面四章中說明。

　　上述的幾個個案，顯示過動症患者在控制行為，以及預想其行為會帶來什麼後果方面的障礙。早期剛開始發現此症時（1775年），認為其注意力方面的問題來自於家教有問題。到了 1902年，認為這些孩子任性地不自制和不顧其行為帶給自己和別人的後果，不只是不遵守規矩、沒有禮貌，更與道德有關。很諷刺的是，雖然這是一種很具道德批判性的角度，在本質上，這樣的看法並不全然是錯的，這就是我在本書裡提出的此症是一種自我調節障礙。這些孩子沒有辦法控制行為所帶來的諸多問題之一，就是他們往往不顧行為帶來的長期後果，也不瞭解規則、指示和內在聲音（良心）可以幫助他們控制行為，這有助於長期的適應和福祉。這就是 1990 年代初期道德控制的觀點。

　　再下來的幾十年，臨床研究工作者把焦點從他們的症狀（如過動）轉移到可能的本質和原因。科學家為了指出此症成因與腦部有關，尤其是前額葉，透過使用與腦功能障礙相關的標籤（如兒童腦傷症候群）來傳達這一點。但後來發現許多過動兒並沒有腦傷的病史，遂將其名修正為輕微腦功能失調，仍然意指腦部出

了問題。後來，臨床研究轉向為此症的行為問題尋找較好的描述方式，直到有更多有關腦神經方面的研究結果出現，這種對過動行為的重新關注，導致這種疾病被稱為「運動過度」（hyperkinesis）或「過動兒童症候群」（hyperactive child syndrome）。在加拿大和美國臨床研究人員的努力下，這一概念在 1970 年代被擴展，認為衝動控制和注意力不足都是此症的問題。後續的研究焦點從活動程度，轉移到注意力的本質，以及與此症相關的不同類型。

　　此時，此症被重新命名為**注意力不足症**（attention deficit disorder，ADD，伴隨／不伴隨過動）。後續研究發現，過動與衝動兩者的相關性很高，它們根源於同一個問題，也就是抑制能力差的問題。除此之外，越來越多研究顯示，在區分過動症與其他兒童疾病時，這個問題與注意力的問題同等重要，甚至這個問題會導致與此症相關的過動（無法抑制動作）。後來此症的名稱在 1987 年被略為修正為現在的**注意力不足過動症**（attention-deficit/hyperactivity disorder，ADHD）。本書的大部分內容都與注意力不足過動症有關，顧名思義，它包括過動和衝動。也有些過動兒主要問題在注意力方面，沒有衝動和過動問題，在第 8 章我會對這些孩子有更多說明。因為新的研究顯示，這些孩子的問題和過動症的注意力問題完全不同，研究人員將其稱為**認知步調遲緩**（Sluggish Cognitive Tempo, SCT），我則將其稱作**注意力缺乏症**（concentration deficit disorder，CDD），比較沒有貶抑之意。

　　瞭解過去三十年來科學研究人員和臨床工作者對過動症普遍的看法是很重要的，因為如果你正為孩子尋求專業協助，這是你現在最有可能遇到的觀點。下面的章節將更仔細討論這些看法。

但請記住，這些觀點會隨著行為科學、神經科學和行為遺傳學的最新研究結果而修正。

　　如今，大部分的臨床工作者，包括醫師、心理師、精神科醫師等，都認為過動症涵蓋一個人在控制行為能力方面的三大問題：難以持續專心和注意力不集中、衝動控制或抑制的問題，以及難以自我調節。另有些專業人員，包括我自己在內，認為過動症患者還有其他問題，包括：自我覺察和自我監控；工作記憶（記住該要做的事）；預想可能發生的行為結果，如計畫、時間管理、注意相關規定和指示；自我調節情緒和動機；解決問題以克服實現目標的障礙；以及面對情境產生變化時反應過度（尤其是在工作時）。所有這些症狀都與執行功能有關，它指的是人們為了實現目標和迎接未來，而進行自我調節的心理能力。我認為，這就是過動兒的問題所在，其他國家的臨床工作者也有同樣的觀點。至於原因則仍有爭論，有人認為是與腦部活動的調節與活化有關；有人認為跟腦部生長（發育）和神經細胞遷移、連結和功能方面等更深層次的問題有關。儘管如此，目前大部分研究人員都認為，大多此症患者共有的核心問題是行為抑制與某部分執行功能的問題。

徵狀一：持續專注的困難

　　父母和老師常常這樣描述他們的過動兒：

「我的孩子好像有聽沒到。」
「我的孩子功課寫不完。」

「我女兒常搞丟東西。」

「我的孩子不能專心，很容易分心。」

「我兒子若是沒人盯著，什麼事都做不好。」

「我女兒總是需要不斷被提醒。」

「他一件事還沒做完，就去做別的事。」

「她連每天要做的事都會忘記。」

這些都和注意力和專心有關。

過動症被認為在注意力的持續度、注意力的廣度，或堅持努力方面有困難。簡單來說，就是過動症患者沒辦法像其他人一樣堅持做某事。尤其是面對無聊、重複、冗長的工作，他們得很努力才能維持注意力。學校無趣的功課、煩瑣的家事、冗長的演講、長篇大論的文章、聽無趣的解說、需要長期撰寫的報告等，對他們而言，都很困難。我們的研究顯示，要他們長時間持續專注於某事是最困難的。

很不幸的是，我們期待孩子長大了，應該可以做一些比較枯燥和需要用心的事；而且，年紀越大應該可以不太需要協助，就完成這些雖然無趣卻必須做的事。過動兒在這方面的能力，大約落後一般人 30% 以上。這意味著一名 10 歲過動兒的專注力，大概只有 7 歲的程度。因此需要旁人的介入、指導，幫忙組織他的功課和行為。由此可知，過動兒和老師、父母之間的衝突是如何頻繁發生的。

有數百個研究以各種方式測量過動兒的專注程度，絕大多數研究發現，當要求他們做某些事時，過動兒專心的時間比非過動兒來得短。例如，我在 1975 年做了一個研究，在 36 個孩子中，

有一半是過動兒，一半不是。我要求他們在診所的遊戲室裡做些不同的活動。其中有一項必須獨自在一個房間等 6 分鐘，直到我去帶他們做其他活動。房間裡有玩具可以玩，我在地上標示了格子狀的細黑線，從計算這些線被踩過多少次，來測量他們在房內走（或跳舞、跑）的活動量。我在單面鏡後觀察並記錄每個人玩了幾樣玩具、每一樣玩多久。我發現，過動兒玩的玩具種類是非過動兒的 3 倍，而玩每一樣玩具的時間是非過動兒的一半。他們在房間中越線的次數都較多，具體表現了許多父母多年來告訴我們的，無論做什麼，他們都無法長時間持續，總是不斷動來動去。

　　然後，我帶他們到另一個房間，讓他們坐下來看一部動物短片。我說等一下我回來時會問他們問題。我發現，看電影的時候，過動兒不看螢幕的時間是非過動兒的 2 倍。回答問題時，答對率也少於非過動兒達 25%。這些評量結果清楚顯示，過動兒對所做事情的關注度較低，因此從中獲得的資訊量也比較少。許多其他研究人員，也用不同的研究方法得到類似的結論，印證了父母所說的不專心、衝動和過動。

❖ 過濾訊息不是問題

　　很有趣的是，研究顯示，過動兒在過濾訊息方面沒有問題；也就是說，他們不難分辨什麼是重要的、什麼是不相關的。當被要求看或聽某事物時，過動兒和非過動兒一樣會去看、去聽，但他們就是會撐不下去，他們會頻頻往旁邊看，隨時都準備去做更有趣的事。所以過動兒並不像 1950 年代的研究認為的，他們被外界資訊和刺激所淹沒；相反地，他們是沒辦法持續專注和努力，隨時被更有趣、更刺激的活動吸引。

❖ 過動兒比較容易分心嗎？

研究人員現在更加確定，過動兒比其他孩子容易分心，但這並不是說他們比其他人更能察覺到分心物，而是他們對與工作或目標無關的事物的反應比其他人更多。一旦被打斷，他們較不容易記得回到原來在做的事。除此之外，還有兩點讓他們顯得更容易分心，尤其在工作時：

1. **過動兒較容易對正在做的事感到厭倦或失去興趣**。這與動機強度或做此事的回報有多大有關。這會讓他們主動尋找更有趣、更刺激、更好玩的活動，即使被分配的工作還沒做完。有些研究人員認為，是因為他們的腦部反應度較低，故需要較多的刺激以維持功能正常；也有人認為是因為過動兒容易對獎賞失去興趣，因此對增強物較不敏感。目前，導致他們容易覺得無聊的原因尚未完全釐清，可能跟腦部動機與回饋中心的缺陷有關。有些專家因此稱過動兒為「刺激尋求者」。

2. **在任何情境中，過動兒好像都會被最有回饋、最好玩、最強大的刺激所吸引**。當正在做的事情不會得到什麼回饋時，他們會像磁鐵一樣，被其他更有回饋的活動吸引。例如，肯塔基大學的藍道（Steven Landau）和米立（Richard Milich），在 1992 年針對過動兒和非過動兒做了一個看電視的研究。當房間裡沒有玩具的時候，過動兒雖然轉頭看別處的次數較多，但看電視的專注跟非過動兒是差不多的，也一樣可以回答問題；然而，房間裡擺了玩具之後，非過動兒照樣看電視，過動兒就比較會去玩玩具，而不太繼續看電視了。電視節目如果是典型的情境喜劇，過動兒回答問題可以和非過動兒一樣好；但如果是教育性節目、視覺訊息

較口語訊息多時，過動兒就較不太可能答對問題。在需要視覺專
注的情況下，對過動兒是比較不利的。

　　為什麼過動兒會被玩具吸引，而其他孩子不會？或許過動兒
會更快失去興趣？或是過動兒覺得要動到手腳的活動比較有趣、
刺激，比被動地看電視好玩？

　　第三個解釋來自我在鮑林格林州立大學的同事費德樂（Nan-
cy Fiedler）和屋門（Douglas Ullman）所做的研究。他們發現過
動兒對具體的東西較好奇，喜歡把玩東西，所以玩具一樣換一
樣，但每樣都玩不久。相對地，同年齡的非過動兒對語言、知性
的活動顯現較高的好奇心。這些非過動兒會談論玩具並與其互
動，用不同的方式描述它，發現新的玩法，玩玩具的時間更長，
甚至還編出關於玩具的故事。

　　1980 年代，汎德堡大學的羅倫佐（Ronald Rosenthal）和亞倫
（Terry Allen）的研究顯示，過動兒是否比非過動兒容易分心，
似乎最終取決於分心的來源是否夠凸顯、夠有吸引力。例如，當
過動兒要進房間做 1 小時作業時，發現桌上有電動遊樂器，你可
以想像 20 分鐘後，你進房間看到的他是在做什麼。

　　1976 年華盛頓大學的布萊梅（David Bremer）和史丹（John
Stern）在研究中發現，當房間裡的電話鈴聲響兼有閃燈，或是
示波器螢幕上的線條有變化的時候，過動兒比非過動兒更有可能
將目光從閱讀作業上移開。而且他們分心時間的長短也有差異：
過動兒 18 秒，一般孩子 5 秒。這也表明在分心之後，非過動兒
比過動兒更容易回到原來的工作上。後續許多研究也支持以上結
論，也就是過動兒顯然比一般孩子更容易分心，容易被周圍的活
動或事件吸引，因為這些事比他們被要求做的事更刺激或有趣。

❖ 延遲滿足的困難

　　無法堅持一項枯燥的工作是不成熟的表現。隨著年紀增長，面對被交代的任務，孩子會較能抵抗有吸引力但不恰當的外在誘惑。孩子可以告訴自己正在做的工作有多重要，提醒自己做完以後會有什麼好處，或是若沒有做完會有什麼處罰，然後想辦法讓手上的事情變得有趣些。非過動兒也懂得在完成一項困難的工作之後，獎賞自己。我們知道，孩子漸趨成熟之後，更大但延遲的獎勵對他們而言，反而更有吸引力；對馬上可以得到的小獎勵，就沒那麼想要了。但過動兒不是這樣，他們傾向於選擇現在做一點工作，獲得小而即時的獎勵，而不是現在做更多工作，在未來得到更大的獎勵。

　　幫助過動兒的一個關鍵，是要瞭解延遲滿足（deferred grati-fication）對他們是很困難的。如果我們認為過動兒的問題只是比較容易分心而已，可以沿用四十年來一直被推薦的老方法──消除會引起分心的刺激。但是這種幫助實際上可能使這些孩子更焦躁、更不專心。減少刺激實際上會使過動兒更難保持注意力。

　　事實上，普渡大學的仁妥（Sydney Zentall）等人的研究發現，提供給患有過動症的兒童和青少年的工作材料中，若添加了顏色，可以減少錯誤的發生。我和威斯康辛醫學院費雪（Mariel-len Fischer）等人的研究，也得到類似結論。在研究中，我們要求過動青少年看電腦螢幕，在螢幕中間一秒會閃過一個數字，每當出現 1 又再出現 9 的時候，就要按一下按鈕。結果這些過動青少年在這項無趣工作上的出錯率，比非過動青少年來得高。當我們重複這個測試，並在螢幕上數字的左右兩側閃現其他引人分心的數字時，過動組的表現變得更好，表現跟非過動組相當。還有

許多其他研究也都告訴我們，在任務中加入刺激可能會提高過動兒和過動青少年的注意力，犯錯率也會降低。例如，紐約大學醫學院的阿比卡夫（Howard Abikoff）等人就發現，讓過動兒做數學作業時，如果把搖滾樂當做背景，與沒有音樂的環境相比，他們能做完的作業較多。這再次顯示出，若要幫助過動兒集中注意力，適度的刺激是有用的。

回到這個段落的重點，我們在給過動兒任務時，應該嘗試增加新奇性、刺激性或趣味性。我們也可以說明，完成這項活動可以立即獲得某些獎勵，而不延遲獎勵。我們還可以把一項工作分成幾個小部分，讓過動兒可以在過程中多休息幾次。當然，挪除那明顯又有趣的刺激當然還是個好主意，但這不是唯一的方法，增加其在做的事情的吸引力或趣味性，讓他們樂在其中，應該也一樣重要。

徵狀二：衝動控制的困難

父母和老師常說，過動兒往往「問題還未問完時，就迸出答案」，或是「想要什麼就馬上一定要得到」。過動兒很難耐心等待，必須輪流玩遊戲、在學校排隊吃午餐，或等待某活動結束（如教堂聽講道）時，他們都會焦躁不安或動個不停。他們會抱怨等待，尤其被告知活動被延後時。如果父母答應他們等一下去買東西或看電影，在等待的過程中他們就已不耐煩了。這使得他們看起來總是要求很多、不耐煩，而且非常自我中心

因此，過動症的第二個主要症狀，就是缺乏**抑制行為**（inhibit behavior）或**衝動控制**（impulse control）的能力。此症患者在

自我克制方面有很大的問題，他們很難忍住衝動反應，沒有辦法在行動前先思考。他們常會迸出一些若是讓他們再想一下就不會說出口的話。他們也會對別人說的話或行為做出衝動的反應，有時是情緒化的，因此而遭受非難。他們可能想到什麼就做什麼，沒想到應該把做到一半的事先做完。他們話多又大聲，常獨占整個談話。

他們這樣的行為被認為是魯莽又不夠敏感，不管在社交或教育的場合，都會帶來負面的結果。老師常注意到，他們在課堂上「沒舉手就發言」，或「寫作業或考試時沒把指示看清楚就開始動手」。別人也常說他們「不願與人分享」，或「只要想要，就拿走別人的東西」。

因為過動兒有持續專注的困難，可以想像再加上他們無法控制衝動——例如放棄一項無聊工作的衝動，會如何使他們無法為未來的更大回饋而努力。以下方框中即為三個針對這點所做的研究。

過動症與延遲滿足的研究

- 1982 年，匹茲堡大學的坎伯（Susan Campbell）等人在孩子的眼前，把餅乾藏在三個杯子中的一個杯子的下面。然後要求孩子必須等到實驗者響鈴，才能拿起杯子吃下面的餅乾。整個程序重複六次，等待時間從 5 到 45 秒不等。結果過動兒衝動的次數較多，在還未響鈴之前就拿餅乾吃。

- 1986 年，羅德島大學的瑞波特（Mark Rapport）等人，分派給 16 個過動兒和 16 個非過動兒一些數學題目。孩子被告知他們一旦完成幾個題目後，就可以得到一個小玩具，結果兩組孩子完成的題數一樣多。再來是讓他們選擇：如果完成少量題目，就可以得到一個小玩具；或是完成較多題目，可以得到更大、更有價值的玩具，但是要在兩天後才能拿到。結果過動兒中有較多人選擇做較少的題目，然後馬上得到一個小玩具；非過動兒則更有可能選擇多做題目，然後延遲些時候，得到一個大玩具。
- 2001 年，我與愛德華（Gwenyth Edwards）等人在麻州大學醫學院做了一項研究。我們提供過動症青少年一筆錢（不是真的錢，其價值遠遠少於 100 美元），可以當下馬上擁有；或者，如果他們願意等一個月、一年、甚至更久，可以得到相當於 100 美元的金額。結果顯示，過動症組相較於非過動組，更可能選擇馬上得到較少的錢。在這個研究中，我們可以預估等待的這段時間，對過動症青少年而言，其價值大約貶值 20% 到 30%。

❖ 走捷徑

　　注意力和衝動控制問題對過動兒造成的另一影響，造就了他們另一惡名——走捷徑。他們會用最少的時間、最少的力氣，去完成枯燥、討厭的事。因此，現在還不確定，在學校考試時或專

業考試時，多給他們一點時間是否有幫助。他們很可能會把多出來的時間浪費掉。一個替代方法是容許他們在桌上放一個計時器，讓他們和其他學生有一樣的時間，但若有需要，他們可以暫時停止計時，站起來、伸懶腰、喝個水，再繼續恢復計時。這種「暫時停止計時」策略，等於把考試分成幾個小段落，對過動兒而言，更有實質幫助。

❖ 冒太多險

衝動症狀的另一個具體展現是愛冒險。未能事先考慮行動可能造成的傷害，可以解釋為何過動症患者（尤其是孩子，有些還有對立反抗行為），發生意外的機率比較高。這並不是說他們不在乎結果如何，而是他們根本沒有提前考慮行動可能導致的後果。雖然旁人看得一清二楚，但是「有勇無謀」的他們，對那悲慘的結果卻常感訝異。

> 我女兒想要考駕照，但她如此不成熟又容易分心，過動
> 兒駕車是否風險較高？

加州柏克萊大學的哈次（Carolyn Hartsough）和林伯特（Nadine Lambert）在 1985 年的一個研究中發現，過動兒發生至少四次嚴重事故的可能性是一般兒童 3 倍多。數年前，愛荷華大學醫學院的史都華（Mark Stewart）等人的研究發現，過動兒更可能出現意外中毒的風險。1988 年，喬治亞醫學院的簡生（Peter Jensen）等人也發現，過動兒發生外傷需要縫合、住院或治療的可能性，是非過動兒的 2 倍。而我個人三十年來的研究發現，這種容易發生意外的傾向，同樣發生在駕駛行為上（請見下面方框）。

■ 過動症與青少年駕駛 ■

我和麻州大學醫學院的同事，於 1993 年的一個研究中發現：

- 青少年或年輕成人過動症患者，發生汽車意外事故的比例是非患者的 4 倍（平均 1.5：0.4）。
- 發生至少兩次或兩次以上車禍的機率，顯著多於非患者（60%：40%）。
- 該為肇事負責的比例是非患者的 4 倍（48%：11%）。
- 被開罰單的機率是非患者的將近 2 倍（78%：47%）。
- 在拿到駕照的頭兩年內，被開罰單的數量是非患者的 4 倍（4：1）。其中最常見的是超速，其次是不遵守停車號誌。

後續關於過動青少年及成人的駕駛風險研究中，包括維吉尼亞大學醫學院考克思（Dan Cox）等人和我自己的研究，都一再顯示過動青少年和成人駕駛的風險比對照組來得高。我和同事的研究還發現，喝了一點酒以後，過動組的駕駛能力比對照組更差一些。幸運的是，服用過動症藥物可以改善他們的駕駛狀況，駕駛風險可降低。最後，我與科羅拉多州立大學的理查斯（Tracie Richards）等人的共同研究顯示，過動症患者明顯容易在駕駛途中發脾氣或發飆，尤其當他們被其他駕駛人的某些動作激怒時。

❖物質使用

　　缺乏控制衝動的能力，也解釋了為什麼患有過動症的青少年或成人比較可能嘗試飲酒、抽菸或使用大麻等非法物質。在前述我與費雪關於過動青少年的研究中還發現：

- 將近 50% 的過動青少年在 14、15 歲之前，就已經抽過菸，而非患者的比例是 27%。
- 40% 的過動青少年喝酒，而非患者的比例是 22%。
- 17% 嘗試過大麻，而非患者的比例是 5%。
- 這些問題會持續到 20 至 27 歲，導致約 20% 的患者有嗑藥的問題。

❖理財困難

　　衝動的特質，也可以解釋這些青少年和年輕成人在管理金錢和信貸方面有更大的困難。他們想買什麼就買，不管買不買得起。他們不考慮買了這些東西會對自己的每週預算或他們償還現有債務的能力產生什麼影響。他們的存款明顯少於其他人，背負著更多債務（如卡債），而且比其他人更容易亂花錢。

❖衝動思考

　　過動症患者的衝動顯然不僅限於他們的行為，還會影響他們的思考。門診時，此症成年患者常告訴我，困擾他們的不只是衝動的行為，還有衝動的思考。喬治城學院的蕭（G. A. Shaw）和吉安巴拉（Leonard Giambra）在 1993 年發表的報告中，清楚證實了這一點。當受試大學生被要求在看到目標刺激時，按一下按

鈕，其中過動學生在不該按的時候按的次數較多；當被研究人員
打斷時，與任務無關的想法明顯多於一般大學生。其他研究也指
出過動症患者比較容易心不在焉或分心。其他研究也有類似結
論。由此可知，此症患者較難將注意力集中在任務上，也較難抑
制與任務無關的想法。

徵狀三：動作太多的困擾

「扭來扭去」、「隨時準備要動」、「像裝了馬達一樣」、
「不斷爬上爬下」、「坐不住」、「話太多」、「不斷發出各種
怪聲音」，這些描述是不是很熟悉？這是許多（但不是全部）過
動症兒童的第三個特徵：過動。這些特質讓他們看起來躁動、坐
立不安、不必要地踱步或其他動作、話很多。這些行為實在很難
忽略，但也是最容易讓外行的旁觀者質疑的地方。父母總是看到
孩子不停換座位、手腳不停地動、把玩身邊的東西、跑來跑去、
等待的時候既挫折又不耐，父母知道這些行為不對勁。老師看著
這些孩子不停離開座位、在座位上扭來扭去、玩家裡帶來的小玩
具、不懂得輪流、大家都安靜時他卻哼哼唱唱，也知道大部分的
正常孩子不會這樣。然而，其他人經常認為，這只是父母和老師
誇大的說法，或是他們過度敏感而已。

❖ 此症患者都過動

美國國家心理衛生研究院的波麗諾（Linda Porrino）、瑞波
波特（Judith Rapoport）等人，在 1983 年的一項研究中，把過動
兒在不同情境之下的活動比一般孩子都多這一事實漂亮地呈現出

來。研究中的兒童佩戴了一種特殊裝置來監測活動或運動，他們每天都戴著它，包括白天和晚上，持續一週。研究人員發現，過動孩子的活動量顯著比非過動者高，無論是一天中的哪個時段（包括週末和睡眠時間）。其中最大的差別是在學校的時候，因為在校時段是最被要求好好坐著和需要自我控制的場合。

在我早期（1976 及 1978 年）發表的研究中也發現，過動兒在房間中走動的頻率是非過動兒的 8 倍；手臂活動量是非過動兒的 2 倍，腳部活動量是 4 倍；看電視短片時，比非過動兒活動多 3 倍；坐在桌前做心理測驗時，坐立不安和扭動情形是非過動兒的 4 倍。顯然，父母和老師說他們過動是事實。

五十多年來，無數研究都客觀證實過動兒比起一般兒童更愛動（連睡覺時都一樣）、注意力不集中和衝動。但最困擾人的，是他們的活動程度總是和當下的情境不符。例如，從下課到上課，從操場上快節奏、活躍的遊戲，回到安靜、需要自制的教室時，他們很難降低活動程度。這種時候，別人會覺得他們很吵、不自制、喧譁、吵鬧、不成熟。在前面提到的研究中，在遊戲室裡，我要求孩子在室內桌子的一角玩桌上的玩具，比起非過動兒，過動兒較無法降低他們的活動量。1983 年，我與康寧漢（Charles Cunningham）、卡爾森（Jennifer Karlson）共同發表一份研究，在研究中我們錄下孩子和媽媽的對話，結果顯示過動兒的話比非過動兒多 20%。當時我們還驚訝地發現，過動兒媽媽的話也比非過動兒媽媽多。我們認為那是因為過動兒媽媽必須回應孩子的話所致。為了證明這一點，我們讓過動兒服用藥物（利他能），他們的話馬上減少 30%，他們媽媽的話也驟然減少。

❖ 過動兒的過度反應

　　要瞭解過動兒，有一點很重要：他們不只動來動去，同時，他們反應太多。與同齡孩子比起來，他們幾乎在任何情境之下，對任何事情都有反應。在其他孩子都能有所抑制的時候，他們很快、很容易、強迫性地就已經反應了，因此用**過度反應**（hyperreactive）來形容過動兒是滿恰當的。因為這類孩子肯定比非過動兒更好動，但過動（hyperactive）一詞忽略了更重要的一點。在很大程度上，他們活動量較高，似乎是他們對周圍事物有更多反應的結果之一。

　　也就是說，**過動症的過動和衝動背後，同樣的根源是抑制行為（過度反應）的問題**。我相信他們之所以無法持續專注，在很大程度上（儘管不是全部）也是因為抑制能力差所致。就如同偉大的心理學家詹姆斯（William James）在 1898 年寫的，人類不可能將注意力集中在任何事物上超過幾秒鐘。當我們專注某事的時候，會不斷調整眼睛和身體，目光常會短暫地移開，然後再重新回來。所謂的持續專注，其實是不斷努力將注意力轉回到手邊的工作上，同時抵擋我們想放下工作去做其他事情的衝動。過動兒的問題不是他們看向別處的次數更多（儘管他們也這樣做），而是當注意力被打斷時，他們很難再回到工作中。因為持續專注於某事的能力，要求一個人也能抑制做其他事情的衝動，所以過動症患者持續關注的困難，可能也是他們無法抑制對周圍事物做反應的一部分。因此他們比其他人更常將目光移開，無法抵擋去做更有趣、更刺激事情的誘惑。尤其當他們做一件冗長的工作時，他們很難抵抗那些讓他們分心的引誘，或是抑制那些想做點別的事的衝動，尤其是一旦被打斷，他們的心就很難回來了，因為他

們很難控制自己不對周圍的刺激反應。因此，所謂持續的專注就是持續的抑制，而抑制問題可能是過動症注意力缺陷的根源之一。

從本質上講，我認為過動症主要是一種行為抑制能力差和執行功能（使用心理資訊來引導行為）差的問題。執行功能的問題會在第 2 章詳述。我希望最終能看到這個疾病被重新命名以反映出這種新觀點，或許可稱為**執行功能缺失症**（executive function deficit disorder）。但因為過動症這個名稱出現在許多法律規章中，重新命名工程浩大，因此這不太可能發生。

持續專注的困難，甚至在玩電動遊戲時也很明顯。一般人都認為，過動兒在玩變化快速、有趣、馬上有增強回饋的電動遊戲時，可以正常表現，但其實不然。多倫多兒童醫院的唐納克（Rosemary Tannock）等人，在 1997 年首次發表這個主題的兩項研究，觀察過動兒和非過動兒玩電動以及他們做其他兩項無趣工作的情形。研究人員發現在做這些事時，包括玩電動，過動兒都比較愛動、焦躁不安和注意力不集中。比起看電視和做單調的實驗，所有孩子在玩電動時都比較少動且專注。過動兒在玩電動時，表現比非過動兒差，失敗也比較多。他們表現不好的原因，常是因為沒有適時停下移動中的人物，因此撞上障礙物，導致失分或得重新開始遊戲。唐納克等人在與過動兒父母訪談後還發現，可能就是因為這個緣故，過動兒不喜歡玩電動時有人在旁邊，他們寧可獨自玩。如果和別人一起玩，會有更多的爭吵和眼淚。與從事較無趣的活動相比，過動兒在玩電動時可能比較專心、沒那麼焦躁不安，但此時的表現不見得就正常或很好；和大家認為的相反，即使是玩電動，他們和一般孩子還是很不一樣。

近期有研究將上述研究延伸到網路遊戲和社群媒體，發現過動症患者更容易投入以至於成癮，這也說明了為何 15% 到 20% 的過動青少年有網路成癮的問題。

徵狀四：遵守指示的困難

過動症患者也被指責不能和同齡人一樣遵守指示和規則，心理學家稱此為**受規則支配的行為**（rule-governed behavior）——也就是說我們的行為受指示和規則所影響，而不被周圍發生的事所控制。過動兒常常沒有完成原來被要求做的事，而去做一些不相干的事。例如，老師要過動兒回到她的座位，並開始寫數學功課。這孩子可能從走道上開始慢慢地走，戳戳別人，再找個人講講話，繞了一條遠路，才慢慢晃到座位。坐在桌前，拿出一支鉛筆，在紙上或數學作業上開始畫花，或是看著窗外別人在玩，要不就從口袋拿出玩具玩。老師的指示對控制這孩子行為的作用不大。

我沒辦法叫我女兒做任何事，如何能讓她聽我的話？

四十多年前，我和康寧漢研究過動兒父母和孩子的互動時，我就已經非常清楚過動兒不能遵守指示和規則的問題了。我們研究一群過動兒和父母的互動，對照組是一群非過動兒及其父母。我們要求每對父母在一個房間裡和他們的孩子玩玩具，就像在家裡一樣。一段時間後，我們給父母一張清單，上面列了一些父母要求孩子做的事，像是把玩具收拾好放回架上。我們透過單面鏡觀察，並且錄下他們的互動情形。我們發現過動兒較不聽父母的

話，尤其是在父母要求他們做某些事情的時候。過去四十年來的許多研究，皆得到相同的結論。

這些研究中特別值得一提的是，1978 年紐約州立大學石溪分校的約伯（Rolf Jacob）、奧賴瑞（K. Daniel O'Leary）和羅山伯德（Carl Rosenbald）所做的一個研究。他們研究在兩種不同類型教室中的過動兒和非過動兒。其中一種安排是課堂情境較隨意，孩子可以選擇他要做的事情，老師沒有給予結構性指導，但是會鼓勵孩子在學科活動中選擇他們想做的。另一種是比較傳統、正式的課堂情境，老師不但會提供指導，還會發學習單或是講課。在非正式的課堂上，過動兒和非過動兒的表現差不多；但是在傳統教室的情境中，非過動兒可以調整他們的活動量和專注力，以適應課堂的要求，過動兒就比較無法做到了。這種遵守規則和限制行為的困難，已在後續研究中不斷獲得證實，包括我在 2012 年的一項調查也顯示，過動兒的這一問題不只在學校顯現，在家裡和社區活動中也都是這樣。

這種注意力不集中、健忘和不遵守規則的結果是，旁人不得不經常提醒過動兒他們應該做什麼。督導過動兒的人最終會感到沮喪和憤怒。結果，過動兒還是做不到，不是留級就是被退學；患者若是成年人，可能因此無法升遷或被開除。一般人對他們的印象，說好聽一點是比較不成熟、缺乏自律、沒有組織條理；說難聽點是懶惰、不積極、不在乎或故意逃避責任。

我認為這種不能遵守規則與指示的問題，跟衝動是有關聯的，也跟**工作記憶**較差有關——無法記住自己應該做什麼，並用它來指導自己的行為。正如本書後面將討論的，工作記憶是七個重要的執行功能之一。目前還不清楚的是，衝動是否會透過破壞

工作記憶和相關規則而產生問題，或者衝動是源於控制或管理行為的語言能力受損。有很多研究顯示，語言能力、工作記憶和衝動是有關聯的。語言或口語技巧較好的人，通常更容易記住他們應該做什麼，並且在執行任務時較不衝動、更善於反思。這三個問題是相互關聯的，因為如前所述，孩子在成長過程中學會和自己說話，這是一種記住他們應該做什麼，和控制自己的行為以減少衝動的方式。和自己說話可以幫助他們記住事情，並抑制起初想要做某些事的衝動。這也讓孩子有時間與自己討論任務的某些細節和做出反應的各種選擇，然後選出最好的反應。我們通常稱此為思考（think）或反思（reflection）。無論哪種情況，這種自我對話的語言，是我們牢記目標和計畫的主要方式，同時也有助於控制行為。

　　我的好友高登（Michael Gordon），多年前的一項研究將自我對話與行為抑制的關係很清楚地展現出來。1979 年，高登曾比較過動兒和非過動兒學習等待和抑制反應的能力。他為這個研究設計一個小電腦，要孩子坐在電腦前面，按下按鈕，然後等一會兒再按鈕。如果能等待六秒鐘以上再按鈕，就可得到一分，實驗結束後可用分數換糖果。過程中不會告訴孩子他們等待了多久，所以他們必須自己學習判斷。高登發現，過動兒較不能抓住正確的間隔，也比非過動兒更常按鈕。更有趣的是，在等待的間隔中，80% 以上的非過動兒會和自己說話、數數、口頭指示自己，或是用些方法度過等待的時間。相反地，過動兒會唱歌、敲電腦、轉按鈕、晃腳、繞著桌子跑、拍腿十六下、用力踏腳九到十次等；只有 30% 的過動兒會用口語的方式幫助自己。那些用越多肢體動作度過等待時間的過動兒，據他們的父母反映，也是

在行為量表上評為較過動的一群。換句話說，非過動兒較會用思考和語言來幫助抑制自己的行為、專注於任務和等待，而過動兒使用更多的身體活動，這顯然效果較差。

正如你將在第 2 章中看到的，我現在認為，過動兒是先有抑制反應的問題，其次是使用自我對話進行自我控制的問題。然而，他們長大些也不太使用自我對話的方式控制自己，所以過動兒與其他孩子在衝動方面的差異可能會越來越大。因此，首先出現的問題是衝動控制不佳，而這可能會導致過動兒無法像一般孩子一樣有效運用自我對話；而這一問題又反過來影響過動兒的衝動控制、自我控制，以及使用計畫和目標來指導自己行為的能力。

徵狀五：表現不穩定

過動症的第五個徵狀是工作表現不穩定。大部分的過動兒智力正常甚至比一般孩子更高，卻無法有穩定、該有的表現，因此常讓人覺得不解。有時候，他們可以在沒有人幫助的情況下輕易完成任務；有時候，即使在密切監督下也只能完成一點點。一段時間以後，他們這樣不穩定的表現，會讓人認為他們只是懶惰。就如同一位兒童精神科醫師所說：「一個過動兒只要在學校曾經表現得好兩次，我們就拿這兩次一輩子和他過不去。」因為他們曾經可以不需幫助就做得很好，於是人們誤認為他們其實並沒有什麼問題或障礙。但他們的困難**不在於沒有能力做到，而是無法像別人一樣保持穩定工作效率的模式**。也就是因為這一點，四十多年前一位著名的兒童腦神經科醫師金石柏（Marcel Kinsbourne），將過動症描述為**變異性障礙**（variability disease，VD）。

　　研究人員現在知道過動兒在行為上，特別是生產力方面，有這麼明顯不穩定的模式是由於他們腦部執行功能的問題。使用語言和自我對話引導自己就是一種執行功能，可以使我們的行為和工作表現更加一致。而過動兒，就如同我們討論的，比較容易受當下的影響，而不是依據心中的資訊，如規則、指令或計畫而行。因此，他們的生產力如何，完全視當天的情況而定。很有可能，他們的生產力之所以這麼不穩定，是前面討論過的徵狀的副產品，尤其是衝動控制不良的後果。要有穩定的生產力，前提是要能控制去做其他更有趣、更有回饋的事情的衝動；越不能控制自己的衝動，生產力就越不穩定。過動兒的生產力較常取決於當時的情況，而不是自我控制、自我對話和意志力，這導致他們不穩定的表現。

孩子的自我控制力在哪裡：一種新觀點

　　本章已經闡述，一般人控制自我的能力──包括停下來、思考、抑制、記憶、計畫、行動、面對引誘仍然持續行動，是過動兒嚴重欠缺的。然而，現在的科學研究告訴我們這一切的問題，來自於更深層的核心問題，**執行功能的缺失 ── 自我調節方面的發展遲緩**。我認為，過動症的所有主要症狀反映了七項執行功能出了問題。這些心理能力使我們能像公司主管一樣，監督我們行為、思考規劃未來、執行計畫，為了長遠的幸福選擇最佳的方案。如果自我調節的功能出問題，會導致嚴重的自我控制問題，

自我很難以管理者的角色規劃自己在一段時間內的行為模式，尤其是針對可能的未來規劃。從某種意義上說，過動兒的自我（或中央執行機構）無法像其他人那樣控制、調節或執行行為。所以過動症患者的問題，不是缺乏技巧，而是缺乏執行功能或自我控制；也就是說，**過動兒的問題不在不知道該怎麼做，而是他無法做到他知道該做的。**

　　不幸的是，大部分人都認為所謂的自律、自制和意志力，是完全掌控在我們自己手上。所以當孩子沒辦法自我控制的時候，不是被認為他們不想控制自己（天生的壞胚子），就是被認為他們沒有學會控制自己（沒紀律、沒家教）。坦白說，這樣的看法已經過時了，科學研究告訴我們，除了學習和成長之外，腦神經甚至遺傳因素，都會對自我控制、意志力造成影響。當腦神經系統受到損傷或無法正常運作時，就無法維持正常程度的自我控制和意志力。過動兒就是如此。他們因為生理的原因，無法好好自我控制或運用意志力。這種將過動症視為執行功能（自我調節）障礙的新觀點，是接下來第 2 章的主題。

　　要瞭解過動症，就得一窺意志（will）的堂奧，看看它和自我控制之間強有力的關係。為了未來而自我控制現在的行為，是人類才有的能力，沒有其他動物有這樣的能力。我相信，過動症就是在這種人類特有的能力方面存在發展障礙，所以，患有**過動症意味著意志力的缺損，為未來蒙上陰影。**這也就是為什麼身為父母，看著過動孩子的行為和社會發展，會這麼在乎和操心的原因，也可能是你閱讀本書的原因。

2

我的孩子到底怎麼了：
缺乏自我調節能力

　　過動症大概是所有兒童心理障礙中，受到最廣泛研究的疾病之一。但是，我們對此症的瞭解仍很有限，雖然我們現在知道，過動兒是在衝動控制和調節自己行為方面有問題，尤其在面對即將到來的事件時。但是對這些問題本質的定義仍不完整。

　　兒童的自我控制和自我調節的能力是如何發展出來的？前者指的是抑制我們當下行動的衝動。後者指的是：(1) 自我監督；(2) 後見之明（hindsight）與先見之明（foresight）；(3) 自我反思（包括自我對話）；(4) 規劃目標與行動方案；(5) 自我激勵完成計畫；(6) 抑制對與目標無關的干擾做反應的衝動。過程中可能會有強烈的情緒被激起，尤其是與挫折、不耐，甚至與憤怒或攻擊有關的情緒；(7) 為了達到目標和長遠的福祉，管理和處理自己的情緒。其中，計畫的能力還包括解決問題，如果計畫進行得不順利，可能需要修改計畫，甚至要改變目標，此時解決問題的能力就很重要。

　　身為人類，我們比其他動物更能控制和調節自己的行為，其

機制和處理歷程為何？就這些能力而言，過動兒欠缺的是什麼？如同第 1 章討論的，科學研究告訴我們，過動症最明顯的症狀可以歸結為注意力不集中、衝動和過動。我們知道其他兒童心理障礙也會有注意力的問題，如焦慮症、憂鬱症和自閉症譜系障礙，因此我們必須釐清過動症的注意力問題有什麼不一樣。目前的研究顯示，患者的困難在於無法堅持，很難克服讓人分心的刺激，以完成工作或達到目標。這些現象與行為抑制這一慢性問題同時發生，而行為抑制似乎也是過動症的標誌性症狀。

甚至連所謂的注意力不足，也和行為抑制有關——抑制自己不放下手邊的工作而去做其他事情的衝動。所以，當我們說過動兒的注意力持續度較短，我們實際上是指他們保持興趣的時間短。同樣地，當孩子漸漸長大成熟，能控制自己不馬上轉移注意力去做更有趣的事，我們說他注意力持續度較長，但其實我們是指他抑制衝動、遵守計畫或指示的能力提升了。過動兒的問題似乎不僅是注意力，而是一個持續抑制的問題。因此，過動症三個症狀——注意力不集中、衝動和過動，都可以歸結到行為抑制能力發展的問題。

可以等待的人贏得一切：
過動症和腦部執行功能

我不是第一個認為過動兒的問題根源於利用腦部執行功能進行自我調節的能力有缺陷的人。這些心智功能最主要的就是抑制行為的能力（自我約束），此為一種思考自己相關過去經驗，以

及預測可能產生的未來後果的能力。我們用這些資訊來決定現在該採取什麼行動，來達成原先設定的目標。英國醫師史帝爾（George Still）在 1902 年就提出這一點。只是，這些科學研究人員尚未解釋為何這些抑制、自我反思和無法堅持實現目標等問題，會導致在學業、社交、工作、心理、語言和情緒各方面的困難。這樣做肯定能強化抑制和其他執行功能是過動症根源的理論。現在我們已能做到這一點。

多年來，我們認為過動症就是注意力有缺陷和過度活動，但仍有許多與此症有關的發現，沒有一套「父母」（parent）理論來解釋，我稱之為「孤兒」（orphan）發現，例如：

- 我們知道警告過動兒後來會發生什麼是沒有用的。有關未來的訊息，對他們好像沒有用，他們只管現在。這要怎麼解釋他們的衝動或注意力不集中呢？

- 其他研究發現，過動兒在工作或遊戲時的自我對話不如其他兒童成熟。其自我對話對他們行為的規範或管理也較少，因此即使有自我對話，也不能有效引導行為。為什麼？這與他們注意力不集中或無法抑制行為有什麼關係？

- 普渡大學的仁妥等人四十年前就發現，即使過動兒的數學理解能力沒問題，心算能力還是較差。許多其他研究發現，這種記住與處理資訊的障礙，與工作記憶的缺陷有關。而這缺陷與不成熟的抑制功能或注意力不集中有什麼關係？

- 加州爾灣大學的慧倫（Carol Whalen）和漢克（Barbara

Hencker）四十多年前發現，過動兒在與其他孩子一起玩或工作時，提出的意見或講的話，都比較缺乏條理、不成熟，對完成活動的幫助也較小。後續研究不斷證實這一點。這是為什麼呢？

- 三十多年前，我和一個學生的研究發現，過動兒以時間引導和控制自己的能力有問題。父母描述孩子在時間管理方面有嚴重的問題，無法準時完成功課或報告等。許多後續研究也都得到同樣的結果。為何如此？這要怎麼從注意力不足來解釋？要回答這個問題不容易。

- 如同第 1 章所述，無論兒童或成人，過動症患者因為無法延遲滿足，因此較不會去做晚些才會看到成果的事。為什麼？這又和注意力缺陷有什麼關係？

- 從 1902 年開始，我們就知道過動症患者在情緒自我調節和自我激勵方面有很大的問題。如果過動症只是注意力有缺陷，要如何解釋這些問題？

如果我們想對過動症有更完整的認識，必須能回答上述這些重要的「孤兒」研究發現。我認為這些問題都根源於行為抑制與其他執行功能的問題。其實，我的觀點與四十多年前一位哲學家、物理學家和數學家布羅諾斯基（Jacob Bronowski）的理論有關。他寫了一本書《文明的躍升》（*The Ascent of Man*），1970 年代被改編為公共電視影集。在一篇短文中，布羅諾斯基討論到我們的語言和思考是如何與其他動物，特別是我們的親戚靈長類動物，所使用的溝通方式那麼不同。在他的文章以及許多其他人的後續研究中，我瞭解到過動症是在心智發展過程中，腦部的執行

功能（自我調節）出了問題。

自我導向的抑制──心智的煞車

　　1977 年，布羅諾斯基認為人類的語言之所以獨一無二，來自於一種簡單能力的演化──當面對一個訊號、刺激、訊息或事件時，我們能夠延遲後續的反應。人類比其他物種能在刺激和反應之間保留更長的時間。這種等待，從而將最初的衝動反應與引發它的事件區分開來的能力，來自於我們抑制立即反應的衝動的能力；由於抑制需要意志力與自我控制，所以等待不是一種被動行為。布羅諾斯基寫到，因為能抑制當下的衝動，在那個空檔時間，我們可以：

- 在我們的過去（自我覺察）中創造和思考自己，並從中感受到可能的未來，隨著時間的推移，讓我們有意識地瞭解自己，以及我們可能成為或實現什麼。
- 跟自己對話，透過這種內在對話控制自己的行為。
- 在評估事情時，將資訊和情緒區分開來，進而更加理性，不那麼容易被情緒刺激到。
- 把接收到的訊息或資訊分成小塊，將其重新組合成新觀念或想法，成為輸出的訊息或反應（分析和綜合），然後進行計畫、解決問題，及目標導向的創新。

　　除此之外，我另外再加上一項：自我調節內在動機的能力，推動我們的行為朝目標前進。如果過動症患者的問題在抑制反應，無法在事件和反應之間有個停頓，那麼他們在上述其他心智

能力方面一定也有問題。正如後來許多研究所證明的那樣，他們確實如此。

有七種心智能力被稱為**執行功能**（executive functions），它們讓我們像交響樂團的指揮一樣，監督和引導著我們的行動走向到未來。「執行功能」這一詞如今已經常被使用，然而該領域的科學工作者對這個名詞的定義還沒達成共識。對我而言，執行功能是指不同類型的自我調節，每一種都是一個特定的功能或心智能力，可以讓我們改變自己和未來。自我調節包含三個步驟：(1) 我們將某些行動導向自己；(2) 帶來自己行為上的改變；(3) 以某種重要方式改變我們的未來（增加或減少未來後果的可能性）。

以下為我定義的七個執行功能：

- 抑制或自我克制。
- 以自我導向的關注達到自我覺察。
- 以自我導向的視覺意像達到先見和後見之明（跨越時間的自我意識）。
- 以自我導向的對話控制自己的行為。
- 以自我導向的情緒達到更好的情緒管理。
- 以自我激勵支持和維持目標導向的行動。
- 以自我導向的演練來解決問題或發展解方。

以下針對第 2 至第 7 項，我一一說明。

自我導向的關注（自我覺察）：心智的鏡子

　　延遲反應和等待的能力是三大執行功能之一。此能力來自於我們不只關注周圍環境，也關注自己。我們觀察和監督自己，所以能夠自我覺察，我們藉此來監控自己的行為，並明智地抑制它們，像是在面對全新的情境或犯了錯誤時。可以將其想像成我們心智的鏡子，心智的煞車（抑制）和鏡子（自我覺察）相互作用，好比我們常聽父母說的「行動前先停下來思考」。但這裡的「想一下」，不只是自我覺察，還包括以下其他執行功能，但一切都是從這裡開始的。

自我導向的視覺意像：心智的眼睛

　　透過將對自我的覺察和早期的行為放在記憶庫中，我們可以瞭解過去和現在的自己。這能讓我們知道自己是誰，以及自己在過去做了什麼；這是我們的個人歷史——我們真正對自己的感覺。這些被儲存的記憶（通常是視覺化的），讓我們有意識地運用過去的智慧，對現在做最好的瞭解和因應。因此，我們過去的學習會影響我們現在的行為。這讓我們有**後見之明**，我們可以比其他物種更能從過去錯誤或成功的經驗中記取教訓。這些視覺意像就好比車上的衛星導航（GPS），顯示出我們的位置、我們去過的地方，以及我們現在要去的地方，當我們有希望實現的目標，這份心智地圖會幫助我們到達目的地。同樣地，將過去的影像記憶放在心裡，可以引導我們度過與過去相似的情況，這樣我們就可以實現目標，並為即將到來的事情做更好的準備。

　　這種以過去為師的能力，使我們能夠創造出布羅諾斯基所說的**假設性未來**（hypothetical futures），亦即關於未來的「假設」情景，好比自問：「如果我這樣做（或那樣做）會怎樣？」「這會帶來什麼後果？」這些想法反映出我們對未來的感受：如果繼續這樣做會有什麼後果？如果改變現在的行為會有什麼不一樣的結果？我們思考了過去累積的證據，只要持續過去的模式或以某種方式改變一下，就能對未來做出有根據的預測。這樣做，我們就能更好地為那些可預測的事件做好準備，並為新的事件制定計畫。於是我們有了**先見之明**──及時展望未來。請注意，後見之明和先見之明都涉及我們的視覺能力，包括回憶起過去所經歷的影像。因此視覺意像的心智能力對於後見之明和先見之明的發展至關重要。

　　當然，我們對未來的預測不見得總是正確，但我們是從過去經驗中做出有根據的預測，而非不考慮過去和未來就隨便猜測。最終，隨著兒童的發展，這種回憶起過去記憶的能力，還將發展出操作和組合這些記憶的能力，進而形成想像力。想想過去，談談未來，我們能與人們討論事情、做計畫、給承諾，只有人類可以這樣在時間的向度上來看事情。

　　回顧過去（看到過去）和展望未來（想像未來），為我們創造了一個跨越時間的心智之窗，跨越時間，遇見自己。在清醒的時候，我們的意識知道這扇窗是一直在移動的。依據剛發生的事件，我們不斷推論接下來會發生什麼事，我們可以發展期望、制定計畫和預測未來。我們似乎毫不費力地做到了這一點，因此我們認為這種先見之明是理所當然的。我把後見之明和先見之明視為第三種基本執行功能，有些研究人員將此稱為「非語言工作記

憶」（nonverbal working memory），但我將其視為回憶過去並從中想像未來的能力。

　　如果過動症是在抑制行為和等待方面有障礙，那麼以我所提出的理論推測，過動症患者在自我覺察和自我監控方面應是受限的。這最終會導致他們在後見之明方面出現問題，如果他們不改變當前的行為，他們的先見之明就會更加有限。此症患者的心智之窗和跨時間的自我意識較窄。別人可以看到跨越時間的自己，相較之下，此症患者只能活在當下。任何和此症患者生活過的人，一定可以體會到他們確實如此。正如過動兒父母常說的，他們的孩子似乎不會從過去的錯誤中吸取教訓，不會帶著過去的感覺行事，也不會考慮他們的行為對未來的影響。我認為他們不是不學，而是反應得太快，這使他們無法參考過去的經驗。這意味著他們對未來「近視」，只能看到和處理非常接近或迫在眉睫的事件，而不是那些更遠的事情。也可以說他們對時間或未來視而不見，無法意識和關注在眼前的未來。

　　過動症患者也較不會未雨綢繆，因為他們不會預見或思考未來即將發生的事，他們可能會在一生中歷經一場又一場的危機。當大難來襲時，他們只能措手不及地做出反應。他們太過活在當下了。

　　這也不完全沒有好處，他們不像我們許多人一樣恐懼未來。有時他們那孩子般的天真、隨遇而安的樂觀和不顧一切的態度，也真教人羨慕。有時他們也能抓住別人不敢嘗試的機會，與這樣的人生活在一起是滿刺激的。

　　然而，缺乏先見之明可能會產生嚴重的負面後果，甚至危及生命。我們發現過動症患者容易發生意外傷害，甚至較早死亡。

此外，在社會方面的影響也很大，如不守信、失約、錯過截止日期，讓別人對他們的印象大扣分。畢竟，我們的社會是以可靠與否，來判斷一個人是不是能為自己負責。因為沒有對時間和未來的意識，讓此症患者在金錢管理、家事處理、行程安排、獨立作業方面會有問題，在社會和職場中的地位也難以提升。

由於神經系統在抑制行為、自我覺察、利用後見之明和先見之明方面的缺陷，讓過動症患者無法像別人一樣能看到眼前的未來。這並不是一種生活方式的選擇。要求過動症患者為自己的行為後果負責，就好像要聽障人士為其聽不見別人的結果負責，或是盲人為他們的看不見負責。

難怪這些過動兒成為青少年或成年之後，變得很墮落，因為他們開始像無辜的人一樣，為自己的失敗而自責。過動症患者及其家庭所經歷的挫敗感是如此嚴重，以至於成年之後，除了治療過動症之外，還需要另外進行心理治療。

過動症患者對時間另類的感受，還造成其他有趣的現象。首先，他們會覺得時間過得比較慢，也就是說很多事情進行得比他們預期的更久，那當然是很挫折的，難怪他們常顯得不耐煩。另一點不足為奇的是，他們常以為時間還多的是，於是不認真做，直到驚覺期限已到，為時已晚。如果你是此症的患者，你會覺得真實的時間和截止日總是突然到來，讓你措手不及。

其次，因為沒有未來感，就很難延遲滿足。有些追蹤過動兒至成年的研究顯示（見第 5 章），他們不會為了將來更大的報償，而選擇吃點眼前虧，如繼續接受教育和存錢。最後，也有研究顯示，對未來感的缺乏導致過動症患者的健康意識較低。因為我們得對時間有所感受，才能體會生命的有限和死亡。因此，他

們不像一般人那麼注意自己的行為對健康的影響。我 2019 年所做的研究，首次證實過動症成人患者的健康餘命較非患者少十三年，這差距比抽菸、肥胖、酗酒、營養不良等的影響都大許多！

由於他們很少考慮行為的後果，我們可以理解為什麼他們容易養成一些不好的習慣，如飲食過量、缺乏運動、抽菸、飲酒過量、濫用藥物、不良睡眠習慣、常吃垃圾食物和危險駕駛，本書之後將會討論到。除此之外，近期研究顯示，過動青少年比一般青少年更早出現性行為，他們較少採取避孕措施，因此懷孕和感染性病的機率也較高。有過動症的年輕成人體重也可能較重，不太可能運動或從事其他形式的健康維護，也不太可能使用預防性醫療和牙科措施，因此更容易患心臟病。這些現象，都證實了因為對未來沒有適當的考慮所帶來的後果。

自我對話：心智的聲音

另一個與抑制行為、自我意識、瞭解我們的過去和未來有關的能力是自我對話。這通常只在我們的內心進行，但當周遭沒人時也可能會說出來。布羅諾斯基指出，所有動物都用他們的語言彼此溝通，但只有人類發展出用語言和自己溝通的能力。從小孩身上，我們就可以看到這種能力的發展。他們從蹣跚學步時與他人講話，發展到學齡前遊戲時大聲和自己說話；進入小學後開始小聲對自己說話（別人聽不到但可看到嘴唇在動）；最後可以發展到完全不出聲，只在心裡和自己說話，外人完全無法察覺。這就是所謂的**內化語言**（internalized speech），也就是第四項執行功能：藉著自我對話控制自己的行為。

　　內化語言對行為帶來的改變是非常巨大的。話語從只針對他人到也針對我們自己，接著被內化，它也從僅僅描述事物轉變為給自己方向或指示。也就是說，語言不再只是我們談論事情的方式，也是控制自己行為的方法。這種自我指導會漸漸接管我們行為，讓我們能擺脫被周圍即時事件所控制。因此，自我對話可以幫助我們朝著計畫和目標前進。它也有助於我們在下次能做得更好，因為我們已根據初步經驗制定了一些要遵循的指示。我們可以透過自我對話直接鼓勵自己安然度過當前的情況，儘管它可能是很無聊或不愉快的，進而實現目標，並獲得更大的回報。

　　心理學家把這種用語言控制自己的能力，稱為**規則支配的行為**（rule-governed behavior）。當我們為未來制定計畫、設定目標，然後根據計畫和目標採取行動時，我們通常是在使用自我對話和規則支配的行為，來督促自己的行動。到目前為止討論的四種執行功能，在很大程度上構成了我們自由意志的基礎。這樣的能力可以讓我們不像其他動物，被當下外在環境即時的刺激所控制。我們可以根據規則、指示、計畫、目標，控制自己的行為，過去的經驗和對未來的感覺，可以告訴我們現在該做什麼。

　　到目前為止，我們對過動症的研究已有足夠的證據可以確認，過動症患者的這四個執行功能都有缺陷，包括自我對話和規則支配的行為。這也解釋了為什麼過動兒總是話很多，而且較沒有內在的自我對話，以及為什麼他們的敘述常沒有組織條理和重點。臨床工作者和許多老師、父母，都常提到他們在使用語言和規則來自我控制時會遇到問題。

　　心理學家海斯（Stephen Hayes）有許多著作，談到關於人類使用規則支配的行為的能力及其對自我調節的影響。這些都是過

動症患者缺乏的，此一事實支持了此理論，即缺乏自我對話和規則支配的行為缺陷，是該疾病的一部分。

- 當我們遵循規則而行時，比較不受外在當下的事件所控制，行為的變異性不會太大。而如同前面提到的，不穩定的表現是過動兒一個明顯的標記。

- 當一個人遵循規則而行的時候，較不會受外界即時的事件影響，也較不會被不可控制的變化所控制。但我們總是看到過動症患者「隨波逐流」，顯然他們被事件所控制。

- 當規則與當下的慾望發生衝突時，規則更有可能控制我們的行為。換句話說，即使外界那個刺激（如冰淇淋）真的很吸引人，我們還是會照計畫進行（如節食）。而過動症患者，卻總是被眼前那個好東西所吸引，很可能馬上忘了節食計畫，向冰淇淋投降。

- 有時，規則支配的行為使我們過於死板，因為規則可能不適合現在的狀況，但我們還是遵循它。例如，我們依照我們信任的食譜做菜，結果不怎麼好吃。但因為作者實在很有名，下次我們還是照著這食譜做，結果還是不太好。因為我們不知道，其實食譜某個地方有錯，亦即這個規則根本是錯的。過動症患者可能會邊做邊嚐味道，並根據自己的喜好做調整，即使這並不是食譜的一部分。因為他打破了規則，結果那道菜棒極了。所以在某些情況下，比起墨守成規的人，過動症患者是占上風的。不過，當然，以這樣的方式創造出的料理，較不容

易複製。

- 當我們遵守規則時，必須要堅持我們正在做的事情並正確行事，即使這樣做不會立刻獲得回饋。這意味著我們能夠延遲滿足。例如，學生得把作業做完，因為明天要交，那會帶來較遠的結果，比眼前逃避寫作業來得重要。但過動兒可能會逃避寫作業（違反規則），而去做當時最有趣的事，不管沒寫作業較遠的後果。

- 最後，在每個孩子成長的過程中，使用規則支配的行為的能力會慢慢增加。然而過動兒之所以被認為不成熟，因為他們比同齡人更容易被當下的事情所控制，而且因為他們缺乏遵守規則、自我對話、使用規則來控制自己行為的能力，最終無法創造出一套自己的規則以因應困難。

自我導向的情緒：心智的感受

這是第五種執行功能。抑制了想要反應的衝動，使我們的腦部有時間將進來的訊息分成兩部分：事件對個人而言的意義（我們的感受或情緒反應），以及事件本身的內容和資訊（此事對我們未來福祉真正的影響）。於是我們可以客觀處理有意義的內容，而不是只基於個人感受而產生情緒性或有偏見的反應。當然我們不可能總是這樣做，但我們有能力這樣做，並意識到運用這種能力可使我們能更理性地處理問題，減少情緒化，因此通常能更有效處理特定情況。這也就是為什麼我們教導孩子，在發脾氣前數到十的原因，那會給他們時間安靜下來，更全面、理性和客

觀地評估發生了什麼事。

　　經驗告訴我們，情緒性的反應顯然並不總是符合自己的最大利益。當然，它也不見得不好，但等待和好好評估發生在我們身上的事情，可以讓我們做出更好的反應。這種延遲反應的能力使我們能更客觀、理性和合乎邏輯地評估事件，像是中立的證人一樣。這使人類能比任何物種更客觀地研究世界。事實上，如果我們不能把訊息和對訊息的感受分開，我們就無法追求科學——人類最理性的部分。

　　這並不是要我們變成一個沒有情緒的人，或永遠客觀地應對事情。情緒是我們評估周圍世界和做決定的能力的重要組成部分，但我們若只依最初的感覺去反應或決定事情，那影響是很大的。若能克制這種原始的情感衝動，做出的反應通常較能被人接納，也能有效幫助我們做出正確決定與達成目標。這個理論解釋了為何過動兒比一般孩子情緒化。過動兒的問題不是情緒本身，而是他們難以調節情緒以適應環境、目標。因為原始反應沒有受到抑制，他們就沒有時間將感覺與事實分開。他們通常會為這些衝動和原始的情緒反應而後悔，因為他們的行為讓別人遠離自己，導致社會敵意、懲罰、排斥，最終將失去友誼。他們讓老師的印象不好，與父母和手足的關係緊張。成年後可能導致更大的家庭衝突，在職場中被解僱的可能性也更大。

　　因為沒辦法像別的孩子一樣抑制自己的情緒，使這些過動兒看來很不成熟，個性急、容易激動和善變。例如，一個 9 歲的過動兒，想在餐前吃零嘴被拒絕，就大發脾氣。如果是 4 歲的孩子有這樣的表現，我們或許還能接受，但我們期望 9 歲孩子能抑制這種憤怒反應，並能夠冷靜下來，想想為何媽媽說不能吃零嘴的

理由。

　　不幸的是，我們不能僅僅告訴孩子要抑制反應，就能讓他展現出我們期望看到的成熟反應。在第 3 章中，我們會解釋，過動兒這部分的能力受到損害，因為其腦部負責抑制和其他執行功能的區域有問題。儘管此症患者在某些情況下可以有意識地抑制自己的行為，但那要付出很大的努力，遠超過同年齡的人。

　　因此，過動症患者很難適應需要冷靜、平靜、沒有情緒或客觀的場合。不幸的是，生活在這個社會上，像這樣的場合有很多。事實上，我們的社會高度重視保持冷靜和理智的能力，並經常給予這種人更高的地位、聲望、責任甚至收入。

　　然而，事情也有相反的一面。因為他們的熱情和豐富的情感，因此他們做事時可能比其他人更有信心、更少猶豫。他們可能在表演藝術（如音樂和戲劇）或人文學科（如寫詩和小說）方面表現突出，豐富的情感會是他們的優勢。或是在協商和銷售時，那股堅信的熱誠，也常讓他們閃閃發光；加上愛說話、不喜歡單獨工作的特質，可以讓他們成為很好的業務人員。記住，他們的智力沒有問題。他們也不完全缺乏區分事件和感覺的能力，只是反應得太快，讓他們沒辦法很有效地運用這項能力。由於不能控制衝動，他們就沒時間去克制情緒，也沒時間將事實與個人感覺區分開來。但我並不是說，過動症患者在這些特定職業中就會表現得比其他人更好，儘管可能是這樣（目前還沒有這方面的研究）。我的意思是，與其他強調情感克制的職業相比，他們可能處於相對較少的劣勢。他們與這些行業中其他人的區別較小，因此基於他們某些正面特質，可能較有機會脫穎而出。

自我激勵

　　與自我調節有關的第六項功能是自我激勵。當一般孩子發展出情緒自控能力，並進行自我調節時，他們所進行的部分工作是將情緒內化，讓外人看不出來。也就是說，他們仍然有情緒的反應，只是沒有外露。這樣的能力可以讓我們在展露情緒之前，先整理或緩和一下。我們甚至可以試著讓自己冷靜下來，想些正面的事情，或透過自我對話告訴自己為何以衝動方式表達情緒是不好的，進而大大減少或消除最初的情緒衝動。

　　這種情緒的內化之所以重要，還有另一個原因。情緒會告訴我們，我們是否發現了一些正面的、負面的或不愉快的，或者中性的東西。因此，情緒可以鼓勵我們繼續做現在正在做的事情，或者停止它，改做其他感覺更好的事情。也就是說，情緒會驅使我們採取某種行動。因此能將情緒內化的孩子，會自動培養出內化動機的能力。這就是所謂**內在動機**（intrinsic motivation），也有人把它叫做驅力、毅力、野心、決心、意志力或堅持不懈。當我們有了內在動機之後，就不會像小孩那樣經常需要鼓勵、獎勵、回饋或其他激勵來堅持到底並完成工作。我們可以執行計畫、往目標前進、抵抗外在的誘惑，因為我們有內在的驅力導引。在沒有其他激勵或誘因的情況下，我們可以在很大程度上激勵自己。個人的、內化的情緒成為我們內化動機的泉源，支持、引導我們達到目標，即使沒有當下立即的回饋。這就是人類意志力的主要部分。

　　基於這一點，我們可以理解為什麼過動兒在毅力、意志力或注意力持續時間方面會有問題。這其實不是注意力缺陷的問題，

而是缺乏堅持下去所需要的自我激勵。他們不能像其他人一樣，創造出個人內在動機，因此若沒有外在的增強或回饋，他們就無法堅持活動、計畫、目標或指示。自我激勵是我們堅持任務和目標的加油站，所做的事越無趣，越需要加油。但過動兒的加油站好像總是不滿或是空的，因此無法像別的孩子一樣自己創造動力來完成任務。他們必須依賴外部動力來源，否則就會放棄任務，但這不是因為他們懶惰，而是腦部功能的生理障礙使然，使他們的加油站不是太小就是空的。顯然，要過動兒完成一件事，得靠外界提供動機，也就是需要安排額外的增強物來幫助他們。

自我導向的內在演練：解決問題和創新的源頭

第七種執行功能與內在自我對話有關，包含了兩個部分：(1) 將收到的資訊或訊息分解為不同區塊的能力（分析）；(2) 將這些區塊重新組合並輸出（綜合）。我們不會將指令或資訊視為不可分割的整體，就好比一個句子，文法上它本身是一個完整的單位，但又可被分解為名詞、動詞和副詞等。同樣地，我們傳達出去的想法，可以分解成對象、行動、對象的特質等。有了這項心智功能，首先讓我們可以分解和分析得到的訊息，就好像解析一個句子一樣。其次，我們可以用各種可能的方式重新組合訊息，從中選擇最適合、最可能成功的訊息或行為。這項能力可以帶來巨大的解決問題、想像力和創造力的能量。除非我們能夠等待並留出足夠的時間讓它發生，否則這個布羅諾斯基所稱的**重新建構**（reconstitution）是不可能發生的。重新建構，需要先拆解（分析），然後再重新組合（綜合），才會有新的東西產生。

　　這種能力構成了另一項執行功能：問題解決和目標導向的創新或創意。當沒有過去的經驗或現成的規則可供參考時，我們可以發明新的想法和新的規則。當我們抑制反應並等待之後，我們就可以將舊的想法和規則解構，加上其他的元素組成全新的組合。這就是問題解決的歷程，人類是此中高手。不能抑制和延遲自己對周圍發生的事情做出反應，並將這些資訊牢記在心（工作記憶）的人，無法為他們遇到的問題設計解決方案。

　　如果過動症與執行功能的缺陷有關，那麼患者這種重新建構和解決問題的能力應該比非患者為差。雖然這方面的研究不多，但現有研究應可證實患者的確在這方面有問題。有心理實驗顯示，在固定的時間內，過動兒能想出的解決問題方案比非過動兒少。另有關過動兒好奇心的研究顯示，在遊戲時他們不像同齡兒童那樣仔細檢視和探索手中的物品。這些研究結果都暗示，過動兒在問題解決和目標導向的創新發展方面，都較非過動兒差。

　　幾個有關成人過動症的研究顯示，智商和教育程度較高的成人患者，在某些方面比一般人有創造力。大學程度的患者，比一般大學程度的人，較能組合不同的東西，創造出新的物件或使用方法等，雖然有些想法可能被視為較不實際或不可行。然而，這些成人患者認為他們比一般人，較不會堅持落實自己提出的想法或點子。但上述現象並未在過動兒（非成人）或一般過動症成人患者身上看到，可能這現象只限於非常聰明的成人過動症族群。

執行功能和自我調節的社會目的

　　如同先前提到，這些執行功能幫助我們自我調節，進而提升我們的自主能力。人類是唯一擁有這種心智能力的物種（前三種功能只在極少數的靈長類動物如猩猩身上，可以看到很原始的呈現）。這些功能是如何運作，以至於人類不但可以生存下來，還進化到如今的現代社會？過去二十多年來，我努力地找答案。我不只翻閱了現有文獻，瞭解腦部執行功能有損傷的人，會有什麼心理和社會缺陷，同時也從人類演進的歷史和日常活動中，尋找人類生存及爭取自身福利的答案。2012 年，我將研究成果出版成《執行功能：本質、運作和演進》（*The Executive Functions: What They Are, How They Work, and Why They Evolved*），在書中我進一步闡明執行功能與自我調節的理論（以及延伸到過動症）。在早期臨床研究的書中，曾針對上述問題提供了簡單的答案，那些研究是有關腦部前額葉的發展，也就是人類腦部最發達也最大的區域。前額後面的腦區被稱為「執行」腦（"executive" brain），因為它主導腦部其他部分以及心理能力，讓我們可以選擇、追求和實現目標。例如，1980 年戴蒙（Staurt Diamond）提出此區是社會智商（social intelligence）的發源地。十五年後，利撒（Muriel Lezak）提出這些功能讓我們有目的感和意志力，以盡到社會責任。無論在這兩位學者之前或之後，大家都視腦部這個區域的功能對我們的社會生活至關重要。我不但認同此點，並進一步發展出了一個執行功能和自我調節的模型，其中包含四個層級，將這些心智能力向外擴展到人類每日生活以及社會文明的發展。腦部這一區塊以及這些心智能力，需要二十五到三十年才能完全成

熟。以下我就這四個層級略做描述，讓你瞭解前額葉損傷或過動症患者可能會因為執行功能有問題而陷入困境。

第一層級：工具性／自我導向

第一層級的執行功能和自我調節包含了前述的執行功能。之所以稱為工具性（instrumental），是因為這些功能提供了達到目的的方法，就像工具一樣，它們被用來做某事。因為有這些功能，我們能控制、改變和調整自己的行為，不僅能在當下做出恰當的反應，更重要的是還可以改善未來。具體來說，我們這樣做是為了提供自己未來最大的福祉，而不是像其他動物那樣只關注眼前的近利。這個層級的心智活動，因為都在大腦中進行，所以從外表看不出來；那是屬於認知層次。我們無法直接觀察一個人的自我覺察、後見之明、先見之明、自我對話、情緒調節、自我激勵和內在演練，但從研究中我們知道人類一整天都在進行這些心智活動。這些工具像是一組心理工具，如瑞士小刀，我們可以用它來控制自己的行為，預測、準備未來，進而實現長期的幸福快樂。

在自我導向這個層級，我認為七項執行功能的發展可分為兩個階段。第一個階段是發展的早期，包括前四個執行功能；其餘三個執行功能屬於第二階段，因為它們需要以第一階段較低層級的功能為基礎，才能運作發展。這七種功能本身可能看不出有什麼用處，但如果我們觀察一個人的社會生活，就會明白這些功能是如何促進自我調節能力的發展。

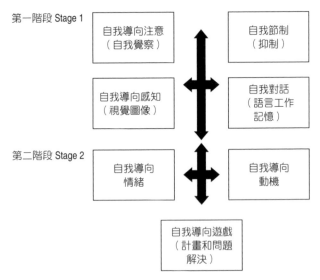

第一階段 Stage 1

自我導向注意
（自我覺察）

自我節制
（抑制）

自我導向感知
（視覺圖像）

自我對話
（語言工作
記憶）

第二階段 Stage 2

自我導向
情緒

自我導向
動機

自我導向遊戲
（計畫和問題
解決）

圖 2.1　七個主要自我導向行為：執行功能

第二層級：自力更生

　　剛誕生的嬰兒是無助的，需要依靠他人（通常是父母和家人）才能生存和幸福。慢慢地，在接下來十到二十年的大部分時間裡，他們仍然依賴他人，儘管依賴程度逐漸降低。隨著時間流逝，我們見證了他們照顧自己的能力逐漸提高。這不僅是能自己吃飯、穿衣、洗澡、滿足自己各種需求，還包括有自己的意志、不再對照顧者完全依賴，並且懂得保護自己不受傷害。執行功能的第一個直接目的是促進日常適應功能（自我照顧）、自力更生（獨立於他人），以及保護自己，抵禦他人的有害影響（自我決定）。我認為這是魯賓遜（典故出自《魯賓遜漂流記》）級別的執行功能——我們會照顧自己、越來越獨立，也懂得保護自己的

最大利益。隨著這個階段的成熟，我們會在日常生活中看到五種行為發展出來：(1) 時間管理；(2) 自我組織和問題解決；(3) 自我克制；(4) 情緒的自我控制；(5) 自我激勵。我已發展出可用於評估兒童和成人日常執行這五種能力的量表。當這個層級的能力發展成熟後，就會進入下一個層級。

第三層級：社會互惠

　　雖然這階段始於家庭，但最後將延伸到與人互惠的社會互動。所謂的互惠（reciprocity）是指交換、分享、輪流，與他人交易，也就是我們為別人做些什麼，以交換別人的回報。在這個階段，我們開始做承諾，信守約定，懂得給別人想要的，以換取我們想要的，也就是「己所欲，施於人」，因為人是互相的。其實人們每天都在這樣做，小至友誼的維繫，大到經濟、勞動分工和貿易、社交禮儀，甚至民法與刑法都以此為基礎。與其他物種不同，人類懂得輪流、分享、交易和互惠，這是人類之所以能繁衍生存至今的一大主因。因著彼此互惠互助，人類得以將生存所要面對的不確定風險分散，由大家一起承擔面對。人類群居、互相依存，因而更能生存。同時，為了保護群居的目的成功，我們必須識別團體中的欺騙者，必要時不但停止與其互動和互惠，甚至給予懲罰。如果不這樣做，整個社會網絡，會因為欺騙、白吃白喝和剝削別人的人而瓦解。除了前述自我防衛和獨立之外，這種選擇性互惠傾向是執行功能的社會性目的之一。

第四層級：社會合作

　　雖然互惠、共享和交易也可以算是合作，但這裡的合作是指須透過群體才能達到共同的目標，而非個人以交換和互惠可以成就的事；也就是一群人一起達到共同目標，再分享所獲得的利益。透過團隊合作，他們可以實現比個人一己之力能做到的更長遠、更大、更複雜或更有益的目標。這常見於職場、社區活動，以及需要一群人共同努力實現共同目標的社會活動中。如果這群人長期一起完成多個目標，甚至會發展出互利共生（mutualism），常見於家庭和親密好友的關係中。他們關心彼此的長期福祉，而不僅僅是個人的福祉。可以說他們「互相支持」，因為他們不僅共同努力實現特定目標，而且以多種方式相互聯繫，將對方的長期福祉置於自己的近利之上。鄰里、工作團隊、好友圈、軍隊等團體，如果經過長時間的合作，最終可將個人和社會的福祉提升到最高。

　　當腦部前額葉出現損傷或發展問題時，這些個人和社會活動就有可能出現缺陷或損害。透過這個多層級模型瞭解執行功能，我們可以看到它對人類生存、福祉和日常生活有多麼重要，以及為什麼過動患者的執行功能問題非常嚴重。

執行功能的發展

　　當我們剛出生時，還沒有能力察覺自己並抑制行為。研究顯

示，嬰兒是在 1 歲後才從開始發展這項能力，而後繼續發展二十
到三十年。隨著年紀增長、漸趨成熟，我們可以監控自己的行
為，並在必要時延遲反應時間，用我們的後見之明與先見之明來
決定最後如何做出回應。一旦這三種執行能力（抑制、自我察
覺、後見之明與先見之明）出現，其他心智能力也會漸趨成熟。

布羅諾斯基似乎認為，抑制能力可能會隨著我們不斷出現的
自我覺察而發展，也許它出現在出生的第一年。再成長幾年，開
始有「過去」的概念，然後又懂得有「未來」。在 3 到 5 歲時，
自我對話的能力開始發展，並在幾年內慢慢內化，別人不會再聽
到我們對自己說話。有關早期語言發展的研究顯示，這種自我對
話可能需要八到十年才會完全成熟。接下來發展出的是自我調節
情緒，以及開始會自我激勵的能力。最後一個階段，是將訊息分
解，將其重組為新想法的能力。我們還不知道這最後階段的能力
什麼時候開始發展，應該是在玩辦家家酒的時期發展出來的。

我認為未來對過動兒進行的研究應會發現，他們發展這些執
行功能的時間會比一般孩子晚，而且就算發展出來了，其熟練程
度也較差。幸好已有研究證實，藥物治療可以暫時改善過動兒的
執行功能，在服藥時他們能夠像同齡人一樣行動和思考。經過治
療，他們能夠自我控制，不再只有當下的反應，而是可以為未來
努力。

神經學的觀點：對意志的再思考

我們知道過動症是一種有關抑制功能的障礙，也就是一種自
我控制的問題，或許該症最正確的名稱應該是**自我調節（執行**

功能）缺失症（self-regulating（executive functioning）deficit disorder）。「注意力不足過動症」這個名稱，將問題局限在注意力和過動，顯然太狹隘。多年來的研究告訴我們，抑制行為和自我調節的功能與腦部**前額葉皮質**（prefrontal cortex）有關。過去二十五年來的研究發現，過動症患者腦部的這部分不像一般人那麼大、那麼成熟或那麼活躍，與前額葉皮層連結的幾個區域也是如此（第 3 章會有更多說明）。有幾個不同的研究發現了這種發展不足、活動不足和連結有問題，且這些與執行功能缺陷有關，讓我們對過動症的理解有了巨大進展。

我提到的理論指出，腦部前額葉及其相關區域，給予我們自我控制和為未來而努力的能力。正如福斯特（Joaquim Fuster）在《前額葉皮質》（*The Prefrontal Cortex*）中提到的，根據對腦部此區域受傷的病人和靈長類動物的觀察顯示，很可能是這樣沒錯。最後，我們對腦部及其功能的瞭解，就好像拼圖，又拼上一塊，證實了我們對過動症的瞭解。因此我認為我們可以下個結論：過動症是因為腦部前額葉區域的發展和功能，及其與相關區域的連結出了問題。

這種神經學的觀點，和人們慣有的看法是衝突的，人們總認為自我控制和意志力完全取決於個人和教養因素。我想這也是為什麼社會大眾反對把此症列入發展障礙的原因，因為發展障礙值得同情，並且應該給予特別的幫助和權利。科學研究的新發現不斷衝撞、挑戰人們固有的智慧和信念，而社會也因而不斷適應、調整。我希望，我們的社會也能為過動兒這樣做。

但有趣的是，當我們瞭解了過動症，也能同理其困難之後，並不代表過動兒就不需要為自己的行為負責。過動兒並不是感受

不到那些後果，而是後果和其行為之間的時間差距，讓他們很難將後果與自己的行為聯繫起來。這意味著，為了幫助此症患者，我們必須讓他們更有責任感，且以頻率更高、更直接、更明顯的方式，讓他們更能承擔責任。如此我們才能幫助他們彌補障礙，並改善他們的生活功能。

這裡談到的對過動症的觀點，是本書的基本精神所在。我們認為此症是一種自我調節、執行功能、意志力以及未雨綢繆能力的障礙，而所有的治療建議也都由此出發。這本書也提供了一個更大的框架，來理解過動症發展過程的研究結果、通常與之相關的問題，以及如果不加以治療會引起的社會、學業和職業問題。

這種對過動症的新觀點，可以幫助你接受孩子的執行功能障礙、調整對孩子的社會和學業要求、努力加強（在可能的情況下）孩子在發展自我控制過程中的弱點，並更知道該為他爭取什麼服務或權利。這些知識可以給你力量，讓你成為有科學精神、有執行力、有原則的父母，成功撫養過動兒。

3

過動症的成因

　　過動症的成因是多重的。四十年以來，尤其過去這二十年，我們對這些原因以及它們如何影響腦部和行為的認識，有了顯著的成長。同樣重要的，也有一些我們一直認為造成此症的原因，已證實不然，或是只有輕微的影響。這一章我們將討論過動症的主要成因，並揭穿一些廣為流傳的迷思。

確定成因的挑戰

　　當你閱讀時，請記住，要找到人類問題行為的成因，並找到直接且無可辯駁的科學證據是很難的。例如，要做實驗直接證明一個孩子因為腦部額葉受損，才導致過動症的產生，是不太可能的，因為這樣做不道德也不人道。科學家不可能去破壞孩子們的腦，看看會發生什麼結果。因此，行為科學家若要研究過動症的生理成因，常常只能找到對病因極具暗示性的資料，卻無法有絕

對直接的證據。身為過動兒的父母，若想對這些研究結果有所瞭解，必須先知道資訊的來源及其可靠性。

診斷或症狀與某個因素之間是否存在一致的關聯？

造成過動症的因素與診斷或其行為特徵之間，必須有一致的關聯性。例如，懷孕期間母親飲酒，會增加孩子過動症和注意力不集中，以及日後診斷為過動症的風險。然而，兩個事件或狀況同時出現，並不代表它們之間有因果關係。因此，需要有證據顯示：

- 酒精對腦部的發育是有害的，尤其是額葉區域（這一點已有動物研究證實）。
- 兒童額葉的任何發育缺陷都跟此症症狀有關，損傷越大，症狀越嚴重（現在已得到證實）。
- 此腦部發展的損傷不是來自於父母的基因遺傳（患有過動症的父母比其他父母喝更多酒，但母親飲酒量不是直接成因；就此情況而言，我們只能說此症是遺傳而來。已有實驗控制了父母也是過動症患者的因素，檢視懷孕期引起此症的可能原因，包括飲酒的多寡。結果顯示，母親飲酒量越多，孩子發生此症的風險的確越高）。

是否發生過事故？

當我們對腦傷與過動症的關聯感興趣時，我們可以研究腦部有疾病，或有頭部外傷或其他神經損傷的兒童。例如，如果一個

正常的孩子在染上風濕熱或腦膜炎後，腦部出現了明顯的損傷（腦部斷層顯示某些區域有疤痕），並出現過動症的行為模式，我們可以明顯知道，是疾病造成的腦部疤痕導致了過動症症狀。同類型的證據也顯示，腦部創傷復元後所導致的過動症狀，有時會持續到康復後的好幾年。這樣的證據顯示是腦傷造成過動症，雖然證據性較強，還是無法確切證明腦傷是過動症的成因。與受傷過程有關的其他因素可能才是真正的原因，因此還需證明過動症沒有在腦傷事件前出現。我們還要記住，大部分的過動兒沒有腦傷發生的紀錄。

是否有暴露於某些特定因素的動物實驗？

為了瞭解孕育中的胎兒暴露在酒精中是否會造成過動，研究人員給一組懷孕中的動物服用大量酒精，如老鼠或靈長類動物，另一組則無，然後比較這兩組動物的後代有無不同。有時甚至犧牲其性命，直接解剖腦部，看看酒精是否造成腦部異常的發展。雖然這樣的實驗可以較直接證明某些因素會導致腦部損傷，進而導致動物的過動現象或過動症，但這樣的結論不能完全類推到人類身上。雖然人類和靈長類動物的腦部相似多於不同，但終究不完全一樣。因此導致動物過動的原因，可能也是導致人類過動症的原因，但還無法確定是否真的如此。

腦部掃描顯示了什麼？

現在的科技可以比較此症患者（包括兒童和成人）和非患者

腦部結構、活動和功能的影像。此類研究結果顯示，此症患者腦部的某些區域通常較小、大小異常或活動程度不同。近年也有研究以複雜精密的造影，顯現腦部不同區域是如何活動和連結的，這被稱為功能連結（functional connectivity）。研究結果顯示，過動症患者在功能連結上，跟一般人有顯著的不同。過去十年來，隨著神經成像設備解析率的提高，因此科學家可以研究透過腦部的白質或內部物質（稱為白質微結構）連結各腦區的神經細胞迴路。這些研究結果顯示，過動症患者這方面發展不良或是迴路功能不彰。

更多的證據

除了少數例外──比如直接測試我們飲食中的某些食物或化學物質，是否會導致過動症──行為科學家不得不依靠更間接的證據，來尋找過動症的成因。通常將各種證據（例如上述討論到的）結合起來，才能合理地證明某些毒素、事件或觸媒可能會導致過動症。科學家必須考慮證據的整體性或重要性，以及研究結果在邏輯上是否一致。他們必須考量對研究結果的所有可能的解釋，並向其他科學家證明他們的結論。這需要透過客觀證據、邏輯解釋和公開辯論，來說服同領域的科學家，這是科學方法的基礎。透過這種方法，有越來越多證據表明過動症是腦部發展、連結和功能異常的結果，而且這些異常跟神經和遺傳因素有關，而不是跟社會因素有關。

成因：目前的證據

如今關於過動症的成因已受到廣泛研究，發表的論文數以百計都將成因指向腦部的問題。但如上所述，過動兒幾乎都沒有腦傷，所以我們將重點放在腦部的發展異常，以及導致其異常的環境和遺傳因素。

有關腦傷和過動症的研究

兩百多年來，從德國的威克（Melchior Adam Weikard）和蘇格蘭的克萊頓（Alexander Crichton）首次提出注意力障礙的成因開始，科學家們懷疑我們今日所稱的過動症是腦傷造成的。他們發現過動兒的行為與腦部前額葉區受傷的人極為相似。和其他動物相比，這一區是人類腦部中比例最大的區域之一，同時也被認為是和執行功能及自我調節（即第 2 章討論的行為抑制、維持注意力、自我控制、計畫未來）有關的一個區域。

神經學與神經心理學方面充滿了大量相關的個案研究，都是外傷、腫瘤、中風、疾病，或侵入性傷害（如槍傷）等造成前額葉損傷的案例。二十世紀初期的研究發現讓科學家相信，過動症是由於疾病的感染，如腦炎、腦膜炎；或摔跌、重擊造成的腦部外傷；或懷孕、生產時的併發症造成的。

也有動物實驗提供了過動症可能與腦傷有關的證據。這方面的研究很多，結果也相當一致。這些研究以靈長類動物為對象，如訓練黑猩猩做心理測驗，然後以手術或其他化學方法破壞其腦部前額葉區，再讓牠們做一次心理測驗。牠們在環境中的自然行

為也被觀察紀錄。研究結果都一致顯示，這些靈長類動物的腦部前額葉受損之後，行為模式變得跟過動兒一樣：較過動、較無法長時間持續專注、較衝動，也變得較情緒化，較不能抑制行為或延遲對事件的反應。這些動物在和同伴的互動上，也經常出現嚴重問題。研究還顯示，如果破壞的是牠們腦部的其他區域，不會產生類似過動症的行為模式。因此，前額葉與其他腦部區域的連結，如小腦，可能與靈長類動物的過動症有關。

然而，在三十多年前，科學家們意識到，雖然受到此類腦傷的兒童經常出現類似過動症的症狀，但大多數過動兒並沒有腦傷的病史。至多，只有約 5% 到 10% 的兒童是因為腦傷，造成腦部組織的受損而發展出過動症。本章後面會談到，在懷孕或生產時有併發症的孩子，是過動兒的比例比非過動兒為高，然而我們還不確定是否因為這些併發症造成腦部的傷害，進而導致了過動症。因此，即使大多數過動兒沒有傷到腦組織，也一定有什麼東西破壞了腦部此區域的發展或功能。

過動症的腦部異常發展

❖ 腦部的結構

針對腦部的研究有許多，2007 年麻州綜合醫院的瓦利拉（Eve Valera）等人回顧超過 21 個針對過動症患者腦部（共 565例）與同齡非患者腦部（共 583 例）的研究。結果顯示，過動症患者的腦部至少有五個區域顯著比非患者小：

• 小腦，在頭部後方腦殼的底部。

- 胼胝體的前端，一大束的神經纖維，負有連接左右腦的傳輸功能。
- 尾狀核的右半部，形成腦中央和基底核的數個重要結構之一。
- 右半部的腦。
- 額葉區，特別是額頭後面的前額葉區。

2011 年，另有一篇論文發表，此文回顧 14 個只針對腦部外層表面灰質體積的研究，這是一個統合分析（meta-analysis），由中尾智博（Tomohiro Nakao）帶領的一個國際專家團隊，將這些個別研究的資料重新組合再分析。他們發現，過動症患者的灰質體積都顯著較小，尤其在尾狀核的部位。而這差異隨著患者年紀增長而改善，也會隨著服藥時間增加而改善（這意味藥物不會對腦部有傷害，並可促進其發展成熟）。後續其他研究證實了該研究的結果。

其中最大規模有關腦部研究的文獻是在 2007 年發表的一篇論文，由馬里蘭州美國國家心理衛生研究院的蕭（Philip Shaw）等人，以及加拿大蒙特婁兒童醫院的研究人員共同發表。研究人員首先比較 223 名過動兒和一般兒童腦部的大小和皮質結構，他們每隔幾年對這些兒童做掃描，持續長達十年，比較兩組兒童腦部的成熟和發展。研究發現，平均而言，過動兒的腦部發育較慢約二到三年，尤其前額葉的部分；但到了青少年晚期，他們的腦部大小最終達到正常標準。要注意，雖然最終過動兒腦部的大小會發展到正常，但不代表腦部區域的連結和功能最終也會變得正常。同時也要注意，大腦後面某些跟視覺處理有關的區域也是發

展較慢的。這些區域可能與心理視覺意像有關，因此與第 2 章中的觀點一致，亦即過動症患者在使用視覺意像來指導行為方面會有問題。

　　總括而言，研究顯示過動兒腦部的前額葉（特別是右側）、基底核的部分組織（紋狀體與蒼白球）、前扣帶皮層中線（位於前額葉中線）、小腦的中心區域（也是右側），明顯比一般兒童小或較不活躍。這五個區域都跟前述抑制功能、工作記憶和其他執行功能有關。這些結果使科學家們得出結論，過動症是由於這些腦部區域發展較慢或受損導致。過去這十年來，好幾個研究團隊，包括我同事海朋（Joseph Halpern）的研究團隊，產出了腦部白質纖維束微結構的影像，揭示不同腦部區域之間的連結模式，以及有關功能連結的新資訊。兩種腦部成像都顯示，過動症患者腦部執行功能區域和迴路的連結度較低，白質纖維束也出現異常。

❖腦內化學物質

　　有些科學家認為，過動症患者缺乏某些**神經傳導物質**（neu-rotransmitters），或是有些腦細胞對這些傳導物質較不敏感。腦內的化學物質可幫助神經細胞傳達訊息給其他神經細胞。這些神經細胞的樣子像長長的管子，其頂端有分支，中間是通道（軸突），底部是鈕釦狀結構。這細胞和旁邊細胞表面之間的間隙叫突觸。當神經細胞頂端被刺激時（通常是被旁邊的細胞刺激），電流訊號會從通道往下傳，當傳到末端的鈕扣狀結構時，細胞會釋出一小包神經傳導物質到神經細胞之間的間隙，該物質會穿透間隙，刺激下一個神經細胞的表面。神經細胞之間就是如此溝通

的。此特別的化學物質叫多巴胺（dopamine）。從原細胞釋出的化學物質無法在原細胞外存留很久，否則它會持續刺激旁邊的神經細胞。因此，第一個細胞的表面，會有一個像吸塵器一樣的轉運體，一旦完成工作，就會將釋出的化學物質吸回去，這叫作轉運機制。過動症所使用的藥物（請參閱第 19 和 20 章），就是透過改變神經細胞的各個部分及其功能，來發揮作用。派醋甲酯（methylphenidate）類的藥物，可以阻擋像幫浦一樣的轉運體，讓多巴胺可以在細胞外存留久一點。阿托莫西汀（Atomoxetine），也有同樣的功能，但只針對含有正腎上腺素的神經細胞。安非他命（amphetamine）類的藥物，主要用於增加神經傳導物質釋放的量。其他藥物如胍法辛（guanfacine），主要是打開或關閉細胞通道（軸突）的小孔，以調整電流訊息的強弱。這些藥物都有一個共同目的，就是當神經細胞放電時，神經外的突觸能有更多的化學傳導物質，以加強訊號的強度。

下列幾項事實支持過動症與神經傳導物質出了問題有關：

- 興奮劑與非興奮劑藥物可影響特定的神經傳導物質，暫時改善過動兒的症狀。
- 動物研究顯示，這些藥物會增加腦內神經傳導物質多巴胺和正腎上腺素的量。而興奮劑與非興奮劑藥物對過動兒的行為有明顯改善作用，這意味著過動兒腦中這兩種化學物質的含量不足。
- 在實驗中，用化學藥劑選擇性破壞原本腦內充滿多巴胺的小老鼠或小狗時，牠們長大後會變得過動。這些研究

也發現，如果給牠們服用興奮劑藥物，過動現象會降低，就如同我們在過動兒身上看到的。

- 近來的研究顯示，若兒童和成人過動症患者持續服用興奮劑藥物數年以上，與過動症相關的腦部區域的生長會得到改善，甚至大小也正常化。目前有超過 32 個研究證實，興奮劑藥物對患者的腦部發育有正面的效果，亦即神經保護作用（neuroprotection）。

- 有些研究抽取過動兒的腦脊髓液，想瞭解其腦部化學物質的量與一般人的差異。結果再次顯示，較少的多巴胺可能和過動症有關。但針對血液和尿液的研究證據，結果還不一致。

近年來，科學家使用各種方法進行了數百項研究，想找出與過動症相關的基因。目前，至少有四種調節多巴胺的基因已確定與過動症有關。其中一個涉及從突觸中去除多巴胺，稱為多巴胺轉運機制；另外兩個會影響神經元對多巴胺的敏感度；第四個是將多巴胺轉變成正腎上腺素的化學傳導物質。無論是兒童或成人，過動症患者的這些基因與一般人不同，而這些基因會影響神經傳導物質，這表示出它們與過動症的發展有關。無疑地，在不久的將來，會有更多相關的基因確認出來（請參考下面「遺傳與過動症」小節）。例如，迪夢堤斯（Ditte Demontis）等人在《自然》（Nature）期刊上發表一篇研究，針對 2 萬多名過動症患者和 3 萬 5 千多名非患者，掃描了整個人類基因組，結果發現至少有 12 個位址與過動症有關（註：其中有些基因會影響腦部的發育、神經細胞在發育過程中如何遷移到正常位置，也會影響

神經細胞彼此如何連結）。

有關神經傳導物質的研究，至少指出了一個可能的問題，亦即在過動症患者腦部中產生或釋放了多少多巴胺（可能還有正腎上腺素），或者當這種化學物質被釋放時，腦部某些區域對它們有多敏感。此證據顯示出，某些腦部化學物質的異常，可能是導致過動症的原因之一。但更有可能涉及的是關於細胞成長和遷移到其他腦部區域的基因，以及這些神經纖維的連結方式。

❖ 腦內活動

許多研究測量了過動症患者的腦部活動與功能，發現他們前額葉的活動與功能低於非患者。

較低的放電活動。盧（Sandra Loo）與我在 2005 年回顧了大量使用腦電圖（electroencephalograph，EEG）比較過動兒與非過動兒腦部放電活動的研究。十年後我們得到相同的結論：過動兒腦電活動比非過動兒低，尤其是在前額葉的部分。迄今為止的研究結果顯示，過動兒的腦部活動慢波（slow-wave）較多，這與腦部發育較不成熟、嗜睡以及注意力缺乏有關；而其腦部活動快波（fast-wave）較少，這與集中注意力和保持專注有關。

1973 年，布希包姆（Monte Buchsbaum）和溫德（Paul Wender）在美國心理衛生研究院做了一項針對在重複刺激下的腦電圖研究。結果發現過動兒的反應跟比他們年紀小的非過動兒一樣（過動兒的腦部放電活動模式較不成熟）。研究同時發現，過動兒服用興奮劑藥物後，這差距會縮小。這些發現在其他研究中也獲得證實，如紐約羅徹斯特大學克洛門（Rafael Klorman）的研究。過動兒在某些類型的腦電活動中表現出較少的活躍，但這

並不表示經過訓練就可有效改善（請見下面的方框）。

■ 腦電圖生理回饋或神經回饋對過動症有療效嗎？ ■

　　如果過動兒的腦部放電活動較低，教他們如何提高放電，或許症狀會有所改善。四十多年前，一群科學家開始研究腦電圖生理回饋並測試這個理論，如今有人宣稱有突破性的療效。你可能看到一些廣告，說這是藥物之外的另一種有效選擇；效果是永久的；它可以改善智商和社交技巧，甚至學習障礙；這樣的改變會持續到成年。聽起來真是一個美妙的療法！但你相信多少？

　　一點都不可信。所謂的生理回饋，是透過放在頭皮上的電極，來獲得關於其腦部活動的生物資訊。這些小小的感應器偵測到腦波後，連接到電腦，可對腦波的類型進行分類。療程通常在三到十個月之間或更久，包括四十到八十次的治療，花費大約數千美元（每次 100 美元以上）。經過治療，預期代表著不專心、低喚醒的較慢腦波（theta），可以轉變成代表著專心和活躍狀態的較快腦波（beta）。治療過程中，會讓孩子玩電腦遊戲，該遊戲可以讓孩子學習某些心理練習，或者只是更專注於玩遊戲。同時，遊戲會連結到生理回饋的設備，顯示孩子是否有成功增加想要的腦波，若成功了可得到點數或代幣。據推測，孩子的不專注、過動和衝動問題可隨之改善。

這樣的結果發生了嗎？不幸的是，好幾個嚴謹、控制良好的研究，使用安慰劑或假的生理回饋設備進行比較，結果都是否定的。一致的結論是：**腦電圖生理回饋對過動症的治療是無效的。**

許多這方面已發表的研究所用的方法都不是很科學，應該無法得到有效的結論，因此我們不能說它是一個經過科學證實有效的療法。這些研究無法釐清孩子在學校及家中行為的改善，是來自過程中的課業輔導、獎賞計畫，還是生理回饋的訓練。此外，被要求評量孩子在家或學校表現的人，都知道孩子在做腦電圖生理回饋的治療，很可能因此會引導他們的評斷。只有近年才出現使用安慰劑或假的生理回饋設備的對照組研究。這些使用較恰當研究方法的結果，顯示不出任何差異，特別是在學校教師（他們並不知道孩子有在做這方面的治療）提供的評分方面。所以雖然我們不能排除在未來研究中，腦電圖生理回饋訓練可能有某些好處的可能性，但目前仍不能視為完善而有效的治療方法。

而且，六個月腦電圖生理回饋的費用，相當於十二年的藥物治療、三年的父母訓練（一星期一次）、三年的臨床心理師教室諮詢（一個月兩次），以及兩年的家教（一星期兩次）的花費。你覺得對孩子最好的選擇是什麼？我的建議是先嘗試最有效而且有科學基礎的治療方法（如藥物、行為改變技術、補救教學等），不需考慮腦電圖生理回饋（或神經回饋）。

血流量較低。腦部越活躍的區域，需要越多血流量。我們可以由測量血流量的方式，得知腦部哪個區域較活躍。

1984 年，丹麥甘迺迪研究院的路（Hans Lou）、亨利克森（Leif Henriksen）和布魯恩（Peter Bruhn）進行了三個研究，發現過動兒流向額葉和尾狀核的血液較少，此部位對抑制行為和保持專注非常重要。研究中的受試者服用興奮劑藥物後，這些活動較低部位的血流量提升到近乎正常。之後這樣的研究被重複多次，都有同樣的結果。

正子斷層掃描和功能性磁振造影顯示較低的腦部活動。另一個研究腦部活動的方法，是利用不同區域的含氧分子量，或是在血流中注射追蹤劑，監控它們在腦部的流向。

成人過動症患者腦部活動最早的證據來自 1990 年美國國家心理衛生研究院薩麥特金（Alan Zametkin）等人所做的研究。在這個研究中，他使用正子斷層掃描（positron emission tomography，PET）這種敏感度很高的方法，比較患者和非患者的腦部活動。在實驗中，將放射性葡萄糖——也就是腦細胞用來當燃料的糖——注射到血流中，然後用正子斷層掃描腦部使用這些葡萄糖的情形。薩麥特金等人發現，這些成人患者腦部活動度較低，尤其是額葉區；但是當他們服用興奮劑藥物後，情形會暫時改善。薩麥特金針對青少年患者重複這個研究，同樣發現額葉區較低的活動度，右側比左側更低。比起男性，女性青少年患者與非患者間的差異更為明顯。後來許多其他使用該技術和其他神經造影技術的研究，也都發現類似結果。

許多功能性磁振造影（fMRI）也顯示，動過症患者腦部的各個區域都無法正常或最佳地運作。2007 年倫敦精神醫學中心

的帕洛耶利（Yannis Paloyelis）等人將這方面的研究做了整理，所有研究都顯示了相同的結果，在上述提到的腦部區域中的一個或多個，過動症患者的腦部活動比同年齡的非患者低。一次又一次，許多後續研究都得到同樣的結果。

　　比較過動症和其他精神障礙的腦部活動。1995 年，堪薩斯大學的席格（Karl Sieg）等人在一項使用類似腦部造影技術的研究中，比較 10 位過動症患者，和 6 位其他精神疾病（不是過動症）患者後，發現過動症患者額葉區的代謝活動顯著較慢。這個研究相當重要，因為它告訴我們腦部活動低是過動症患者特有的現象。此後，許多其他研究都支持過動症與其他疾病患者在腦部結構和功能上有所差異。另如 2009 年倫敦精神病研究所的如比亞（Katya Rubia）等人發現，過動症患者的腦部活動較少，而且其活動不足的模式與行為障礙患者不同。

❖ **總結**

　　總結而言，至目前為止，許多科學研究明確指出，腦部至少有五個相互關聯的區域和過動症有關，尤其是**前額葉**。此區連結杏仁核及邊緣系統，是腦部管控情緒的區塊。因為它自上而下地控制我們的主要情緒，所以是被稱為「熱」執行迴路。前額葉還透過神經纖維通路將連結發送到尾狀核，因為它負責我們牢記的信息（我們的想法）在多大程度上可能指導我們的實際行為，所以被稱為「什麼」或「冷」執行迴路。前額葉還將連結發送到腦部後端的小腦，這條路徑被稱為「何時」執行迴路，因為它與我們思想的時間和及時性有關，尤其是由我們的思想所引導的行動。第四條迴路從負責我們空間感和感知環境的後頂葉皮質區，

到前扣帶皮層中線，連結到邊緣系統的情緒腦。這個迴路負責自我察覺，也就是感知我們所處的外在空間以及內在的狀態。現在已有大量的證據顯示，這四個執行迴路與過動症有關。而這些迴路出問題的嚴重程度不同，解釋了每個過動症患者的情況會有不同。

許多父母仍然覺得困惑不解，明明過動兒比別人活躍和精力旺盛，怎會反而腦部的活動度較低？請記住，就是因為活動度較低，所以抑制功能較差，無法延遲反應，不能在反應前思考可能的行動及後果。這些抑制和執行中心越不活躍，孩子就越難以表現出由上而下的自我控制。因此當他們變得越過動，對當下事件的反應就越多，也就更容易分心而無法完成任務，且更容易被刺激而有情緒性的反應。

腦部發展異常的原因

現在我們知道，過動症患者腦部的某些化學物質出現異常，且腦部某些區域發展不足或活動較低。我們還需要知道為什麼。前段已經提出基因造成過動兒腦細胞的成長、遷移、連結和運作與常人不同，這些基因造成腦部發育和功能的差異。但有 25% 到 35% 的過動症不是遺傳因素造成的。在許多可能的說法中，有兩種最常被提到：兒童腦部接觸到有害物質，以及影響早期腦部發育的事件，如難產或嚴重早產等。

❖ 環境因子

懷孕階段攝取的物質。研究顯示懷孕時若抽菸、喝酒，尼古

丁和酒精會導致胎兒腦部尾狀核及前額葉區發育異常。1975 年的一項研究顯示，20 位過動兒母親在懷孕期間的吸菸量，是 20 位閱讀障礙兒母親和 20 位對照組母親的 2 倍多。

1992 年，一個更大型的研究發現，懷孕期間直接或間接暴露在香菸中，會增加孩子日後出現行為問題的機率；而若在懷孕時和懷孕後皆暴露於香菸中，最有可能導致孩子出現嚴重的行為問題。之後，麻州綜合醫院和哈佛醫學院的密爾柏格（Sharon Milberger）等人研究發現，母親懷孕時抽菸的量，和孩子是否過動之間有顯著的相關性，甚至在控制過動症家族史這項因素後仍顯現出相關性。此後的許多研究都發現，母親在懷孕期間抽菸，孩子會有過動症的風險。更近期的研究，控制了過動兒父母是否也是過動症患者這個變項，如同先前說明的，有時看來是過動症的成因，其實是因為其父母也是此症患者。很有可能過動症是經由基因傳給孩子，而不是父母抽菸造成的。最新的研究結果也如此顯示，無論抽菸對健康是否有害，抽菸這件事本身並不是造成過動症的原因，過動症是經由基因遺傳給孩子的。

研究顯示，酗酒的母親所生的孩子，較容易有過動和不專注的問題，甚至有過動症。許多研究都支持這個結果。母親懷孕時所攝取酒精的量，似乎與 4 到 7 歲孩子注意力不集中和過動的風險直接相關。懷孕期間喝酒的母親，生出過動兒的機率，是不喝酒母親的 2.5 倍。

然而，請注意，這些研究只能證明酒精和過動症之間是有關聯的，這樣的關聯或許會誤導我們。但當研究控制了父母也是過動症患者這變項時，母親於懷孕期間飲酒與孩子是過動兒的風險仍是相關的。在這些研究中，也有可能父母身上遺傳給孩

子的過動基因，與酒精或菸草之間有交互作用。紐曼（Rosalind Neuman）等人證明了這種基因與有毒物質（酒精或菸草）的交互作用，懷孕期間飲酒和抽菸都會提高孩子患有過動症的風險，但若結合了過動症基因和母親吸菸，孩子患過動症的風險會更明顯增加。也就是說，單純只有母親懷孕時抽菸似乎不會造成孩子過動症，除非這個孩子有遺傳到過動症基因，這點很重要。

相關動物研究已經證實，吸菸和喝酒會造成腦部某些區域的發展異常，這些異常會導致過動、衝動和注意力不集中的行為增加。因此，也許最重要的結論是：母親懷孕時若抽菸、喝酒，可能會增加孩子患過動症的風險；而母親本身若是過動症患者，母親除了將過動基因傳給孩子，也於懷孕期間讓胎兒暴露於抽菸和酒精的環境中，風險就更高了。

暴露於鉛或其他有毒物質。奧瑞崗衛生科學大學的尼格（Joel Nigg）在 2006 年出版的《什麼導致過動症？》（*What Causes ADHD*？）書中提到，有些研究證實幼兒體內高濃度的鉛，和過動、不專注的行為是相關的，尤其是在幼兒 12 到 36 個月大的階段。這樣的關聯性，雖然在許多研究中得到一致的結果，但相關性卻很弱。若以 1 到 100 來表示相關程度，體內含鉛與過動現象的相關度僅約 6 到 15。即使在高度暴露的狀況下，1979 年的一個研究顯示，體內含鉛量高的學童，被老師評為注意力不集中、衝動和過動的比例不到 36%。體內有高濃度的鉛可能導致動過症，因為動物和人類研究確實表明，中度至高度的鉛暴露會損傷腦組織。鉛對腦部來說是一種毒素，就像酒精和菸草一樣。就某些過動症個案而言，鉛可能是原因。但是跟前面所討論的飲酒和抽菸一樣，暴露在其中不保證一定會有過動症。

　　除了鉛之外，近年的研究顯示，接觸高濃度的汞、殺蟲劑、汙染物，如塑料廢物多氯聯苯（PCBs），可能會增加過動症的風險。雖然證據還不是非常強而有力，但如同尼格在他的書《戰勝過動症》（*Getting Ahead of ADHD*）所言，雖然不能下定論是這些有毒物質導致過動症，但減少兒童暴露於重金屬、汙染源和殺蟲劑是值得努力的目標。

❖ 生產前後的腦傷

　　需要住進新生兒加護病房的早產兒，罹患過動症的比例是一般兒童的 5 到 9 倍。其原因可能與早產時腦部輕微出血有關，而傷害了與腦部執行功能有關的神經細胞。也有可能是懷孕期間，尤其是分娩時缺氧造成的，腦細胞對這樣的傷害是非常敏感的。在其他情況下，如果母親受到某些感染，這些細菌或病毒很可能會進入孩子的腦部，直接造成傷害；或觸發了母親和胎兒的免疫系統，無意中攻擊胎兒的腦部而造成傷害。

　　另外一種傷害是在出生後發生的，如疾病感染、腫瘤或腦血管破裂出血等。與過動症有關的一種腦傷是需要住院的閉合性頭部創傷（closed head trauma）；輕微的創傷性腦損傷（TBI）反覆發作，也會導致過動症。當頭部猛烈的移動，腦內的軟組織因晃動和拉扯，可能導致神經細胞被撕裂或斷裂。當孩子被外物撞擊，例如被球或石頭擊中，或車禍時頭撞到擋風玻璃，或因嚴重摔落而撞到頭。無論是哪種方式，強力的腦部移動和撞擊，都會拉伸和切斷神經纖維，進而損傷腦部並損害其功能。因此，頭部創傷可能直接導致過動症，而過動兒又比非過動兒更有可能發生這類創傷，使其症狀更加嚴重。許多研究都顯示了過動症與創傷

性腦損傷的關聯。

❖ 遺傳與過動症

　　如同尼格在《什麼導致過動症？》所提的，只有少數的兒童
（約 25% 到 35%），是因為曝露在有毒物質或危險事件中（如
難產），而導致過動症。此外還有什麼其他因素，可能影響腦部
的化學物質、活躍度和大小呢？正如我之前提到的，一個極有可
能的原因是基因和遺傳，因為這種疾病顯然在家族中遺傳。多年
以來，我們都有研究顯示，與非過動兒的血親相比，過動兒的血
親之中有較多人有心理問題，特別是憂鬱症、酗酒、反社會行
為、行為規範障礙症，以及過動症狀。這個現象提示我們，過動
症可能有先天遺傳的因素。四十年前當時在愛荷華大學醫學院
的莫里森（James Morrison）與史都華（Mark Stewart）開始研究
過動家族，還有加州洛杉磯大學神經精神醫學研究所的肯特威爾
（Dennis Cantwell）等人的研究，結果都顯示家庭因素對過動症
的影響是顯而易見的。

　　家族史研究。研究家族中若有一人診斷為過動症患者，家族
中其他成員也患此症的機率，可以提供我們清楚的明證。麻州
綜合醫院的班德門（Joseph Biederman）、費隆恩（Stephen Far-
aone）等人就做了幾次這方面的研究。在 1990 年發表的一篇報
告中，他們調查 75 位過動兒及其一等親（父母和手足）共 457
位，再將結果與對照組（沒有任何精神障礙）的 26 位孩子，
和 26 位患有除了過動症之外其他精神疾病的孩子比較。結果發
現，過動兒家庭中有 25% 以上一等親也是此症患者，另外兩組
的比率僅為 5% 左右。這 5% 其實是任何隨機取樣都可能有的數

字，因為它就是這個疾病的發生率。值得注意的是，如果家中有一個孩子是過動兒，家中有人也患此症的機率就會增加 5 倍。其他研究也得到類似的結論。

雙胞胎研究。雙胞胎研究的結果更有說服力。研究發現，雙胞胎中的一個若是過動兒，另一個也是的機率高達 75% 到 90%；若兩個孩子非雙胞胎，此機率約為 25% 到 35%。也就是說若為雙胞胎，此機率是一般孩子（5% 到 8%）的 9 到 15 倍。1992 年，科羅拉多大學的吉利思（Jacquelyn Gillis）等人的研究指出，同卵雙胞胎中的一位若被診斷為過動兒，另一位也是的機率高達 79%；若是異卵雙胞胎，機率降為 32%，但仍是一般兒童的 6 到 10 倍，當時此症發生率是 3% 到 5%。再次，許多後續研究不斷證實過動症是遺傳來的。

除了同卵雙胞胎罹患過動症的比較研究，研究人員也針對大量樣本，包括異卵雙胞胎，比較基因組成的差異所帶來的不同。到目前為止，已有超過 75 個相關的雙胞胎研究，這些研究已顯示基因可解釋 55% 到 97% 此症症狀的表現，其中平均 78% 的個體差異是由於遺傳造成的。這個數字相當驚人。基因對一個人身高的影響約 91%，智商約 55%，一個人的人格特質大約 40% 到 45% 由基因決定，而焦慮、憂鬱大約 30% 到 40% 與基因有關。由此可看出基因對過動症的影響很大。過動症應是受基因影響最大的精神疾病之一，其他可與此數字匹敵的有自閉症譜系障礙和躁鬱症。

這些研究也檢視環境中的某些「獨特」事件或因素對過動症的影響有多少。這些事件之所以被稱為「獨特」，是因為該事件只發生在家族中某個孩子身上，如鉛中毒、母親懷孕時有感染、

懷孕時有抽菸喝酒、早產或懷孕生產有併發症等。這些獨特、危急的事件只能解釋大約 6% 到 15% 此症症狀的表現。這些研究清楚說明了遺傳在過動症成因中的角色。然而，它也支持了早期的觀察結果，即一小部分過動症可能是由非遺傳因素引起的，如腦傷、早產或母親懷孕時喝酒。

　　雙胞胎研究也可瞭解環境事件或因素所造成過動症狀表現不同的程度。這些因素是一個家庭中所有孩子都有的共同情況，如相似的飲食、看電視或玩電腦遊戲的時間、親職管教的問題、父母一方或雙方的心理問題、居住的環境等。這些研究重要而驚人的發現是，上述這些因素都無法解釋此症症狀的表現。因此，我們可以確定地說造成過動症的成因不是父母管教不當，或那些其他孩子都共同經歷及承受的家庭環境因素。這些研究最大的貢獻除了指出遺傳所扮演的重要角色外，也顯示出家庭環境因素不是導致過動症的成因。

　　到底遺傳了什麼？過動症因遺傳帶來的問題，包括大腦前額葉皮質、尾狀核發展的異常，以及上述其他腦部區域發育的問題。如同前面提到的，基因創造並決定了腦部有多少細胞、它們如何在腦內遷移、如何彼此連結以及執行功能如何。執行這些任務的基因差異似乎會增加過動症的風險，過動症患者的這些基因與一般人不同，這些差異決定了腦部的發育和功能。現在科學家正在研究過動兒家中所有的成員，透過掃描基因組找出哪些基因與此症有關以及它們的位址。後續研究可以調查這些位址的基因的性質，並幫助我們瞭解該基因對腦部功能的影響（如神經細胞的建構、幫助其正常遷移，支持細胞、決定對神經傳導物質的敏感度，以及產生神經傳導物質等）。到目前為止，一項最大型的

研究已經確定了至少 12 個不同的基因，但也許還會發現更多，可能有 22 到 40 個基因位址與過動症有關。其中一些位址的基因是已經確定的，而其他還有待確認。

可以說，基因研究是目前過動症的研究中，最令人興奮和發展最快的領域之一。這些研究告訴我們，此症是由多重基因所導致，每個基因都對此症的風險略有貢獻。當一個孩子身上相關基因夠多，就會讓其所展現的症狀嚴重到符合診斷標準；而家族成員中若有人遺傳到的基因沒有那麼多，其症狀就不會那麼顯著和嚴重。研究人員稱其為「家族表現型」（family phenotype），或疾病某些方面的表現，即使他們沒有展現此症的所有症狀，嚴重程度也未達診斷標準。我們還瞭解到，可能導致過動症的基因，實際上並不是異常或「疾病」基因，如導致血友病、泰薩克斯症、苯酮尿症或其他遺傳疾病的基因。一般人也可能有過動症風險基因，只是患者的基因版本與一般人稍有不同，如較長或較短。

例如，多項研究證實，至少有兩個涉及前面提到的神經傳導物質多巴胺的基因，可能與過動症有關。其中一個叫做 DRD4，與個性中的追求新奇有關。不論小孩或成人，此症患者的這個基因都較長。這個基因較長的人，更傾向於尋求刺激和冒險，較長的基因可能讓他們的腦部對多巴胺較不敏感，他們需要在細胞突觸間釋出較多的量以讓細胞活動。也就是說為了保持細胞適當的活躍度，他們需要更多的多巴胺。結果就是他們會去追求新奇，來刺激腦部並增加多巴胺的釋放。因此他們會展現出比一般人喜歡尋求感官刺激、冒險、衝動或是動不停的行為。

另外一個基因叫做 DAT1，過動症患者的這個基因也較長。

這個基因可能透過影響多巴胺從突觸中移除的速度，來調節腦部的多巴胺活性，亦即前面提到的那個像吸塵器的轉運機制，它會移除突觸中的化學物質。未來會有更多基因陸續被找到，請讀者留意這方面最新的研究結果。

　　過動症只是正常人類特質中較為極端的一種形式嗎？過動症的遺傳解釋有一個很容易被忽視的重要含義：過動症可能只是正常人類特徵的一種極端形式，在大多數情況下並不是嚴重的病理現象。就如同我們發現的，一個人會患上過動症，似乎更取決於遺傳因素，而不是環境因素。從這個意義上，我們可說過動症與身高、體重、智商或閱讀能力類似，在很大程度上（但不完全）是由基因決定的。執行功能和自我控制是人類特質的一個向度，具有連續性，端看我們遺傳了多少，就像我們可以長多高、多重、智商多高、閱讀能力多好一樣。所謂的「不正常」，只是我們在這連續的向度上選擇了一個點，畫上一條線；然後在線的這一邊的，就給他們貼上標籤，說是罹患某種疾病。當有些人在注意力和抑制衝動（以及執行功能）等向度上處於線的一邊，而這種缺陷導致他們在生活中（社會關係、教育、工作等）遭受損害時，我們就將他們貼上患有疾病的標籤，也就是過動症。這樣的標籤意味著某些人是屬於這類有病的人，而大多數人則不是。這樣的做法會讓我們以為此症患者是一種不一樣的人，也會讓我們忽略了一個事實，就是患者只是在某些向度上不一樣，這不一樣是「量」的問題，不是「質」的不同。換句話說，因為執行功能和自我調節能力的差異，我們都有一定程度的過動症特徵；只是那些被診斷為有過動症的人，在執行功能和自我調節能力的向度上，處在最低的極端而已。

能夠瞭解其實每個人多多少少都有一些過動症的特質，而且這是天生自然的，應該可以幫助人們從比較仁慈的觀點看待患者。你的過動兒生下來就是這樣，不是他的錯；同樣地，你不應該自責，也不要接受別人的責怪。

總結

總而言之，生物因素（腦部發育異常）與過動症的關係最密切，有可能就是其成因。到目前為止的研究顯示，遺傳因素對過動症的貢獻非常大，遠遠超過環境因素或社會因素。我們所知的證據都顯示，過動兒的腦部發展較慢、連結較差、活動較低，尤其前額葉的區域。這區域是執行功能和自我控制的中樞，如抑制衝動、堅持達到目標、抗拒分心、控制活動量等。腦部發育遲緩和活動不足的原因，雖然目前還不知為何，但應該跟基因有關，過動症患者負責上述區域和功能的基因版本和非患者不一樣，這些變異可能導致腦部發育和功能的問題。

針對此症可能的成因，我們還需要瞭解更多。過去這十年，我們在瞭解過動症的可能原因方面，已有大幅的進展，也對不是什麼因素造成過動症，有了更多的認識，下一章將會談到。截至目前為止，所有證據都指向基於遺傳的神經學因素，是導致過動症的最重要因素。患者中有一小部分是後天腦傷造成腦部發育的問題，如母親在懷孕期間或在孩子出生後攝入有毒物質。當我們完全理解導致這種疾病的原因時，也許我們也會發現如何治療甚至預防它。同時，以現有我們所知的資訊，我們對過動症本質的

認識（見第 5 章），使我們在成功處理過動症方面取得了長足的
進步（見第 7 到 20 章）

4

過動症不是哪些因素引起的？

　　無疑地，你一定聽過其他引起過動症的原因，是第 3 章沒有討論到的。其中一些最初是建立在合理的假設之上，但後來被證實是錯誤的；有些則是謊言，不管是過去或現在，根本找不到科學根據。當我們有越來越多的研究發現之後，希望這些胡說八道會銷聲匿跡。同時，請用你科學的頭腦辨別何者不足採信。

過動症不是吃出來的

　　1970 年代和 1980 年代早期，人們普遍認為過動症是人工食品添加物引起的。這理論的興起，主要是因為凡古德（Benjamin Feingold）的主張，受到廣大媒體的注意，他認為半數以上的過動兒，是因為吃多了含有添加物和防腐劑的食物導致的。但後來十幾年為數廣大的研究結果，卻無法支持這個理論。事實上，只有極少數（5% 或更少）孩子（主要是學齡前兒童），吃了含有

上述物質的食物後，在活動度或不專心程度上有些微增加。沒有研究可以證實，一般孩子因為吃了上述物質而導致過動症；或是過動兒因為攝取上述物質而症狀更加嚴重。1983 年，加州大學的卡維爾（Kenneth Kavale）和福尼斯（Steven Forness）發表一篇報告，回顧整理了二十三個有關凡古德食譜的研究，結論是：飲食調整對治療過動是無效的。

雖然科學界研究過動症的人都知道這一點，但是大眾傳播媒體仍不斷散播錯誤的訊息。1986 年 9 月，專欄作家蘭德思（Ann Landers）發表一封給家長的信，聲援凡古德食譜，還引導家長寫信給美國凡古德協會。很不幸地，讀了這些荒謬言論且照做的家長，完全遠離了事實的真相。近年來，學界和社會大眾對此理論的興趣已大大減低。然而，最近的一些研究表明，某些食用色素可能會在很小但顯著的程度上增加孩子的過動行為，尤其是學齡前兒童。因此，一小部分患有過動症的學齡前兒童（可能 4% 到 5%），會因吃了食用色素而變得更過動。如果你認為這可能是你孩子的情況，請與你的醫師討論如何去做檢測，以及如何從孩子的飲食中去除食用色素。請記住，食品添加劑和調味料就算會對過動症起作用，也不會像凡古德認為的有那麼大的影響。

大家說是「糖」引起過動症的，真的嗎？

繼凡古德的理論之後，人們開始相信過動症是糖引起的。1987 年 1 月，美國很受歡迎的電視益智節目中出現一道題目：「北美過動問題的主要原因」，正確答案是：糖。然而支持這說法的人，沒有提出任何科學研究來證實。1987 年後，有幾個有

關糖的研究開始進行，但所有研究結果都是否定的。1988 年科羅拉多州立大學羅森（Lee Rosen）等人的研究顯示，孩子喝了相當於兩條糖果棒所含糖分的飲料後，就算活動量可能稍微增加，但在整天的學校活動中，老師或實驗人員都察覺不出差異，學業也並未受到影響。只有女生組在喝了飲料後，做一個 20 到 30 分鐘的心理測驗時，有點不專心的現象，但輕微到老師和觀察者都看不出來。研究的結論是：糖不會導致孩子的行為在臨床上有顯著或重大的改變，更不用說會導致過動症了。

愛荷華大學醫學院的渥瑞奇（Mark Wolraich）、米立（Richard Milich）、史通伯（Phyllis Stumbo）和舒茲（Frederick Schultz），在 1985 年發表兩個有關過動兒的研究。在兩個研究中，他們各針對 16 個男孩做三天密集的追蹤研究，並操控他們的飲食含糖量。為了不讓孩子和工作人員知道哪些飲食中有糖，研究人員也使用人工甘味劑（aspartame）作為安慰劑。然後研究人員評估 37 個不同的行為和學習項目。結果顯示，糖對這 37 個項目都沒有顯著影響。1986 年，米立、渥瑞奇和林格蘭（Scott Lindgren）發表一篇文獻回顧報告，整理了當時有關糖對兒童行為負面影響的所有研究。結論是：大部分的研究沒有發現攝取糖及其影響的關聯性；少數發現糖有影響的研究又指出，糖可以改善行為，就像它可以使行為惡化一樣。

既然如此，為何在一項研究中，有半數以上的父母和老師，懷疑他們的孩子對糖非常敏感？我們可以從幾十年來的心理學研究中找到答案：那是心理作用的力量。為了求證，肯塔基大學的胡佛（Daniel Hoover）和米立在 1994 年發表了一項研究，對象是 31 名 5 到 7 歲的男孩，他們的母親說他們在行為上「對糖敏

感」。當每一位母親和孩子到診所去的時候，都被告知當天她的孩子會喝加糖或人工甘味劑（作為安慰劑）的飲料。但事實上，沒有一位孩子喝的飲料有含糖。在約好的當天早上，有一半的母親被告知孩子吃了糖；另一半的母親被告知孩子吃的是人工甘味劑。然後媽媽和孩子互動的行為，包括自由玩樂和一起做一件事，都被觀察紀錄；而媽媽也在活動結束後評量她們孩子的行為。孩子的活動程度也被評量紀錄。研究人員發現，那些被告知孩子吃了糖的媽媽，比起那些被告知孩子吃的是人工甘味劑的媽媽，把孩子的行為評估得較為過動。那些以為孩子吃了糖的媽媽，對孩子的行為也較為挑剔，和孩子保持較近的距離，也較常和孩子說話。這個研究清楚顯示，如果父母相信飲食是引起孩子過動的原因（在這研究中指的是糖），不但會使她們對孩子的看法有偏差，也會影響她們和孩子的互動。下次有人告訴你飲食會導致過動症時，請記住這項研究，那可能只是父母的心理作用。雖然過去三十五年來，沒有研究證實是糖導致過動症，但在許多社會大眾心中，仍認為糖是過動症的一個成因。

　　我在談話性節目上看到一位醫師說，是食物過敏造成過動症的。你可以為我的孩子做檢測嗎？或是有別的地方可以幫他檢測嗎？

　　你可能會讀到（或在電視上看到）一些說法，除了凡古德所指的化學添加物之外，孩子對某些食物過敏會導致過動症的症狀。2010 年，派爾薩（Lidy Pelsser）等人在荷蘭進行了一個大型研究，比較了有飲食控制和沒有飲食控制的兒童。結果發現有飲食控制的兒童，其注意力、活動量和其他過動症狀都有改善。這

些改善主要是由父母注意到的，因為他們知道孩子的飲食是否有被控制。雖然這項研究顯示，從飲食中去除某些化學物質、色素或調味劑，可能會改善兒童的行為，但這項研究的結果與尼格等人在 2012 年的研究結果相反，他們發現飲食的影響很有限。當然，我們需要更多研究進一步瞭解食品添加物對兒童行為的影響，以及限制這些食品添加物對兒童帶來的好處。在撰寫本文時，並沒有證據顯示這是過動症的成因，或是一種有用的治療方法，儘管在一些研究中有看到一些小影響。此外，美國過敏與免疫學會也沒有建議出現過動症狀時，要去調查是否有過敏的情況。美國人對食物如何影響人類健康這個主題，已著迷了至少四十年，所以有這些關於飲食和過動症關係的說法出現，一點都不足為奇。但是到目前為止，父母還不需要把這些說法看得太認真。

在家長支持團體中，有人說補充維他命有助於減輕過動症症狀。這是否意味過動症是缺乏某些營養造成的？

大約五十年前，有些專業人士聲稱，高劑量的維他命，尤其是維他命 B3、C 和 B6，對嚴重精神疾病有幫助。約三十年後，又有一些專業人士聲稱所謂的「大量維他命療法」（megavitamin therapy）或「分子矯正精神醫學」（orthomolecular psychiatry），對過動和學習障礙的孩子有幫助。但這些說法都沒有經過嚴格的科學研究證實。事實上，只有一項完善的研究發現，參與大量維他命療法的過動兒，行為反而更加惡化。同樣地，也有大量礦物質療法的說法。其實，沒有證據顯示大量維他命或礦物質可以治療過動症；也沒有研究顯示缺乏這些物質，是導致過動症的原

因。父母要注意，大量的維他命（尤其是脂溶性維他命）和礦物質，實際上可能對孩子有害。

如同尼格在《什麼導致過動症？》中所述，有些過動兒確實有可能缺乏維他命 D、鐵或 omega-3 等抗氧化劑，但仍不清楚過動症和缺乏這些營養素之間的關聯。這些營養素是兒童飲食中的重要元素，如果孩子有缺乏，理應補充，但它們是否能改善過動症的症狀，這方面的研究不多且結果也不一致。如果家長發現孩子有這方面的缺乏，可以跟孩子的兒科醫師討論，找到最好的方法去補充孩子需要的營養素。

荷爾蒙和過動症有關嗎？

1993 年初，郝瑟（Peter Hauser）等人發表一篇研究，指出甲狀腺素低下與過動症有關，引起媒體廣泛的注意。當時甚至傳出找到與過動症有關的基因，因為甲狀腺素分泌不足的基因是已知的，因此被認為兩者之間一定有關。甲狀腺素是甲狀腺（脖子上的一個腺體）分泌的化學物質，對控制人類的生長是很重要的，或許它還有我們仍不清楚的其他功能。少數人可能有先天性甲狀腺素分泌不足的情形。有研究發現，在甲狀腺素分泌不足的人中，70% 的孩子和 50% 的成人有過動症。自此以後，有三篇論文繼續針對這個主題做研究，但是都沒有發現甲狀腺功能和過動症之間有任何顯著的關聯。因此，或許是第一個研究在某些方面有瑕疵。過動兒沒有必要接受定期的甲狀腺檢查，目前也不應該把甲狀腺治療當成過動症的有效療法。

目前也還沒有發現其他荷爾蒙和過動症有關聯。

是不適任的父母或混亂的家庭生活造成的嗎？

　　將過動症歸因於社會環境的說法，在科學文獻中並沒有得到太多支持。有些研究者認為孩子的過動是父母管教不當的結果，這些父母很寵孩子，沒有給予孩子足夠的訓練、紀律和結構化的生活。但並沒有研究支持這樣的說法。然而，在 2012 年 1 月 28 日，《紐約時報》刊登了一篇明尼蘇達大學心理學家史洛夫（L. Alan Sroufe）的專欄文章，也同樣毫無根據地聲稱父母的管教會導致過動症。在解釋過動症成因時，根本沒有證據支持這種抨擊父母行為的說法，但倒有很多證據可以反駁這種說法。如同第 3 章提到的超過 75 個關於雙胞胎的研究，都沒有發現養育環境在解釋過動症上起到任何重要作用。

　　在我執業生涯的前段，我花了二十四年，觀察研究許多家庭的生活，特別是過動兒家庭親子間的互動狀況。我的研究顯示，與非過動兒家庭相比，過動兒父母較會命令孩子；在某些案例中，他們對孩子的關注和反應也較少。我和同事還發現，過動兒較不聽父母的命令和指示，也較固執、不順從。後續的許多其他研究，都注意到這些以及其他在過動兒家庭親子互動方面的差異。是父母的錯，才導致孩子這樣？還是孩子的錯，才讓父母如此反應呢？

　　我父母認為我太寵孩子了，是我沒有好好管他，他才會
　　這樣。我要如何讓他們瞭解我的孩子真的有障礙？

　　為了進一步評估這個問題，我和同事讓過動兒在數星期中服用興奮劑藥物（利他能），另外幾個星期服用安慰劑，然後觀察

親子互動的情況。孩子和母親都不知道哪些日子服用的是藥物、哪些日子服用的是安慰劑。我們發現，在服用藥物的日子裡，過動兒對母親的行為有所改善，而母親對孩子的行為也有改善，甚至和非過動兒母親的行為相似。這個研究顯示，媽媽的負面行為似乎是因應過動兒行為導致的結果，而非造成孩子過動的原因。因此，直接用藥物改善孩子的行為後，媽媽的行為也變「正常」了。

　　或許你也聽說過，家庭「功能失調」會導致過動症，因為過動兒的父母也更容易出現心理問題，甚至精神疾病。研究顯示，過動兒的父母（或直系親屬）較容易有酗酒、藥物濫用、反社會行為、憂鬱症等問題，或在孩提時代自己也是過動兒，在學校也有問題。過動兒的父母也表示，在身為父母這個角色上，他們感受到比較多的壓力，也比其他父母有較多婚姻問題。除此之外，過動兒的家庭也較常搬家。這些都會影響家庭的經營、父母對自己和家庭生活的管理，也會影響父母管理孩子的能力，而過動兒也因此在家中承受較多的壓力。

　　因此，許多人（包括某些專業人員）的心裡其實認為，過動症的成因就是結構不良、功能失調的家庭。但是，我可以提出好幾個論點反對這個看法。首先，過動兒家庭成員所出現的問題，很容易用前述的遺傳因素來解釋。我們應該期望在過動兒的親生父母和家庭成員中看到更多的過動症及其症狀，而我們的確可看到。這就解釋了為什麼過動兒的家庭成員自己可能會遇到更多麻煩，如較常搬家、較多的婚姻問題和較高的離婚率。正是因為他們自己的過動症相關症狀，造成了此類家庭問題。但導致孩子過動的並不是這些家庭成員的精神問題，以及由此產生的「不良」

家庭環境；罪魁禍首是父母擁有過動症基因，並將其傳給了孩子。

其次，後來的研究也不支持過動症是因為家庭問題或教養不當所致。研究發現，過動兒家庭成員中有精神問題的，大部分是有攻擊、反抗、反社會行為的過動兒的親人，而這個族群的過動兒親人，也較容易有嗑藥、酗酒、憂鬱及反社會行為。單純的過動兒（沒有嚴重攻擊行為）的親人，有這些嚴重行為問題的比率就沒有那麼高。這現象告訴我們，這些過動兒父母和家庭的問題，與孩子反社會、攻擊行為的發展較有關係，但不是孩子過動的成因。換句話說，由於父母的心理問題導致的家庭生活混亂或功能失調，可能直接和孩子發展出反社會、功擊性行為有關。因此，儘管混亂的家庭生活和父母的精神問題可能引起孩子的反抗、攻擊行為，卻不是造成孩子過動的原因。

最後，我自己的研究還有些發現。我和同事觀察過動兒及非過動兒父母的互動情形，並用攝影機拍攝下來。同時，我們又將過動兒分為兩組，一組行為較為對立、反抗和有攻擊性；另一組則否。我們發現較沒有攻擊性那組過動兒與父母的互動情形，跟非過動兒組的差異不大。攻擊性較強的那組過動兒與父母的互動則較為負向，父母和孩子雙方都使用較多的侮辱、貶低和命令，且正面的互動比另外兩組（沒有攻擊行為的過動兒組和非過動兒組）都少。有攻擊行為的過動兒組的家人也反映，他們在家中的衝突較多也較嚴重。與其他組相比，有攻擊行為的過動兒組的父母，認為自己有心理問題的也比另外兩組多。這個結論與其他研究發現一致，亦即父母的心理問題在攻擊性過動兒的家庭中更為常見，並且這與孩子的攻擊程度有關，而與過動症的程度無關。

同時，前面也提過，雙胞胎的研究顯示，兒童的家庭與成長的環境，對他們症狀的顯現沒有影響。

　　這些研究都告訴我們，過動症不是任何單純的社會因素——如教養不當、功能差的家庭——可以解釋的。相反地，研究顯示，過動兒會增加父母的壓力、破壞家庭生活。父母的不當教養或家庭功能不彰，會導致孩子反抗、攻擊行為的產生，但不是導致過動症的原因。

是因為電視或螢幕看太多嗎？

　　幾年前，專欄作家及家庭治療師羅斯蒙（John Rosemond）等人提出，過動症的主要原因是孩子看太多電視了——遠多於過去幾個世代的孩子。這樣的說法，和一般人認為孩子電視看多了會不容易專心的看法挺一致的。但就我所知，從沒有科學研究證明這種說法。雖然有些研究發現過動兒看電視比一般兒童多，但這並不能證明是看電視導致過動症。這些研究僅顯示兩者有關聯，但不是因果關係。甚至這些研究的結果也不一致，許多研究並未發現看電視與過動症有關。我和許多研究者認為過動兒電視看得多，是因為比起其他休閒活動，如閱讀，看電視較不需要花太多精力和持續的專注。在我所做的一個研究中，追蹤過動兒到成年，發現這些年輕成人患者看電視、玩電動、講電話、開車兜風的時間都比非患者多；非患者花較多的時間看書、學習和運動。這些結果只能告訴我們，過動症患者在休閒時間較喜歡做些什麼，不能因此就說從事這些活動較多是直接導致過動症的原因。反對羅斯蒙看法的最佳證據來自雙胞胎研究，這些研究發現，成

長環境和孩子過動症的程度沒有顯著影響。依照這些研究來看，看電視是雙胞胎共享環境的一部分，應該不是過動症的成因。

近年來，有人聲稱因為孩子在電腦前玩遊戲、手遊或使用社群媒體的時間太長，可能導致過動症或注意力不集中的情形。這樣的說法很難證實，因為過動症患者確實比一般人喜歡玩電腦遊戲或手遊。有研究顯示，約有 15% 到 20% 的過動症患者符合網路成癮的診斷；但這不代表在電腦螢幕前的時間和過動症之間有因果關係，我們只能說患者花比較多時間在電腦或手機上玩遊戲。顯然，花太多時間玩遊戲，尤其是在晚上，會影響正常睡眠，因而造成白天覺得疲累、想睡和上課不專心，這可能使過動兒注意力不集中的問題更加嚴重。因此，正如尼格在他的書中所建議的，父母應幫助孩子管理晚上花在電腦遊戲上的時間，以免對睡眠造成不利的影響。畢竟，約 40% 過動兒有睡眠方面的問題，晚上長時間在螢幕前，會惡化其睡眠問題。但目前還沒有證據顯示，花時間在電腦螢幕前會直接導致過動症。

過動症的風險因子

在孩子出生之前，某些父母或家庭特徵也會增加孩子患過動症的機率。然而，重要的是要知道，這些風險因素不一定會直接導致過動症。如果你有一個孩子被診斷為過動症，尤其是如果你或你的伴侶也有過動症，並且你擔心另一個較年幼的孩子可能會患上過動症時，那麼這些跡象可能是需要注意的。不過關於與過動症相關的許多因素中，並沒有任何科學證據指出這些因素本身

會導致兒童過動症。

父母和家庭的特徵

　　研究指出，過動父母生出過動孩子的機率是一般人的 8 倍，有大量證據顯示遺傳因素與過動症有關（見第 3 章）。在同一個家庭中，男孩比女孩更容易有過動症，但這當然並不意味男性本身會導致過動症。對此我們不太可能基於純粹的社會因素作出解釋，例如是因為父母對待同一家庭中男孩和女孩的方式不同所致。

　　孩子成為過動兒的其他家庭風險因素包括：(1) 媽媽的教育程度較低；(2) 父母的社經地位較低；(3) 單親；(4) 爸爸遺棄家庭。然而，這些因素對孩子過動症風險的增加非常小，不會導致孩子患上過動症。很可能還有另一種情況可以解釋這些風險因素和過動症，那就是他們都有同樣的基因特質。

懷孕時的特徵

　　有幾個研究顯示，媽媽懷孕或生產時有併發症的話，孩子有較高的機率是過動兒。媽媽在孕期反覆受到感染，也有同樣的結果。至於是哪一種併發症所致，並不如併發症的總次數來得重要。這些併發症會影響胎兒腦部正常發育而導致過動症；或者涉及另一個因素：媽媽本身是過動症患者。在這個情況下，媽媽的過動症導致照顧自己的能力不好，而較容易有併發症。因此，孩子是過動兒的原因，仍然是遺傳。這是前面討論過的非因果關聯

的一個例子。事實上，幾乎沒有證據表示這些併發症真的會導致過動症。

　　研究顯示，通常早產（前面已有討論）或出生時體重過輕的新生兒，日後被診斷出過動症的可能性比一般孩子高出許多，有時甚至高出 5 至 7 倍之多。三十年前就有研究顯示，可能是因為這類新生兒腦內有少量出血所致，如同第 3 章所述。超過 40% 腦內有小出血的嬰兒，在童年時會出現過動症狀（或其他發展障礙、學習障礙），而在出生時沒有上述情形的嬰兒，日後出現這些問題或障礙的情況就少了許多。

嬰兒期、幼兒期和學齡前階段的特徵

　　研究人員也發現，孩子早期發展的某些特徵，可以預估將來出現過動症的風險。同樣地，這並不意味這些特徵會導致過動症，只是當這些情況發生時，過動症有時也會隨之而來。動作發展遲緩、出生時及十二個月大時頭圍較小、羊水被胎便汙染、出生後有神經損毀的跡象、出生後呼吸困難、出生時體重過輕等，都是在「出生前後階段的合作研究計畫」（Collaborative Perinatal Project）中發現的與日後過動問題有關的因素，但是其風險也相當低。在嬰兒期或學齡前健康狀況較差、動作協調發展緩慢的孩子，在兒童期出現過動症的風險會比較高。

　　同樣地，表現出注意力不集中和過動跡象的幼兒，在兒童期患上過動症的風險可能較高，但我們認為這些特徵或上述早期發展特徵並不會導致後來的過動症症狀，而是它們可能是過動症本身的早期徵兆。

5

該有什麼期待：
過動症的發展本質

　　每位過動兒的父母都知道，過動症多麼讓人困擾，它使每一
天都成為挑戰。此症的本質，讓過動兒和每一個人的關係都出問
題，日常生活常規也可以變成一場場戰役。讓生活變得更輕鬆是
有可能的，一個好的開始就是停止跟不可避免的事情鬥爭。瞭解
此症的本質，有助於讓你知道什麼是你可以改變的，什麼是你無
法改變的。

　　全球兒童人口中約有 5% 到 8% 是過動兒（在美國約有 7%
到 8%）。也就是說，在 2016 年，美國 7 千 4 百萬名兒童中，有
370 萬至 590 萬可能患有這種疾病。不過，過動症這個標籤是相
對性的。第 3 章有提到一個看法，就是大多數個案只是落在所有
人都具有的正常特徵光譜的一端。有些患者症狀很輕微或是在邊
緣（正好低於診斷標準），有些患者症狀很嚴重。被診斷患有過
動症的人，是因為他們的症狀比 93% 到 95% 的同齡人和同性別
者更頻繁、更嚴重，且症狀已嚴重到影響主要日常活動（如家庭
運作、教育、工作等）。但即使在這個群體中，症狀出現的頻率

及嚴重度仍有差異。第 7 章會解釋，專業人員如何判定其嚴重程度。

> 我聽說在其他國家，沒有像美國這麼多過動兒，是真的嗎？為什麼在英國或法國，很少聽到有人被診斷為過動兒，也沒有這麼多人服藥？

我們知道，過動症的定義不斷在演變。有些國家可能甚至不承認這個疾病（法國、俄羅斯）；在英國，此症曾被視為品行問題；在東歐、前蘇聯國家或中國，可能稱這樣的孩子沒有紀律。但即使在這些國家，因為網路和科技的進步，增加了人們對過動症的認知，瞭解到此症是一個大人和小孩都可能有的法定疾病。很不幸地，諸如「行為問題」或「不守紀律」之類的標籤，使過動症一直被誤解為個人人格問題或不良教養。但事實上，此症應該是一個由基因決定、腦神經方面的障礙，在世界各地都有研究發現。但是，在診斷方面，各國量化症狀的方法不一。

過動症很難量化

想知道到底有多少過動兒，一般是針對老師和家長做調查，用行為量表篩選出有症狀的孩子。然後我們必須設定基準點，分數落在這個點之上的，就是所謂的過動兒。我們並不是選定特定的地區，針對此地區所有孩子做仔細的評估，因為那不太可行且成本太高。但這樣的方式，可以讓我們粗估到底有多少過動兒。這些研究發現，這比例在 1% 到 14% 之間。很顯然，基準點的

不同，得到的數字有很大的差異。

　　當然，過動症的診斷，不能只靠父母或老師填寫一個量表而已。詳細的診斷方法在第 7 章會討論，一個完整的診斷必須符合該疾病的所有標準。孩子的行為不只要與其他同齡、同性別的孩子差異很大（可透過量表看出），而且這些問題還必須在兒童期或青少年早期（12 歲之前）出現，持續 6 到 12 個月以上，且在生活中一個以上主要活動領域出現問題，像是家庭、學校或同儕關係。考慮上述所有條件，約有 5% 到 8% 的學齡兒童是過動兒，男孩是女孩的 3 倍。

　　媒體報導給大家的印象，讓人覺得過動症只有美國才有，其他國家很少或沒有過動症。這類報導似乎表示其他國家沒有這樣的診斷標準。其實這是誤導。就算有些國家不像美國使用這套診斷標準，並不代表他們的孩子不會患上這種疾病，只是他們沒有將這些患者診斷出來。可能是那個國家的專業水準不夠，不知道這方面最先進的研究進展，那是無知，不代表那個地區就沒有這個疾病。父母要知道，美國在兒童心理健康障礙方面的研究數量居世界領先地位，美國對兒童精神疾病的研究比世界其他地區的總和還多。因此，與其他國家相比，美國的專業人員更瞭解兒童疾病的最新研究和臨床管理。包括加拿大、澳洲、英國、荷蘭、西班牙、義大利、北歐國家在內的許多國家都認為：因為他們國家的專業人員和父母，都越來越瞭解過動症的存在及其本質，因此診斷率和用藥情形已大幅提升。

　　目前法國也是如此，以前常有社會評論家聲稱法國沒有過動症。如今，因為專業人員和社會大眾對過動症的認知漸長，主流媒體的報導越來越多，加上適當診斷程序的使用，都讓被診斷出

的案例數增加。事實上，法國有一個大型調查顯示，7.7% 的兒童符合過動症的診斷標準，即使沒有被專業人員發現和診斷出來，這個比例跟美國的數字差不多。有關過動症在全球發生率的更多資訊，請參見下面方框：

■ 美國以外國家的過動症發生率 ■

　　過去十五到二十五年來，在許多其他國家進行的研究發現，到目前為止，這些國家及其各族群中都存在過動症。研究顯示其發生率如下：

- 紐西蘭 2% 到 7%
- 德國 4% 到 6%
- 印度 5% 到 29%
- 中國 6% 到 9%
- 日本 7% 到 8%
- 荷蘭 1% 到 3%（青少年，兒童未調查）
- 巴西 5% 到 6%

　　已有越來越多國家發表了該國的過動症發生率，包括北歐國家、土耳其、伊朗、南韓、以色列和羅馬尼亞等，與美國的數字差不多。我們應可下定論，過動症是普遍存在於所有國家的疾病。各國發生率的差異，可能與調查的方法有關，不見得代表實際上的差異。

　　世界各國研究得出的平均發生率是 5% 的學齡兒童，男生較高，女生較低。也就是說，大約每 14 到 20 個兒童中，就有 1 個是過動兒，過動症已成為兒童最常見的疾病之一。這些兒童中有50% 到 65% 症狀會持續至成年，因此成人中大約有 4% 到 5%，也就是每 20 到 25 個成人中，就有 1 個有過動症。我在 2011 年對美國大量成人進行過一項調查，發現這一比例約為 5%，這與我 2006 年在哈佛醫學院跟凱斯勒（Ronald Kessler）等人的研究結果相去不遠。

　　如前所述，過動症在兒童時期中男生的比例較高，男孩約為女孩的 3 倍；但到了成年，性別差異幾乎消失了，男女比例相當（男比女約為 1.5: 1）。專門治療這種疾病的心理健康診所，男孩則是女孩的 6 到 9 倍，可能是因為轉介通報的偏差，人們傾向於將更具攻擊性且難以管理的孩子轉診到此類診所，而患有過動症的男孩通常比女孩更具攻擊性。很顯然地，此症的女性患者較易被忽略而得不到診斷和治療；但隨著專業人員開始注意到這個問題，情況正在迅速改變。

隨著孩子成長而發展

　　過動症最讓父母困擾的一點是，它會隨著孩子的成長而有不同的發展。孩子 6 歲時用的方法，16 歲時就不管用了。診斷為過動兒的學齡兒童中，超過 80% 症狀會持續到青少年，50%到 65% 會延續到成年，這取決於在特定研究中如何定義恢復正常。約有 40% 到 50% 症狀會持續到中年，此症症狀的嚴重程度

可能隨著年齡增加而下降，因此中年的發生率沒有那麼高。但也有可能是隨著年齡增加，有更多患者死亡。如前所述，患有過動症的成人過早死亡的可能性是其他人的 4 到 5 倍，通常是因為意外或自殺。這意味著我們追蹤過動症患者的時間越長，患有此症的人就越少。這也解釋了老年人口中（65 歲以上），此症的發生率下降到約 3%。父母最早發現孩子可能有過動症，是在孩子 3、4 歲或更小時。有些孩子在嬰兒期就難以照顧、好動、易怒或喜怒無常，有的則是到上幼兒園或小學一年級才顯現問題。就後者的情況而言，孩子在更小的時候可能就有徵兆，不過這些徵兆不會給父母帶來問題，也不會妨礙他們掌握相對簡單的發展任務。一小部分的孩子可能要到兒童期晚期或青春期早期，才會完全表現出過動症的症狀。但到 12 歲時，超過 90% 到 95% 的患者會出現足以符合過動症診斷標準的症狀。

學齡前的過動兒

許多研究顯示，高達 57% 的學齡前兒童在 4 歲時可能被父母認為不夠專心和好動。這些孩子中有多達 40% 其注意力不集中問題足以引起父母和老師的關注。然而，這些孩子的行為大多數會在 3 到 6 個月內有所改善。因此，小時候出現一些過動症的症狀是很常見的，通常在半年到一年內就可以恢復正常。即使問題較嚴重者帶去醫院做過動症診斷，也只有一半會在兒童期晚期或青春期早期被診斷為過動症。這告訴我們，3 到 4 歲時出現的過動症狀，不一定會持續。但早期症狀若持續發展一年以上，很可能就會一直持續下去到兒童期和青春期。這也告訴我們，幼兒

期症狀的嚴重程度和持續時間，決定了哪些孩子會是此症的長期患者。

　　這個年紀的過動兒常被老師和父母形容為動不停、像裝了馬達一樣、總是爬上爬下。他們固執、需要大人關注、永遠無法滿足好奇，這些對家長，特別是媽媽來說，當然是一大挑戰。他們需要比別的孩子更多的照顧和看管，有時候甚至得限制行動，要不然媽媽無法完成必須做的家事。這些孩子易怒、適應能力差，這可能讓媽媽非常苦惱。不聽話是常有的事，至少 40% 到 80% 有嚴重的對立反抗行為，尤其是男孩。雖然一般學齡前的孩子，常有鬧脾氣、耍賴的現象，但他們的頻率更高、強度也更強。

　　雖然學齡前過動兒的媽媽認為她們有能力處理孩子的問題，但這自信心會隨著孩子的成長漸漸消失。父母會發現對別的孩子有用的管教方法，對這個孩子卻無效。

　　孩子上了幼兒園，父母更會感到額外的壓力，因為學校會開始抱怨孩子在校的不當行為。孩子要是非常過動甚至攻擊性強，被學校踢出也不稀奇。從此開始了學校適應的問題，這些問題在整個義務教育期間困擾著許多孩子。其他症狀較為輕微、沒有對立和攻擊行為的過動兒，若加上智商較高，上課時數又較短，在幼兒園裡的情形可能還好。

　　很多年紀尚小的過動兒媽媽告訴我們，要幫孩子找保母有多難，這嚴重限制了父母的行動能力和獲得休閒的機會，對於單親父母來說更是如此。難怪許多過動兒的父母回憶說，孩子學齡前的那段時間，是他們壓力最大、最辛苦的一段日子。

學齡階段的過動兒

　　過動兒一旦入學，就開始面臨沉重的社會負擔，至少持續十二年。這是主要日常活動中受影響最嚴重的領域之一，為患者自己和父母帶來最大的痛苦。一個孩子學校生活要順利，必須能安靜坐好、專心、聽話、服從、抑制衝動行為、合作、有組織能力、依指示做事，以及與其他孩子分享、玩耍和好好相處。毫不奇怪，絕大多數過動兒被認為在學習方面落後、課堂行為上有偏差，通常要入學一兩年才能進入學習狀況。父母這個時候不但得解決孩子在家裡的問題，還要幫助孩子適應學校和社會需求的負擔。遺憾的是，父母還必須忍受老師的抱怨，他們認為孩子在學校的問題都是因為家長失職，特別是飲食問題、螢幕時間過長或父母的教養能力差。

　　常常，在孩子入小學前一年、幼兒園大班這個階段，父母得面臨要不要讓孩子再念一年幼兒園的抉擇，因為孩子的行為「不成熟」，功課又可能跟不上。很多學校一年級就開始有家庭作業，這對孩子和父母都是額外的負擔。因為下課後和晚上的時間，原本是家庭活動或社交活動時間。因此，家庭作業時間成為家庭衝突的另一個領域。過動兒當中有 20% 到 35% 有閱讀障礙，這會在學校開始教學生閱讀時被注意到。這些孩子的學業成績因這些障礙而倍受影響。特別是有數學和寫作障礙的孩子（約 15% 到 25%），這些問題通常要到上小學幾年後才被發現。就算沒有學習障礙，大部分過動兒也因為成績不穩定與學校生活的不適應，而感到困擾。

　　在家裡，父母常抱怨過動兒不像其他同齡孩子一樣能分擔家

事，他們連日常小事以及穿衣、洗澡，都要人幫忙。雖然哭鬧的
次數不像小時候那麼多，但一碰到挫折，還是會比一般孩子常用
哭鬧來表達。他們通常很少被別人容忍，或被逐出音樂課、運
動或童軍等社交活動。如果他們以前還沒有開始拒絕參加一些社
交活動，在這時期會開始拒絕參加。別的小朋友因為討厭他們，
所以開始躲避他們，導致過動兒在學習適當社交技巧方面備感困
惑，漸漸自尊心會變得低落。

　　然而並非所有過動兒都是自尊低落，事實上，很多孩子在人
前反而是過度正面、誇大自己的能力或表現得有多好。肯塔基大
學的迪納（Mary Beth Diener）及米立認為，這種自我吹噓其實是
一種自我保護，因為他們害怕承認自己實際上沒有那麼好，但又
希望在別人眼裡的自己是不錯的而被喜歡。另一個原因是過動兒
的自我覺察通常比較有限，因此他們不瞭解自己在任何發展或社
會適應方面有什麼問題。此外，他們的社會不成熟可能導致承擔
責任的意願降低。於是，他們就把所有的不如意，都怪到父母、
老師和同學頭上。

　　到童年晚期和青春期早期，許多過動兒的社會衝突模式已
經確立。7 至 12 歲的過動兒中，至少有 30% 到 50% 已發展出行
為規範障礙和反社會行為，如說謊、偷東西和反抗權威等；超
過 25% 會與人打架；沒有發展出精神、學業、社會能力問題的
是少數，這些過動兒的青春期通常狀況較好，主要是在學業成就
方面會有問題。大部分的過動兒在此時已開始使用過動症藥物，
有半數會接受個人或家族治療。在六年級結束前，約有 30% 到
45% 會接受特殊教育的幫助。

青少年期的過動兒

1970 年代許多追蹤研究的結果，排除了過動症到青少年期就會好的看法。70% 到 80% 經過臨床診斷的過動兒，症狀會持續到 16 歲；25% 到 45% 會發展出反社會行為和行為規範障礙症；20% 到 30% 有物質濫用，包括喝酒、抽菸或吸大麻；58% 至少留級一次，其留級或休學、被退學的比例是非過動兒的 3 倍。

雖然 1970 年代的研究，包括我自己做的研究，都顯示約有 35% 的過動兒輟學；然而 1990 年代的追蹤研究顯示，大部分過動兒完成了高中學業，跟一般人的統計數字差不多。這可能是因為 1991 年開始，過動兒根據聯邦法規有資格接受特殊教育服務，因此他們在教育體制內受教的時間比過去長了許多，也有更高的畢業率。但即使如此，過動兒在數學、閱讀和拼寫的表現上仍然較差。

非過動症患者在這個年紀所面臨的認同、同儕接納、異性交往、開車、身體發育等，對此時期的過動兒來說是另一種痛苦的來源。也許這就是為什麼最近的研究顯示，雖然過動症的症狀可能會在青春期有所減輕，但主要日常活動的問題卻在增加。我認為這是由於青少年在更多生活領域上比兒童有更多獨立機會，但這對過動兒來說會導致功能障礙。在少數情況下，會出現悲傷甚至憂鬱情緒；其他人可能表現出缺乏自信、對未來成功無望、擔心學業、怕別人不接納的問題。

我和費雪的追蹤研究顯示，青少年過動症患者比別人早開始有性經驗，且較沒有避孕措施。我們的樣本中有超過 38% 的青

少年懷孕；超過 17% 在 19 歲前就因性行為感染疾病。21 歲時，
過動組總共生了 37 個孩子，相較於非過動組只生了 1 個孩子。
我們也有他們駕駛方面的紀錄，發現他們因超速被開罰單是別人
的 3 到 4 倍，發生意外的機率則是 2 到 3 倍；且在這些意外事故
中，所帶來身體上的傷害和金錢上的損失也較嚴重。父母在這些
方面，對過動兒應該多加注意，也要多和孩子討論避免這些負面
結果的方法，像是駕駛時要服用藥物。

成年人的過動症

　　根據研究顯示，有 50% 到 65% 的過動兒，症狀會持續到成
年。雖然其中很多人可以就業或獨立賺錢，但教育程度和社經
地位相較之下比其他人低，甚至也比自己的手足低。他們之中
20% 到 45% 因反社會行為帶來麻煩，25% 符合成人反社會人格
障礙，這是一種從青少年早期開始反覆出現的反社會和不負責任
的行為模式。

　　只有 10% 到 20% 的過動兒在成年後沒有任何精神疾病、功
能良好，並且沒有明顯的障礙症狀。其他大部分患者都延續著兒
時或青少年時期的問題，長時間處理這些問題可能會造成悲劇性
和無法彌補的損失。其中 25% 仍然反社會，在三年內攻擊他人
的可能性是一般人的 4 倍。

　　就壓力不大、通常由青少年從事的兼差工作而言，他們的表
現和別人差不多；但在成人的職場，他們會遇到一些問題，考績
和職等就落於人後了。我的追蹤研究顯示，他們換工作的頻率較
高，也容易因為不當行為和自我控制能力差被開除。和念中學時

一樣，若沒有人監督，他們很難獨立作業、準時交件、維持穩定的生產力，也很難與同事和睦相處。

成人患者和過動兒一樣，都有注意力不集中、抑制功能差、難抗拒分心、情緒控制差，以及自我調節和自我管理方面的問題。他們雖然不像小時候那樣過動，但還是常描述自己焦躁不安、總是在忙來忙去；有些人甚至說他們內心比其他人更不安、更緊張。成人患者的壓力在於他們必須像一個成年人一樣負起責任，不像過動兒不必開車、沒有性生活、不必管錢、不需維護健康、沒有婚姻、不用工作。因此，這種疾病對日常責任的處理和生活需求的影響，比疾病本身的障礙更大。所以在成人身上，我們看到此症的後果更為廣泛和嚴重，如先前談到的，那是因為成人面對的事情、需負起的責任更多所致。

一般來說，成人患者的治療方法跟過動兒是一樣的。診斷之後，瞭解此症是第一步。兒童使用的藥物，對成人一樣有用，只是劑量要做調整。除此之外，再搭配其他的心理治療很重要，要調適的困境雖各有不同，但原則是一樣的。

舉例而言，我們不可能在成人患者的辦公室，像在孩子的教室一樣，使用代幣制度（見第 11 章）幫助他完成工作；但我們可以用同樣的原則，增加他向主管報告進度的頻率，而且是更即時與明確的回報。我們可以要求他把工作分為幾個小部分，在一大早就先設定當日上午的工作目標，主管可以檢查進度，如達到目標，就給予肯定。

我們知道，過動兒長大之後，要面對更多更大的挑戰。有些困擾可以透過長期治療來預防，但不要認為從此就一帆風順。目前還不清楚是什麼決定了誰能擺脫過動症。當然，有些症狀較輕

微的、沒有合併其他障礙、智商在平均以上者，或許較有機會克服過動症。和一些非過動兒一樣，有些過動兒也有一些優勢，如較高的智商、沒有攻擊性或反抗性、得到較良好的照顧和監督、父母本身沒有心理問題、父母有較高的社經地位，可以得到經濟、醫療、精神心理方面和社區等的各項資源。

隨著情境改變的症狀

對過動兒父母更大的挑戰是，過動症的症狀不只隨著孩子的成長而有變化，還會隨著情境改變，如孩子在什麼地方、被要求做什麼、誰在照顧他等。1970 年代後期我做了一個研究，檢視不同情境下的過動兒與父母相處時的問題。結果發現，當環境的限制越少、事情難度越低時，過動兒的表現和一般孩子的區別就越小。後續研究也有類似發現。

我在 2015 年過動症診斷與治療手冊中回顧的研究顯示（請見書末的建議閱讀），過動兒在下列情境下表現較好：

陌生的環境或新事物：過動兒在學期初表現通常比較好，面對新的老師、同學、教室、甚至器材時，隨著對學校的熟悉程度增加，他們開始感到厭煩，行為會在開學後幾週內惡化。同樣地，與不常碰面的祖父母相處時，也比較少找麻煩，因為祖父母會給他們較多一對一的關注，也比較不會像父母一樣要求他們自我控制。在這種時候，過動兒很可能表現得會比平時更好。研究還顯示，在單調的教科書之外，若有顏色較多、明亮、好玩、刺激的教具，過動兒的學習表現也較好。

　　表現好時即時獎勵：過動兒通常在能獲得立即回饋的情境下，較能專注和堅持完成任務，因此在玩電動時通常比做功課專心，因為這類任務的回饋很少也不立即。前面有談到，即使是玩電動的時候，還是看得出來他們和一般孩子不一樣的地方，仍然比較不專心和容易分心、難以抑制衝動，協調性也較差。如果答應他們在完成任務後立即給予獎勵時，他們的表現通常比較好。但如果給予獎勵的時間或數量減少，他們的行為馬上又會出問題。這樣戲劇性的改變，讓研究人員質疑過動兒的注意力缺陷問題是否是真的。他們更符合自我調節（執行功能）缺陷的觀點，在對這些能力提出更高要求的環境中，他們表現得也最糟糕。

　　個別的關注：在與別人一對一互動時，過動兒較少過動、較能專心、較不衝動。在團體中，過動兒的表現可能會最差。與祖父母相處時，他們的表現可能最好，因為祖父母會給他們個別關注。反覆提醒和密切監督，可以改善他們的表現。

　　吃力的科目安排在上午：過動兒在一天不同的時間，症狀程度也會不同。他們的課業表現在早上時會比在其他時間更好。因此老師可以把最枯燥、最困難、最需要專心和自我控制的學科，安排在上午。而顯然地，傍晚時分做功課肯定會有麻煩，除非孩子正在服用緩釋型（extended-release）藥物。

伴隨過動症的其他問題

　　臨床上很少看到孩子單純只有一種障礙，到我這裡求診的過動兒，只有少於 20% 是單純的過動兒。他們通常伴隨有其他問

題，這個現象稱為**共病**（comorbidity）。特別是過動症患者，比較容易有其他醫療、發展、行為、情緒、學習方面的問題。

智商

過動兒的智商從低到高都有。有些研究發現，過動兒的心智和智力發展稍微落後於一般孩子，雖然落差不大，但這差別是達到統計上有意義的程度。過動兒在智力測驗中的平均得分，可能比一般孩子落後 7 到 10 分。但這個差距更可能反映的是過動症對他們應試能力造成的影響，而不是智力的問題。但其中一些也與他們在執行功能方面的缺陷有關，因為這些能力是智力測驗的一部分。

學校表現

過動兒的學習表現通常都有問題，包括能完成功課的量，以及在教室的行為。幾乎所有被轉介到診所的過動兒，在學校的表現都不好，這也是他們被轉介到診所的主因。他們在學習上至少有兩大問題：(1) 他們在相同時間內無法像其他孩子一樣做的那麼多（效率差），也無法完全發揮自己的能力，因此成績較差，或是留級；(2) 他們的成就比一般孩子稍差，而且可能年年下降。有 40% 以上的過動兒，因為學習障礙或行為偏差而進入特教資源班，這並不讓人意外。在上高中之前，高達 40% 的過動兒至少留級一次，這也不足為奇。在一個需要專心、自我調節和持續努力才能成功的環境裡（例如學校），對過動兒的影響是

很大的。

　　過動兒也比一般孩子容易有學習障礙。學習障礙是指在學習成就上有嚴重的落後，包括在閱讀、拼寫、數學、寫作和語言上。大約 20% 到 30% 的過動兒，至少有一種學習障礙，如數學、閱讀或拼寫；在一些研究中，學習障礙的盛行率甚至更高。

　　為什麼過動兒中有學習障礙的人是非過動兒的 3 到 5 倍呢？我們還不知道原因，不過答案可能和基因有關，這兩種障礙都和遺傳很有關係。最近的研究顯示，至少對於閱讀障礙而言，這兩者往往不會同時遺傳；也就是說，過動症的大部分基因與閱讀障礙的基因不同，但其中一些基因可能是兩種疾病共有的，這可以解釋這兩種障礙都有不能專注和反應較慢的問題。二十多年前，科羅拉多大學的吉利思等人的研究發現，有些過動症基因也可能出現在某些學習障礙中，如寫作和拼寫，但這還需要更多研究來證實。有關數學方面的障礙和過動症的關係，還不曾被研究過。雖然大部分過動兒在語言發展方面沒有嚴重的落後，但他們通常在語言表達和流暢性方面，比一般孩子容易有問題。

　　雖然研究人員還不知道，為什麼過動症患者容易出現學習障礙，但麻州綜合醫院和哈佛醫學院的班德門等人的一項研究，支持了一個有趣的假設。他們發現，過動症成人患者的配偶與生下的孩子，常有學習障礙（如閱讀障礙），反之亦然。這種情形稱為**非隨機交配**（nonrandom mating），也就是說，具有某些特徵的人傾向與具有其他特定特徵的人結合。人類通常不會隨機交配，而是為了後代選擇伴侶。這對女人尤其真確。人們通常會用教育程度當作選擇的條件之一，因為那是一個智力的指標，雖然不完全準確。過動症和閱讀障礙在很大程度上都和遺傳有關，也

都會影響到學業表現。因此這兩種障礙的人，因為教育程度相當，常有同樣的社交圈，增加了彼此成為伴侶的可能性，而生下的孩子可能兩種疾病基因都遺傳到。當然，我們需要更多的研究驗證這樣的解釋，但它確實提供了一個合理的解釋。

其他心智能力

在面對知識和社會問題時，過動兒比較不會用複雜、有組織的策略來解決問題。正如第 2 章討論到的，他們的衝動和注意力不集中，讓他們在解決問題時吃虧許多。當他們需要考慮如何對情況做出反應時，他們比較無法有效搜尋記憶與思考。這些就是所謂的後見之明，第 2 章也有提到，過動兒為何無法運用過去經驗的後見之明。過動兒在記憶方面沒有困難，他們可以像其他人一樣儲存和檢索資訊。然而，如前所述，他們的工作記憶確實有問題。工作記憶是有意識地將完成某事所需的資訊，保存在腦海中的能力。可以把它想像成要記得做某事，尤其是等一下要做的事情，過動兒在這方面特別有問題。當在進行必須深思熟慮的工作時，他們的問題就來了，因為他們必須抑制太快反應的衝動，轉而去思考問題。因此，難怪很多研究顯示，過動兒在學習和做作業時，較缺乏組織性或計畫性。

生理的發展

幾個大型研究顯示，與非過動兒相比，過動兒在身體發育方面的問題較多。1985 年，加州柏克萊大學的哈次和林伯特發表

了一項對於 492 名過動兒的研究結果，在 30 個問題中，過動兒比一般孩子更容易出現 19 個問題；但也有其他研究的結論不一致。下面針對幾項個別問題做討論：

先天的問題：上述研究顯示，過動兒的母親比非過動兒的母親，有較多懷孕時的併發症。過動兒也更有可能在出生後不久出現醫療問題（先天的問題），而且在嬰兒期的健康狀況較差。

聽力和語言：儘管沒有研究顯示過動兒比非過動兒在聽力發展方面有較多問題，但有研究顯示過動兒較容易有中耳炎的問題，不但可能對聽力有影響，也可能影響語言的發展，然而，研究結果不太一致。但如前所述，過動兒在在語言發展方面較慢，尤其在如何組織和使用語言來有效完成任務和目標方面。

視力：似乎較多過動兒有視力方面的問題，但研究結果並不一致。

動作協調：哈次和林伯特的研究發現，過動兒較晚才會爬的比例比對照組高（6.5% 相對於 1.6%）；但 93% 以上的過動兒，並沒有較晚才會爬的問題。此外，高達 52% 的過動兒有動作協調的問題，相對於非過動兒的 35%，尤其是精細動作方面，如扣釦子、綁鞋帶、畫圖和寫字。這些研究已在美國和其他國家，如瑞典，被重複多次，都有相同的結果。

生理特徵：一個有趣的發現是，過動兒的生理特徵，比非過動兒多一點輕微的異常，包括食指比中指長、小指彎曲、第三腳趾比第二腳趾長或一樣長、耳朵長得比較低、沒有耳垂，或有溝紋舌等。但是，近來有研究發現，有精神障礙的孩子都比較容易有一些生理特徵異常，因此這不是過動兒獨有的特點。

健康狀況：就一般健康狀況而言，過動兒的問題似乎比非過

動兒多。多達 50% 以上的過動兒母親描述孩子在嬰兒期健康不佳，非過動兒的數字比這少了一半。我們不知道為什麼過動兒的健康狀況問題較多，但有其他精神方面障礙的孩子，通常健康也比較差。

同樣地，過動兒有夜裡尿床、大小便訓練問題的也比較多。但所有有精神障礙的孩子也都如此。

父母常抱怨過動兒晚上睡不好，有研究顯示他們需要長一點的時間才能入睡，夜裡醒來次數也較多，或醒來時覺得很累。多達 40% 以上的過動兒有睡眠困擾，有些是睡眠習慣的問題（該睡覺時不睡）；有些真的是睡眠障礙，如頻繁地醒來、呼吸困難、睡眠呼吸中止、睡醒時異常疲累等，若有此情況需要到睡眠實驗室進行評估。雖然有些睡眠障礙的孩子，也常有不專注的問題，有些也過動，但在本質上和過動症的診斷是不同的。

過動兒發生意外的機率也比較高。研究顯示，過動兒常經歷各種意外傷害，包括燒燙傷、誤服有毒物質、皮膚被劃破、閉合性頭部創傷、行人車禍（騎腳踏車時）以及其他各種外傷。因此過動兒的醫療費用比一般孩子高出 1 倍以上，其中大部分費用與較常進出急診室有關。最近更大樣本數的研究顯示，有固執、反抗行為的過動兒出意外的機率，比單純的過動兒更高。如同前面提到，過動兒容易發生事故的一個結果是，他們在童年期即喪生的機率是一般孩童的 2 倍，而成人患者早逝的機率是一般人的 4 倍。

適應功能

　　西雅圖兒童醫院的史坦（Mark Stein）等人的研究表示，過動兒在適應功能的發展方面明顯遲緩，包括照顧自己、與他人良好互動和溝通，以及獨立於父母等。適應功能包括：照顧自己的能力（穿衣、洗澡、吃飯、大小便等）、語言和人際互動技巧（分享、合作、守信、遵照指示、注意安全等），以及成為社會中的獨立個體（瞭解金錢和經濟交換的意義、遵守社會規則、知道如何運用資源等）。史坦等人發現，即使過動兒的智力正常，在這些方面的發展仍然顯著落後。我和雪爾頓（Terri Shelton）等人的研究發現，如同史坦指出的，過動兒在適應功能方面的發展遠落後於一般孩子。我們仔細研究這方面最差的 10% 過動兒，發現他們發展出行為規範障礙症和反社會、攻擊行為的風險最高，他們在學校的表現也較落後。與適應功能正常的過動兒相比，父母表示與他們在家中的相處壓力更大、衝突也更多。在追蹤研究這些孩子三年後，我們發現他們的適應能力差，可以預期未來的反社會行為、學業表現不良、父母的困擾和家庭衝突。這告訴我們，學齡前適應能力差的過動兒，日後可能在學校、家庭和社會生活上遇到困難。

行為和情緒問題

　　過動症也常伴隨其他行為和情緒障礙一起出現。早從嬰兒期開始，過動兒就比非過動兒難照顧、要求更多。多達 80% 的過動兒，除了本身的症狀之外，至少還有另外一種精神障礙，約有

半數可能同時合併兩種或以上的其他障礙。少數過動兒也比其他的孩子容易有焦慮和憂鬱的情形，雖然不見得達到臨床上診斷的標準。

專業人員都認同過動兒較易有對立反抗行為。三分之二（或更多）的過動兒非常固執，比其他孩子更常跟父母吵架。那些有反抗行為的過動兒，也常會攻擊別人，他們比同齡孩子易怒、逞口舌之快、好打架。這些行為問題可能發展成更嚴重的反社會行為，如撒謊、偷竊、打架、翹家、損毀物品或其他犯罪行為。根據我的研究，高達 65% 的人最終被診斷為對立反抗症（見第 1 章），其中 45% 會發展為更嚴重的行為規範障礙症。

過動兒與其他孩子的相處

過動兒和同儕的關係通常都不太好。匹茲堡大學西部精神醫學研究院的派爾漢（William Pelham）與班德（Mary Bender），回顧了關於過動兒社會關係的研究，他們估計超過 50% 的過動兒有嚴重的人際關係問題。當與其他人共同做一件事時，過動兒不專心、愛搗亂、不成熟、激怒別人的行為，往往會影響與同儕的互動。而且雖然他們話很多，卻不是在回應別人的問題。根據我的理論和一些相關研究顯示，過動兒較不會與其他孩子合作、分享，也不太能做出並遵守相互交換好處的承諾——所謂的互惠或**社會交換**（social exchange），這是發展友誼和有效人際關係的核心。由於過動兒缺乏支持這種互惠合作的社會活動所需的執行功能，很容易理解為什麼他們幾乎沒什麼朋友可以一起玩。

父母看到這一點當然很心疼。做父母的都希望自己的孩子被別人喜歡、有朋友、被邀請去別人家玩，並和同儕建立親密的關係。我們知道，朋友關係可以在成長過程中幫助我們度過難關。過動兒的父母眼見孩子無法維繫友誼，當然有理由操心。

最後幾句話

你從這一章應可瞭解，過動兒不是都一樣的；不只症狀嚴重程度各異，也可能伴隨不同的其他問題。有些人會表現出不同的行為模式、發展模式和風險；有些人只是單純過動；有些人同時有學習障礙、攻擊行為、反社會行為以及很差的人際關係。他們共有的特質是自我調節能力較差，亦即抑制自己的行為、持續做一件事，並為目標和更廣泛的未來努力的能力。當然，他們都需要我們的照顧、支持、引導、養育和愛，儘管這是一個很大的挑戰，孩子也不見得會感激我們的付出。

6

過動兒的家庭環境

　　過動兒不是活在真空中。在不同的社會網絡和系統中,過動兒占有一個位置,其中最重要也最直接的一個系統,就是家庭。恕我直言,傳統上我們的理論、評估和治療,都忽略這一點,而把焦點放在孩子個人及其行為上。若不知道這個社會環境是如何與孩子互動的,沒有人可以真正瞭解這個疾病──它的成因、傷害、病程與結果。過動症的診斷取決於我們對這一點的體悟。這個社會環境對孩子的看法,決定了哪一個孩子會被轉介、診斷和治療;而過動兒的預後,也同樣繞著這個因素打轉。要瞭解誰會得到過動症、誰的症狀會持續下去、誰會有衍生的問題、誰會漸漸好轉、誰會有悲慘的成年,不能不參考這個社會網絡。因此,只單單知道這是一個過動兒,我們很難預估他的未來,也很難為他安排治療計畫。我們必須知道孩子生長、互動的環境脈絡,例如他與誰互動,或誰會影響他。

　　知道過動兒會給家人帶來什麼影響、家人又如何影響他,以及父母如何處理其行為,會幫助你瞭解孩子和自己,甚至你的整

個家庭。這本書帶你走上的發現之旅，也是一趟身為父母的自我探索之旅。在閱讀本章時，想一想你通常如何回應孩子的合宜行為；對他不恰當、搗亂、需索的行為，又是如何反應的。再想一想，孩子是如何對待你，他會勾出你什麼反應，你們的關係品質如何。再繼續檢視孩子如何影響家裡其他的人，他們又是如何對待他。你結婚了嗎？還是有伴侶同住？你的婚姻或與伴侶相處的困難，是否影響到你和孩子的關係，特別是這個過動兒？或者你的婚姻或伴侶是你撫養孩子和管理家庭需求的力量來源？你是在家還是在外工作？這是否給你的家庭和親子關係帶來壓力？或者你的工作帶來的自我成長和成就，幫助你成為一個更有力量的父母？在這裡，我會提供過動兒和家人互動的研究結果，最終目的是鼓勵你從這些科學發現中找到線索檢視自己，看看你的家庭是不是有你想改變的地方，然後對自己承諾你真的要改變。後面的章節，會幫助你實現這個目標。無論如何，顯然你很想要改善親子關係的品質，不然不會看這本書。

　　瞭解過動兒的家庭環境非常重要。原因如下：

　　首先，過動兒家庭的親子和手足互動對所有家庭成員來說，會比一般家庭有壓力且負向。儘管過動症的成因有強大的先天遺傳傾向，但無疑地這種社會互動的差異，會給過動兒帶來額外的問題。

　　第二，研究顯示，過動兒的父母和手足，比一般人容易經歷心理問題或精神障礙，包括他們自己的過動症症狀。事實上，過動兒的父母之一，有 25% 到 40% 可能也有過動症。家中其他成員的困難，當然會影響到他們如何看待、管教、養育和愛一個過

動兒。這些會以獨特的方式發揮作用，影響孩子長大成人，甚至可能開啟一個惡性循環：

- 有個人問題的父母，通常認為過動兒表現出更具破壞性的行為，比一般父母更難把孩子的行為處理好。
- 這些看法會影響父母對孩子行為的反應方式，有時會導致不必要負面情緒、嚴厲懲罰，或無論孩子做什麼都感到憤怒。
- 相對地，孩子得到的鼓勵、讚美和溫暖比較少。
- 這種對待孩子的方式會反過來影響孩子對父母的行為，變得更反抗、固執、好辯，也發生更多衝突；或者相反，孩子變得更退縮、焦慮、心灰意冷或憂鬱。
- 這更加強了父母認為孩子有問題、難教養。
- 繼續下一個循環。

　　這不代表父母就是孩子過動與反抗行為的主要成因，但這說明了親子關係會影響孩子行為問題的嚴重程度，以及父母感受到養育孩子壓力有多大的看法。

　　從 1980 年以來，關於過動兒對待父母的方式以及父母對他們的反應，已經發表了大量科學研究。我在自己早期研究生涯中也投入心力瞭解這些相互作用模式，以及如何透過各種治療改變這些模式。研究結果告訴我們什麼呢？

過動兒和母親的互動

第一個直接觀察過動兒和母親互動的研究，出現在四十多年前。例如，早在 1975 年，匹茲堡大學的坎伯等人觀察到，與母親一起完成一項任務時，有過動症的男孩比其他男孩更容易引發互動。他們和母親說比較多的話，並請求較多的幫助。簡單來說，這些孩子在與母親的互動中，似乎需要更多的關注、更多的交談和尋求更多的幫助。過動兒母親也比其他母親給予孩子較多的建議、允許、不允許和指示他們不要衝動。換句話說，過動兒的母親比其他母親更常介入孩子的行為和自我控制。長時間下來，這種程度的互動和監督會讓母親備感壓力和疲憊。

在我早期的研究中發現，面對母親時，過動兒比較不聽話、負向，且不能持續做一件事。與其他母親相比，過動兒的母親給孩子的指令比較負向，較不常回應孩子。我和坎伯都發現，在與母親的互動中，過動兒的話較多。

後來我又進一步發現，這些互動衝突會隨年紀改變（與性別無關），無論是不是過動兒，母親與孩子之間的衝突，都會隨著年紀的增長而減少。但不管是哪個年齡層，過動兒的行為都跟非過動兒不同；當然，過動兒母親的行為也跟非過動兒母親不一樣。所以，雖然家庭中的關係有希望改善，但證據顯示似乎還是無法完全正常。

過動兒和父親的互動

> 我在教養孩子時困難重重，但我的先生卻沒有那麼多困
> 擾，為什麼？

我不斷聽到過動兒母親告訴我，孩子和父親在一起的時候，好像比較乖。三十五年前，我和托馬奇（James Tallmadge）將過動兒與母親、父親的互動情形，用攝影機分別拍攝下來，觀看影片之後，整體而言，我們沒有發現太大差異。但我們注意到，孩子與父親在一起時，的確較少有負面行為，而且比較能持續完成任務。

我不知道為什麼會這樣，可能跟這個事實有關：在與過動兒在家中互動方面，母親通常比父親承擔更多責任，尤其是在督促孩子寫作業和做家事方面，即使母親是職業婦女，情況仍然如此。對過動兒的自我控制缺陷施加壓力的人，當然衝突就較多（請參閱第 18 章的例子）。母親通常也比較會用口頭的說理和情感訴求，希望孩子聽話，但口頭的讚美和講道理對過動兒較沒有用。父親可能比較不會說一大堆道理，而是迅速對不服從者施加懲罰。或許少說話、能明快處理孩子行為的人，無論是好的或不恰當的行為，過動兒就會比較聽他的話。當然，我們也不能排除父親在體型和力氣上的優勢，讓孩子比較不敢造次的可能性。

雖然我們不知道真正的原因，但這事實的存在，會造成父母之間出現問題。父親可能會覺得是妻子誇大了問題，要不就是她太寵孩子了，甚至於認為需要專業幫助的是媽媽而不是孩子。這樣的場景我在兒科醫師那兒也見過：當男性醫師能夠輕鬆處理一

名過動兒時，就會認為孩子的母親太歇斯底里或無能。父親和男性專業人員應該要認知到這一點，孩子（尤其是過動兒）對母親和父親的反應是不同的。如果對這一點有所懷疑，可以試試讓父親擔任每天照顧孩子的角色，看看他的觀點會不會漸漸趨近於母親。

過動兒與手足的互動

　　過動兒與兄弟姊妹的互動，似乎也跟沒有過動兒的家庭不一樣。過動兒比較好辯、製造混亂、對兄弟姊妹大聲叫嚷、鼓勵別人做一些不好的事或搗蛋，難怪他們與手足之間的衝突會比較多。過動兒年紀越小，這現象越明顯。

　　我們要如何讓孩子瞭解為什麼他們的姊姊跟他們不一樣？他們不懂為什麼任何事都要依她。

　　家中沒有過動症的孩子心裡是怎麼想的？和這樣一個干擾別人、令人困擾的人一起生活，會讓人覺得厭煩與生氣，有些兄弟姊妹會為了得承擔較多家事而抱怨。父母給予過動兒較多的時間與關注，常是讓其他孩子忌妒的原因，尤其是沒有過動症的孩子是弟弟或妹妹時。很少有人研究這些手足的互動，如何影響他們彼此的關係。但不要忘了過動兒的手足，也有三分之一或四分之一的機會是過動兒。若真如此，那對家庭造成的困擾就更大了。

過動症如何影響親子互動？

　　過動症對親子互動有什麼影響？我們可以先從此症的症狀來看。過動兒的不專心、衝動和過動，以及自我調節方面的困難，通常不符合父母對孩子的要求。日常生活中很多事的完成都需要孩子自我克制、保持專注、持續努力、良好的時間管理、組織能力，以及忽略當下更有趣的事。當過動兒難以遵守指示或完成日常工作時，很自然地父母會忍不住給予指導、控制、建議、鼓勵和最終的憤怒。但是就算沒有要孩子完成什麼任務，他們的過動、話語、情緒和噪音，長時間下來也會讓人覺得干擾和不悅。

　　那麼，是誰導致了這種交互循環的衝突？孩子和父母都是衝突上升的原因，但孩子引起的可能更多。不過也要記住，孩子並不是故意這樣做的。有人研究過動兒和家人以外的人互動的情形，例如老師和同學，發現只要過動兒在教室裡，老師會和母親一樣，增加對孩子的命令、訓斥和管教。同樣地，當過動兒進入一個團體時，其他孩子就會變得像「小媽媽」一樣，給過動兒更多的命令、指導和幫助。如果這些都無法鎮壓住過動兒的過動和搗亂行為，其他孩子就會開始生氣、嘲諷、羞辱過動兒，或直接拒絕互動。如果做不到這一點，他們就會遠離這個不守規矩、無法無天又愛操控人的孩子。

　　研究顯示，過動兒服用藥物治療之後，母親、老師和同儕對他們的命令、反對和控制的量會減少到跟對非過動兒差不多，彼此之間的互動也會變得正面。如果過動兒的父母是衝突的主要原因，那麼給孩子用藥應該不會改變父母的行為或減少衝突。但我們的研究顯示並不是這樣，這表示互動問題的主要原因還是在於

孩子的過動症。

父母如何回應孩子的不當行為？

雖然有關這個主題的研究不多，但在臨床上我對很多過動兒父母發展出的「步數」印象深刻。當某一招不管用時，他們還有下一個招數。我的經驗是，當過動兒開始有一些搗亂行為的時候，父母一開始常常是忽略或不去注意，因為他們認為孩子的行為可能只是為了引起注意，所以刻意忽略或許可以解決問題。但過動兒的行為不只是爭取多一點關注而已，所以父母這一招通常不太管用。孩子的搗亂行為如果繼續下去，父母會給出更多的命令和指示。這些命令通常是限制性的，要求孩子停止他們正在做的事情，且父母會發現自己經常重複這些命令。就好像父母接管過動兒的自我調節，扮演其執行功能，取代了孩子不成熟的腦部前額葉運作。

在某些時候，沮喪和憤怒可能會導致父母發出威脅，並重複這些指令。如果這些招數都沒用，孩子仍然拒絕聽話，父母可能會開始使用體罰或其他形式的懲罰（暫停隔離或取消某些權利等）來控制孩子不守規矩的行為。有些父母到這個地步可能就放棄了，不是隨孩子去，就是走開不管，事情放著不做，或是乾脆幫孩子做他沒做完的事。有時，就算孩子順從父母了，但做得不好，父母就又介入幫孩子做了。總的來說，父母對孩子不順從的行為感到沮喪，而孩子學到如果拖延不照做，最後父母不是會介入幫忙完成，就是可以不做。

　　久而久之，當父母不得不介入控制孩子行為的時候，連前面的步驟都省了，直接用最後一招，或許就可有些斬獲。因此有時孩子只是有一點不好的行為，很容易導致立即的負面反應或嚴厲的處罰。有些父母在管理孩子方面似乎已經達到了嚴重的失敗狀態，處於「習得性無助」（learned helplessness）的狀態。父母因而開始不再努力督促指導，乾脆不管了，隨孩子去。這個時候的父母在親職這個角色上，常覺得自尊低落、沮喪且沒有成就感。有些父母就依著自己當時的情緒和生氣程度，在撒手不管和過度嚴厲的處分之間擺盪。父母甚至可能會開始逐漸減少與孩子一起進行休閒活動的時間，因為這種互動總是不愉快和充滿壓力。簡言之，養育一個過動兒對父母的心理負擔是很大的，如果父母本身原來就有情緒方面的問題，情況就更糟了。

父母精神方面的問題

　　過動兒的父母與親人，比非過動兒的父母與親人，更容易出現心理問題。其中有些是因為難以跟過動兒一起生活；有些則是源於父母自己的心理甚至生理結構問題。

育兒壓力

　　無疑地，過動兒的父母——尤其是母親以及在孩子年幼時——所承受的壓力比別的父母都大。過動兒的母親告訴我們，她們是如何覺得自尊心低落、沮喪、自責，以及在社交生活上被

隔離。孩子的行為問題越嚴重，母親的壓力就越大。顯然地，影響母親心理健康的其他因素，會扭曲她看待孩子的觀點和壓力的程度。不過我們的研究顯示，過動兒父母最主要的壓力源仍是孩子的症狀及其行為，而不是家庭的其他因素。

> 我對他真是傷透了腦筋。我怕我會傷到他。他怎麼樣都不聽，快把我弄瘋了。我再也受不了他了。或許我該把他送走。

我們也發現，養育一個過動兒的壓力，再加上父母本身的情緒問題，對夫妻關係的傷害是很大的，尤其這個過動兒有嚴重的對立反抗和攻擊行為的話，那就可能更嚴重了。我和同事長達八年追蹤龐大數量過動兒家庭的研究發現，過動兒父母分居或離婚的可能性是一般父母的 3 倍。

過動兒父母也很可能失去家人的鼓勵、支持和溫暖。據他們表示，他們和親戚的接觸比非過動兒家庭少，而且與親戚的往來不但沒有幫助，還常帶來更多不愉快。因此，過動兒父母可能經歷某種形式的社會孤立，這對父母照顧孩子的能力和他們自己的情緒健康都是不利的。

精神障礙

如同第 3 章提到的，過動兒的父母本身也常是此症患者，或至少有此症的殘餘症狀。過動兒的母親約有 15% 到 20%、父親約有 20% 到 30%，可能與孩子同時患有過動症。過動兒手足患有此症的風險也相當高，機率約為 26%。一般來說，過動兒的

一等親中也是此症患者的機率約為 25% 到 33%。

　　過動兒的父母比較容易經歷其他精神障礙，最普遍的是行為規範障礙症與反社會行為（25% 到 28%）、酗酒（14% 到 25%）、情緒障礙，如憂鬱或對痛苦的過度情緒反應（10% 到 27%）和學習障礙。就算有些父母並未到酗酒的地步，但喝酒量明顯高於非過動兒的父母。前面提過，過動兒父母精神方面的障礙，主要是與過動兒的攻擊和反社會行為有關，而非與孩子的過動症本身有關。孩子的攻擊性和反社會性越強，親人中有精神問題的就越多、越嚴重；如果孩子的攻擊性或反社會性不嚴重，親人常見的問題就只有過動症和就學問題。這也顯示出，父母和家人的精神問題可能會導致過動兒的攻擊性和反社會行為，因為那會影響父母的養育技巧和家庭氣氛。

這些對父母有什麼意義？

　　綜合上述，我們可以簡單說，養育過動兒是父母很大的壓力，尤其是母親。雖然自閉症譜系障礙是比過動症嚴重的發展障礙，但過動兒父母的壓力並不小於自閉兒父母。過動兒過度、苛求、侵擾性強、自我調節能力差，以及明顯的自我控制障礙，父母需要花更多力氣指導、幫助、監督和監控，這些努力遠超過一般父母需要做的。家中若不只一個過動兒，這壓力又會加倍。我想你應該知道，長期處於高度壓力下時，會讓人容易生病，特別是和免疫系統有關的疾病，如感冒、流感或其他感染等，此外也容易有心理健康方面的問題，如憂鬱症。你可能會發現自己也有

類似的問題，自從生養了過動兒之後，自己整個人的能量變得很低。

　　幸運的是，這本書中有很多方法可以幫助過動兒家庭的生活好過些，最重要的是：不要放棄。往正面一點看，如果你學會如何克服這些壓力，養育這樣的孩子長大會帶給你無比的成就感。請參考前言提到的，成為有效父母的七個原則，也不要忽視自我更新的機會（見第 10 章）。努力讓自己成為有原則、有執行力、有科學精神的父母，你會發現養育過動兒的壓力會大大減輕。

第二篇

如何成為成功的
過動兒父母

7

決定讓孩子接受評估

　　對任何父母而言，決定為孩子尋求專業評估是一個大決定。到這個時候，大部分的父母知道，情況已超過家庭和學校所能解決的範圍，也挫折到不得不求助的地步了。因此，許多正在邁出尋求幫助的第一步的父母，已經感到不知所措。這一章的目的，就是幫助你順利地從自助走向求助於專業之路。

什麼時候該尋求專業評估？

　　許多過動兒父母在孩子學齡前階段，就覺得孩子的行為和別人不太一樣，因為孩子活動度太高、不能專心、情緒失控、有攻擊性、過度興奮等讓人無法忽視的現象。別的父母在孩子不乖時所用的方法，對這個孩子都派不上用場。通常，出現這些狀況時，父母會意識到他們的孩子需要更多幫助，他們才會知道孩子一定有什麼地方出了問題。

　　有些個案是學校先反映的，而且是孩子進入幼兒園前，還在托育中心時就有老師反映了。但有的時候，學校沒有任何反映，父母雖懷疑，卻沒有立即求助。通常，都是正式上小學了，尤其是第一、二年，父母才注意到孩子的行為問題不能再忽視了。在要求更高的小學階段，一個沒辦法安靜、乖乖坐好、遵守規則，並表現出與年齡相仿的自我調節能力的孩子，當然會被注意到。只有少數過動兒父母，在孩子念了小學好幾年之後，還沒有被告知孩子在校的問題，或是還未尋求專業的幫助。有些父母是看到媒體的報導，才驚覺自己的孩子可能是過動兒。有很多父母是在讀了一篇報導、聽了廣播或是看了電視之後，打電話給過動症診所，表示現在他們終於知道孩子可能出了什麼問題，因此需要幫助。

　　無論是在多大的時候，父母開始懷疑孩子是過動兒時，都是先聽親戚或朋友的意見；也可能到圖書館或書店查閱兒童發展方面的相關書籍，或上網 Google 看看能發現些什麼。無可避免的，他們一定會道聽塗說許多有關過動兒的說法。尤其在網路上，就在我修訂此書的當下，在 Google 上搜尋過動症，可以找到 1 億 7 千萬個結果，其中許多是過時資訊、有商業目的或偏頗不實。如建議減少孩子糖的攝取量、吃保健食品、做過敏原的測試、減少孩子在電腦螢幕前的時間，或更嚴格的管教——但其實這些都沒用。

　　如果幸運的話，他們會偶然發現關於過動症內容翔實、正確的文章或影片，像是這些網站：www.chadd.org、www.help4adhd.org、www.WebMD.com、www.ADHDlectures.com，或是在You-Tube 上面可以搜尋到一些我的演講影片，並且恰好遇到一位機

敏的老師，發現孩子有過動症症狀。父母因此求教於家庭醫師，他們可能會識別出過動症的特徵並做出診斷；更常見的情況是，家庭醫師懷疑孩子可能是有過動症，並將孩子轉介給其他專業人士，如兒童心智科醫師、精神科醫師、專精兒童發展的兒科醫師或兒童神經科醫師。醫師可能會建議，如果學齡階段的孩子在家中或學校有嚴重的行為問題，父母可以申請學校評估，決定孩子是否需要特殊教育的資源。

如果你開始懷疑孩子是過動兒，不要認為反正長大就會好而不處理。如果有下列任何情況，請尋求專業評估：

- 他的活動量、衝動和不專心的程度，都遠遠超過同年紀的孩子，持續至少 6 個月以上。
- 至少幾個月來，其他孩子的家長不斷反映你的孩子不能控制自己，或者與其他孩子在一起時，他明顯較活躍、衝動、注意力不集中，而且自我調節能力差。
- 你好像必須花比別人多數倍的時間與精力，才能維持孩子的安全和擺脫麻煩。
- 你的孩子因為過動、情緒化或攻擊行為，導致別的孩子刻意避著他，或是不喜歡和他玩。
- 保母或學校老師持續數個月表示，你的孩子明顯有行為方面的問題。
- 你在面對這個孩子的時候，容易失去耐性、發脾氣、處罰他，同時感覺特別疲累與沮喪。

你應該尋求哪些專業協助？

　　一般而言，你應該從所在地區最瞭解過動症的專業人員開始，無論是兒科醫師、兒童心理師、兒童精神科醫師、兒童神經科醫師、社工、駐校心理師、家醫科醫師或其他心理衛生專業人員都可以。父母支持團體也可以提供一些他們的經驗與訊息。如果你住的地方沒有相關的組織分會，可請學校老師或醫師轉介在治療過動症方面有口碑的人。或可到附近的大學心理或醫學系問問，或當地若有精神或心理相關協會的網站，可尋找會員名單中其專長領域是過動症的專業人員。在美國的大城市，許多醫院、大學和醫學院都有過動症門診。但在某些狀況下，你會需要特定專業人員的幫助。

醫師

　　每個要接受過動症評估的孩子，都應該先經過兒科醫師例行的檢查，確定沒有其他罕見疾病，導致這些症狀的產生。有些疾病像是癲癇相對罕見，即使在過動兒中也是如此，你不需要因為孩子有過動症就定期去看神經科。但是，如果有其他跡象顯示孩子可能有健康問題，如癲癇發作，可以請兒科或神經科醫師評估。如果已經很明顯發生了癲癇發作，可以帶孩子到急診室進行評估。

　　有時就算你的孩子已被診斷為過動兒，可能仍需要諮詢醫師。如果你們的治療方案，主要是跟著心理師、社工或教育工作者，當你考慮藥物治療時（見第 19、20 章），仍需要醫師的參

與。不是每一位兒科醫師、兒童精神科醫師或神經科醫師都對過動症在行，最好是找一位對診治過動兒有經驗的人。當你掛號預約門診時間時，問問護士或工作人員，是不是有很多過動兒掛這位醫師的門診，或他對用藥是否專業。

心理師、其他治療師或輔導人員

心理師不僅可以評估兒童的心理問題，還可以進行心理、學習或神經心理學測試，以幫助查明孩子學習或行為方面的問題何在。因此，大多數尋求對孩子進行評估的父母，都會諮詢有執照的心理師。如果孩子已經做了適當的評估和診斷，但正在尋求特定的治療，就可以針對治療重點選擇專業人員，如認知行為治療師、家庭諮商師、心理治療師、團體治療師、學校輔導人員等。

在你選擇之前

同樣地，為了確保你求助的專業人員瞭解過動症及其治療方法，建議你可以向接待人員、護理師或專業人員本人提出以下問題：

- 「你有執照嗎？」（可以到相關的主管機關查證）
- 「你常常診治過動兒嗎？」
- 「你認為自己在這方面有完整的訓練嗎？」
- 「你通常提供過動兒哪些種類的治療？」（如果答覆中沒有你在尋找的，可以另尋管道）

•「有任何個案對你的執業不當提出申訴嗎？」

不要覺得不好意思問上面這些問題，如果對方覺得被觸怒，你可以另請高明。

費用如何？

你當然希望為孩子找到最好的資源，但是也不能不考量費用問題。請採取下列步驟，以避免不愉快的事發生。

1.打電話約診時，先問診療費用。有些項目有保險給付，有些沒有，先問清楚。

2.與你的保險公司聯絡，確定他們會給付評估費用。大部分保險公司把過動症的評估歸類為心理衛生服務，給付額度有上限，通常一年是 500 至 1000 美元。少數公司沒有上限，有些公司完全不給付。

如果你的保險公司對過動症的評估和治療完全沒有給付，問一問他們是否給付其他精神疾病。請問他們《精神疾病診斷與統計手冊》（DSM-5）上所列的疾病，是否都給付？如果答案是肯定的，獨缺過動症，你可以解釋：過動症已被《美國身心障礙法》認定為障礙十五年了；還有《身心障礙者教育法》規定公立學校要向兒童提供特殊教育服務。如果其他 DSM-5 所列疾病都可以得到給付，獨缺過動症，難道不是一種歧視嗎？這種情形應該反映給社會安全局或民權辦公室知道。你的保險公司或許還不知道最近這方面法律上的進展，或許他們願意改變做法，否則你可以向相關單位提出申訴。

3. 或許你有另外的健康保險計畫，先問清楚，以估算費用。

學校的相關人員

如果孩子已經入學，學校就是你可以尋求專業幫助的來源。在尋求校外的專業人員時，也可以向學校提出教育評估的需求。根據《身心障礙者教育法》的規定，如果你的孩子可能因為過動症而嚴重影響在校的行為或學習，學校必須提供免費的評估。可向孩子的學校請教相關的聯邦法律和州政府的規定。這樣的評估可以由學校相關的專業人員執行，包括駐校心理師、社工師、孩子的老師、特教老師或校長，通常會有學習或行為障礙方面的專業特教老師參與。有時，若有需要，也會有職能治療師或語言治療師的參與。

　　我希望他接受特殊教育，他在學校需要幫助。但學校說
　　他資格不符，真的嗎？怎樣才能讓他在學校得到幫助？

如果你覺得這樣的評估是多餘的，那你必須瞭解，若跳過這個步驟，沒有公立學校可以提供你的孩子任何特教資源。事實上，你不妨在求助於外部專業人員前先請學校評估，因為做專業評估可能需要花費六到九個月的時間，而且學校對孩子進行智力、學習能力和其他心理發展領域的評估，無須花費費用。如果你的孩子已完成這項評估，請記住把所有資料在門診之前先交到診療者的手上，以便他有時間先消化這些內容。

如果你對學校的評估結果和建議不滿意，可以向評估小組的負責人反映，或向高層的督導、主管機關反映，或者你可以尋求

校外專業的第二意見。少數學校會負擔這筆費用，記得要詢問看看。

　　有關爭取學校教育資源的實際狀況，家長的回應非常廣泛且各不相同。有些是由學校主動提出，在一兩個月內就執行，過程中平等對待且正視父母的參與，讓父母充分瞭解狀況，並很快實施合理的建議。但也有人的經驗完全不同，因為學校的預算和人員不足，評估拖了半年以上，孩子得枯等到下一個學年才能得到幫助。有些學校人員的態度不好、擺架子、不尊重家長，或不用家長可以理解的方式描述評估的程序、結果和建議。除此之外，也有學校至今仍不承認過動症是一種障礙，拒絕給孩子幫助，一些學校工作人員可能完全不瞭解過動症或對此症的理解已經過時，難怪有些家長會為了孩子的權益，對學校提出告訴。

如何成就有效的學校評估

　　你能做些什麼使學校評估過程更順利、更有建設性呢？

- 向當地的教育主管機關索取相關程序、流程的資料。資料中應包括法源依據、孩子的權益、評估時間流程表和申訴管道。應該都會有這樣的資料，請多加利用這些資料。
- 和老師談談孩子的在校表現，並做紀錄。因為校方會問到做這評估的目的和重點，你必須有所準備。
- 一旦評估開始進行，注意學校的進度。如果期限快到了，馬上和學校聯絡，除非學校有充分的理由，否則不

要簽下任何放棄權利的同意書。絕對不要將留級作為孩子問題的解決方案。

- 整個過程中，保持合作的態度，但不要忘記你的孩子需要幫助。例如，孩子在校該完成的事項若未完成，那是應該在學校解決的問題，你要拒絕學校讓孩子把它們帶回家。如果孩子沒有在學校完成該做的事，那麼問題出在學校，學校是要解決這問題的地方。不要讓學校該面對的問題變成你的責任。

- 你在參與評估的會議時，要全程錄音。你可以先解釋，因為要專心聽內容，不方便做筆記，所以錄音以防遺漏。但在過程中還是可以做一些筆記，因為這個動作可以幫助你放鬆和爭取多一點時間思考。聽不懂的辭彙，可以要求解釋，專業人員有責任做有效的溝通、讓你瞭解。

- 仔細地聽結果建議，你清楚孩子需要什麼幫助嗎？問清楚執行計畫的時間表。學校要做什麼？什麼時候開始？誰來執行？誰來督導？在散會之前，確定下一次開會評估計畫進行成效的時間，可能是在幾個月之後，這期間你要觀察孩子對這些處遇的反應。

- 過程中，盡量保持禮貌、合作、願意溝通的態度。即使有時你有理由要求、質疑、生氣，但這麼做可能會拖延評估的速度，而且讓學校有理由給你貼上「找麻煩」的標籤，最後也會影響孩子在學校受到的待遇。拿出必要的外交手腕，和學校做誠懇、開放的討論，並不斷強調你的孩子需要幫助。

- 如果你對整個過程不滿意，另尋第二意見。從校外找一位過動和學習障礙方面的專家，參與最後的結果討論會議。讓這位專家為你的孩子爭取權益，通常學校對專家意見的尊重高於對家長的。
- 如果你對最後的結果還是不滿意，按照程序，向當地的主管機關提出申訴。

有關你可以從孩子的學校獲得的更多資訊，請見第 16 章。

繼續努力

盡可能多掌握關於當地資源的資訊，你就可以為孩子選擇最佳的評估方案。下一章會告訴你，可以從心理學家或醫師的評估中得到什麼，以及如何做出診斷。

8

為評估做準備

全面的評估和準確的診斷，是成功處理過動症的第一步。無論是專業評估或學校評估的結果，都不要推遲採取行動。許多專業人士候診名單很長，需要排很久的隊，最好盡快找到合適的人做評估。在等候期間，你可以做一些事，來確保專業評估和身體檢查能解決你的所有疑慮，並滿足孩子的特殊需求。

為專業評估做準備

坐下來，寫下你對以下問題的回答（也可以用電腦打字，方便保存與更新），可以幫助你釐清問題。事先完成這項工作可以使評估過程更順利和快速，甚至可以省錢（因為很多專業人員是計時收費的）。

1. 你最在乎、最擔心孩子什麼？拿一張紙（或在電腦上開啟

一個檔案），寫下如：「家庭」、「學校」、「鄰居」、「同儕
關係」等大項目。在各項之下，具體列出你覺得發生頻率或嚴重
程度比同齡孩子高的主要問題。如果你不太確定有些問題是不是
在這個年齡常見的，可以註明。到了要看診時，把這張紙（或將
檔案列印出來）帶去。

　　2. 在另一張紙上（或開一個新檔案），列出「健康問題」、
「心智發展」、「動作協調」、「感官問題」、「學習能力」、
「焦慮或害怕」、「沮喪」、「攻擊別人」、「過動」、「不專
注」、「反社會行為」等幾個大項目。然後把你能想到孩子有的
狀況依各項目列出，如在健康問題列出慢性會復發的疾病；在感
官問題列出聽力、視力的問題；在學習能力問題列出閱讀、算數
的問題；在反社會行為列出說謊、偷竊、放火、逃家等。有些可
能在上一步驟已有敘述，但這樣的歸類整理對診療者認知你孩子
的問題會有幫助。

　　3. 填好在家情形問卷（如下表），然後在另外一張紙上（或
開一個新檔案），寫下你圈選「是」的項目內容，簡單寫下問題
和情境。例如，你對以下這個問題回答「是」：「當你講電話的
時候，你的孩子都在做什麼？打斷你？在你視線範圍外搞鬼？跟
兄弟姊妹打架？」請也簡單寫下你是如何處理那情形的。影印或
列印你所寫的內容，帶去門診。

　　4. 可以理解的是，父母有時會覺得有些事難以對陌生人開
口。有些家庭問題對孩子會有影響，父母卻選擇保留，如酗酒、
藥物濫用、婚姻問題、過度管教和體罰、性虐待等。無論再難開
口，你要知道，不提供診療者這些訊息，會提高誤診的可能性，
也會影響治療的重點和計畫。這些問題會關係到對個案的全面理

表 8.1　在家情形問卷

孩子姓名：　　　　　　　　日期：

填表人姓名：

在下列情境下，你的孩子是否會出現不遵守規矩的情況？如果有，
請圈選「是」，並在旁邊的數字上，圈出嚴重的程度；如果在那樣
的情境下沒有困難，請圈選「否」，繼續下一題。

情境	是／否 （圈一個）		如果是，有多嚴重？ 輕微　　（選一個數字）　　嚴重
單獨玩的時候	是	否	1　2　3　4　5　6　7　8　9
和別人玩的時候	是	否	1　2　3　4　5　6　7　8　9
吃飯時	是	否	1　2　3　4　5　6　7　8　9
穿／脫衣服時	是	否	1　2　3　4　5　6　7　8　9
洗澡時	是	否	1　2　3　4　5　6　7　8　9
你講電話時	是	否	1　2　3　4　5　6　7　8　9
看電視時	是	否	1　2　3　4　5　6　7　8　9
家中有訪客時	是	否	1　2　3　4　5　6　7　8　9
到別人家做客時	是	否	1　2　3　4　5　6　7　8　9
在公共場合（餐廳、商店、教堂等）	是	否	1　2　3　4　5　6　7　8　9
爸爸在家時	是	否	1　2　3　4　5　6　7　8　9
叫他做家事時	是	否	1　2　3　4　5　6　7　8　9
叫他做功課時	是	否	1　2　3　4　5　6　7　8　9
上床睡覺時	是	否	1　2　3　4　5　6　7　8　9
坐在車上時	是	否	1　2　3　4　5　6　7　8　9
與保母相處時	是	否	1　2　3　4　5　6　7　8　9

解。

5. 可能的話，和孩子的老師談一談，寫下他們對孩子學校適應的主要擔憂，並帶去門診。

6. 再拿另外一張紙（或開一個新檔案），除了這個孩子以外，寫下困擾你們家庭的問題，可以這樣分類：個人（困擾你自己的問題）、婚姻或配偶、金錢、親戚、工作、其他孩子、健康等。同樣帶著這張紙去門診。這些清單列出了你與專業人員會談時最有可能涉及到的主題。如果它們沒有被討論、就算診療者沒有提出，但如果你在乎且認為應該討論，請為這些做準備，隨時備好帶去門診。在看診之前將它們放在手邊，若有想到新問題也可以隨時添加。

7. 記得帶著孩子的成長紀錄，有關懷孕、生產、孩子的發展紀錄。如果手邊沒有這份紀錄，請回憶並寫下：

・懷這個孩子時的任何狀況。

・生產時的問題。

・孩子出生時的體重。

・孩子出生後的問題。

・嚴重的疾病或受傷。

・任何發展上的遲緩，如坐、爬、走、說話、大小便等。

應該有什麼期待

一個完整、專業的過動症評估，應包括下列幾點：

・和父母及孩子的臨床會談。

・醫療檢查（需要的話）。

・父母完成行為量表的填寫。

・和孩子的老師（們）會談。

・老師完成行為量表的填寫。

・需要時加做智力測驗和學習成就技巧測驗（如果學校沒
　有做的話）。

診斷一個孩子是過動兒之前，專業人員必須收集有關孩子和
家庭的大量資訊，從中篩選出與過動症相關的症狀、確定問題的
嚴重程度，並排除其他障礙或疾病的可能性。有些專業人員不會
直接和學校老師會談，但會將行為量表送到學校，請孩子的老師
填寫。如果由心理學家完成評估，平均需要兩到三小時，如果你
的孩子還需要針對學習或發展問題進行教育或心理測試，就需要
更長的時間。兒科醫師或兒童精神科醫師則可能會將評估分成幾
次，每次一小時或更短時間。

約診注意事項

在約診的時候，你必須提供一些基本資料，包括你的姓名和
地址、孩子的性別和出生日期、孩子的學校和年級等，以及你尋

求評估的原因。你還可能被要求：

- 同意調閱以前評估的資料。
- 同意這位專業人員徵詢孩子以前的醫師。
- 提供孩子在學校最近期的評估資料。
- 如果學校還沒有做評估的話，開始申請。
- 回去完成並繳回一份行為量表。
- 請老師也填寫一份行為量表。
- 如果有任何社會服務機構接觸過你的孩子，同意這位專業人員調閱資料。

　　上述要求你都應該配合，除非你正在尋求公正的第二意見，因為你強烈不認同先前得到的意見。在這種情況下，你可能希望專業人員不要索取先前評估的紀錄，不過你必須解釋原因。但無論你和孩子老師的意見多麼不同，都不應該拒絕讓專業人員與其接觸，因為老師提供的資訊很重要，不過你可以先解釋你和老師意見的不同及其依據。

　　如果在初次的電話接觸時，這位專業人員就開始給具體治療建議、強調只有他們才有能力評估和治療你的孩子、批評你們社區的其他專業人員、保證療效，或是評估時間少於半小時，那就另請高明吧！

看診注意事項

　　在看診時可能會做一些事：心理師會與你和孩子會談，針對

孩子的智商、語言能力、學習技巧或其他心理能力做一些測驗。
如果是醫師看診，可能不做這些心理方面的測驗，與你的會談時
間也較短（半小時左右）。相反地，你的孩子可能需要做全面的
體檢，包括視力和聽力檢查。兒科醫師在檢查後，若認為可能有
過動症或其他心智方面的問題，會轉介給心理健康專家。

與你的會談

與父母的會談是不可或缺的，最好父母都出席，因為兩人的
看法都很重要。如果有一人實在無法前往，也可以用書面寫下看
法。

與你的會談有幾個目的：

- 建立專業人員和你、孩子之間的關係。
- 讓專業人員瞭解你孩子的問題，幫忙聚焦，你提供的資
  訊越多，診斷越準確。
- 讓專業人員瞭解你的心理狀況，以及孩子對家人的影響。
- 讓專業人員瞭解你和孩子的關係，這對於確定孩子問題
  的潛在原因可能很重要。
- 最重要的是找到孩子的問題，並提供合理的治療建議。

專業人員在會談的過程中會記錄對你的觀察，以及你和孩子
互動的情形。明智的診療者會知道孩子在診療室的表現，可能跟
平常的行為不太一樣。研究顯示，許多過動兒在評估期間表現得
很正常。如果因此診斷結果是你的孩子很正常，你可以不接受。

兒科醫師說我的女兒不是過動兒。門診那天，醫師花了
20分鐘檢查她，那時她表現很正常。我們的醫師說她
不是過動兒，而你說她是，為什麼你們的看法不一樣？

有些專業人員在跟父母會談時，會希望孩子也在現場。如果
你覺得討論的內容對孩子沒什麼不好，或者不會讓你不舒服，那
就沒有關係。你可以表達對這件事的感覺。而我與家長會談時，
如果可能的話，通常會請學齡階段的孩子在另一間等候室等待，
單獨與父母會談。

會談開始時，首先要解釋進行的程序、所需時間、付費方
式，以及你所談的大部分內容會受到保密（但若你所談的內容，
有忽略或虐待孩童的情形，有些州政府規定專業人員須通報主管
機關）。

❖ 有關孩子

會談將繼續討論到你對孩子的擔心，先前的筆記會有幫助。
你會被問到孩子有什麼具體的行為讓你覺得困擾，例如，孩子有
什麼衝動或注意力的問題。你可能還會被問到你目前如何管理孩
子的行為問題，而你的伴侶是否在使用不同的方法。或許你也會
被問到你認為孩子為什麼有這些行為，你可以表達看法，但也可
以如實回答不知道。

如果你在預約前已完成了一些量表並將其繳交，專業人員可
能會在此時查看你的回答，尤其是那些較不清楚的地方。你也可
以問專業人員對你的回答是否有任何問題。如果你想知道，也可
以要求看老師填回的量表，那是你的權利。如果你對量表有任何

疑問，都可以要求解釋。

　　你還會被問到孩子發展的情形。我通常會問有關身體健康、動作協調、語言、智力、成績、自我照顧能力（如穿衣、洗澡）、社交技巧、情緒、與家人關係等狀況。這也是我建議你將關心的問題列出來，帶著前往就診的原因。或許專業人員還會問你的孩子是否有某些精神狀況或行為，據實回答就可以了。

　　專業人員可能會詢問你有關過動症的症狀，如第 1 章中提到的；如果沒有問，你可以委婉地請教他是否用 DSM-5 的診斷標準，現在大多數專業人員都使用此標準，這是美國的診斷標準。如果專業人員不使用此標準來診斷，其診斷可能會有問題。我認為專業人員還應該詢問孩子有什麼優點或興趣，如果對方沒問，你可以自己提到。這不但可以讓他能更完整地認識你的孩子，也為日後的治療提供了有用的資訊。

　　在會談過程中，專業人員會對孩子的發展、醫療和在學校的狀況做仔細審查。我還會問父母和學校的關係，是友好的、支持的還是充滿衝突的，以及其溝通是公開、合理的，還是有限、敵對的。這可以幫助我在日後和學校接觸時，先有心理準備。

❖ 有關你和你們的家庭

　　專業人員都知道過動兒的家庭承受許多壓力，父母可能比其他人有更多個人問題。當被問到這些私人問題時，不要覺得生氣。這些資訊對瞭解孩子的狀況很有幫助，對提出治療建議也很重要。你可能會被問到你自己和伴侶的背景、教育程度和職業，甚至你們家人是否有人有任何精神疾病、學習障礙、發展問題或慢性疾病。上述這些問題可能經由基因遺傳，因此讓專業人士瞭

解這些問題會有所幫助。

會談結束之前，檢查一下你的筆記，看看遺漏了些什麼。專業人員會尊重和感謝你的坦誠的。

與孩子的會談

門診中，專業人員也會和你的孩子會談。如果你的孩子處於學齡期，通常會與你分開面談，並對孩子的外表、行為和發展能力進行觀察。至於時間長短，會因孩子的年紀和智力而異。當然，這些觀察只是做參考，因為專業人員知道孩子這時的表現往往跟平常不太一樣。

專業人員常會問孩子以下問題：

- 知不知道今天來這裡的原因——自己的感覺，或父母是怎麼說的。
- 喜歡的嗜好、運動、電視節目、寵物等，藉此跟孩子建立關係。
- 念什麼學校、老師是誰、喜歡哪些科目，以及在學校有沒有任何困難。
- 是否認為自己在課堂上有任何行為問題，以及常因什麼事被處罰。
- 在學校是否被同學接納。
- 對於父母所說有關他們問題的看法。
- 希望家裡或學校有什麼改變。
- 是否認為自己是過動兒。

　　如果孩子很小的話，進行會談時可以讓他們一邊玩玩具、畫圖或在診間走動，或是讓他們完成一些未完成的句子。

與老師的會談

　　很少有人像老師一樣，和你的孩子相處那麼多時間，因此老師的看法相當關鍵。孩子的老師如果不只一位，應該與跟孩子相處時間最多的老師進行會談。

　　無論是親自拜訪或是電話交談，專業人員會問老師孩子在校的學習與行為問題、和同學相處的情形，還有在不同情境下的表現（特別是涉及課業的，以及在監督有限或沒有監督的情況下，如下課時、午餐時、在走廊或校車上等）。專業人員也會去瞭解老師如何處理孩子的行為問題。若學校已做了評估，應參考其資料。

醫療檢查

　　接受過動症評估的兒童必須進行完整的兒科檢查。通常部分檢查在學校有做過，但還是要再檢查過，並多加留意是否有其他疾病的因素導致孩子的症狀和學習困難。另可要求檢查孩子是否有維他命或 omega-3 缺乏的問題，這在先前章節中提到過。

會談

　　此會談與前述的會談差不多，只是醫師會多花一點時間瞭解孩子的基因背景、懷孕和出生情形、發展和病史、現在的營養和健康情形，以及動作協調發展。

　　最重要的是要將過動症與其他可能的醫學問題區分開來，尤其是那些可以治療的病症。在極少數情況下，過動症是由明顯的醫學問題所導致的，如嚴重的雷氏症候群、溺水或吸入濃煙、嚴重頭部受傷或腦部疾病感染。在罕見的案例中，孩子的過動症與體內鉛或其他金屬中毒有關。這些都各有治療的方法，跟過動症的治療是不一樣的。如果醫師認為孩子可能有癲癇，就需要再做腦電圖或腦部掃描。

　　除了尋找可能但罕見的原因外，醫師還會仔細考量可能的共病問題，如是否有動作不協調、尿床、大便在褲子上、偏頭痛、肥胖、睡眠障礙和中耳炎等問題，這些都是過動兒常發生的。醫師還要確定是否有任何身體狀況（如高血壓），而無法使用過動症的藥物。

　　醫師的書面建議，包括是否需要學校職能治療或物理治療的服務。基於各種原因，不應低估醫師的意見，儘管這不代表診斷的全部。

身體檢查

　　身體檢查的過程中，醫師會根據會談時的發現，追蹤孩子是否有甲狀腺問題、鉛中毒、貧血或其他疾病。另外，過動兒可能

容易缺鐵、omega-3 或維他命 D 的問題，若醫師沒有檢查這些，可主動提出。醫師也會進行神經系統的檢查。另外會量測身高、體重、頭圍是否符合正常標準，並檢查聽力、視力和血壓。

如果這些項目都正常，請別訝異；有任何項目異常，也不代表就是過動兒。這些檢查只是要排除罕見的視覺、聽覺或其他缺陷，而導致一些看起來像過動症的症狀，通常是注意力不集中。

實驗室檢查

基於兩個原因，許多父母在孩子的診斷過程中，會要求實驗室檢查（laboratory tests）：其一是這些檢查發現過動兒與非過動兒之間會有差異；二是過動症本身是一種生物學上的疾病。因此，許多父母誤認為此症應由實驗室檢查來確認。但是到目前為止，並沒有這樣的實驗室檢查可以診斷出過動症，所以驗血、驗尿、染色體檢驗、腦電圖、電腦斷層掃描、正子斷層掃描等，都不是診斷過動症必要的檢查。

如果你的孩子要服用特定的藥物，可能需要進行一些檢查，如心率、血壓、脈搏等（見第 19 章），但這些檢查對於診斷過動症來說不是必須的。

最後的步驟：下診斷

在評估過程中，專業人員已瞭解許多有關你孩子及家庭的狀況，並可能在此時做出**鑑別診斷**（differential diagnosis），也就是

依據 DSM-5 初步辨別出你的孩子可能有什麼疾病，或不是什麼疾病。根據你填寫的量表，以及在會談時觀察到的資訊，專業人員可以盡量做出最有根據的估測。雖然有 DSM-5 的診斷標準，但兒童精神疾病的診斷是無法非常精準的。在缺乏完全客觀評估的方法，又大量依據父母、老師觀察的情況下，診斷一定會有不確定的空間。

2019 年底，美國兒科醫學會發表兒科醫師評估過動兒的指導原則（*Pediatrics*, 2019, Vol. 144, No. 4, e20192528），內容與本章前面所述的步驟非常一致。這指導原則也非常建議使用 DSM-5 的診斷標準，以及參考老師和父母在學校和家庭的觀察，同時也建議使用行為量表。值得注意的是，這指導原則也不鼓勵使用任何醫學、神經學或實驗室類型的檢查，作為診斷評估的一部分，因為那對此症的診斷並沒有幫助。如果是兒科醫師為你的孩子做評估，你應該要知道已有這樣一套指導原則；如果評估的是兒童精神科醫師或心理師，應會使用 DSM-5 的標準。

與診斷結果同時提供給你的，應該也有治療建議。你應該與專業人員討論，你同意且可以實行的有哪些。身為有執行力的父母，你應該把這些專業人員視為你的顧問；身為有科學精神的父母，你應該把診斷結果和自己的認知核對一下，看看是否有需要討論或還有疑惑的地方。請記得向專業人員釐清，他所謂的過動症和本書討論的是否相符（請見下面的方框）。如果你仍然存疑，謝謝這位專業人士，再尋求第二意見。

身為有原則的父母，不要忘記前言中提到的七項原則，在整個評估過中抱持有尊嚴和圓滑的態度，不只與孩子互動要有原則，與其他人互動時也是如此。

兩種不同型態的注意力障礙

　　有些孩子只有注意力的缺陷，而沒有衝動、過動方面的問題。以前根據 DSM-5，他們可能被診斷為注意力不集中型過動症（ADHD predominantly inattentive presentation）。然而，這些孩子的注意力問題，其實不同於過動症患者的注意力問題。他們常被描述為作白日夢或精神恍惚、常盯著東西看，看起來昏昏欲睡，並且不太注意周圍發生的事情。父母說他們不僅沒有過動，反而昏昏欲睡、呆滯、行動遲緩。他們好像只注意到一半發生在他們周遭的事物，常常心不在焉。跟其他孩子相比，他們容易錯過很多訊息，因此常常看起來在狀況外。在面對口頭或書面指令時，他們比其他孩子更容易犯錯，但跟過動兒因為太衝動、沒聽完就往前衝的錯不一樣。這類型的孩子好像無法過濾外部進來的訊息，無法從中去掉不相關的、篩選出重要的。跟過動兒不一樣，他們做事時很安靜，但心不在焉。有些科學家認為這是一種適應不良的心理漫遊狀態，臨床工作者將其稱為**認知步調遲緩**（sluggish cognitive tempo，SCT）。在此說明，我個人並不認同這個名詞，因為有貶損的意味，我與其他研究人員在嘗試找一個比較中性的名稱，像是注意力缺乏症（concentration deficit disorder）。但因目前相關研究都使用認知步調遲緩一詞，故它可能還是會繼續出現一段時間。

　　研究發現這類不專注的孩子與過動兒不同，他們在家庭和學校中的反抗、攻擊性、衝動和過動問題少很多。這些孩子也較沒有與人相處的問題，若是有，是較內向、太安靜、害羞與社交焦慮的問題。他們在心理測驗中，關於知覺動作速度或手眼協調速度項目，表現得比較差。他們在記憶檢索測試中也會犯更多錯，尤其是要他們回想曾學過的東西，總是有困難；過動兒則沒有這方面的問題。

　　另有研究顯示，包括我做過的一個關於美國過動兒和 SCT 大型研究，SCT 孩子比正常孩子和過動兒更容易被診斷為憂鬱症或焦慮症。這個大型研究還發現，SCT 孩子男女比例相當（各約 5%），不像過動兒男孩約為女孩的 3 倍。我們也發現 SCT 症狀在兒童期出現得較晚，也不像某些過動兒的症狀會隨著年紀增加而減少。這兩種孩子在校成績都不佳，SCT 孩子的問題主要是正確性不佳；過動兒則是「量」的問題，也就是生產力方面的問題。他們都有學習障礙的傾向，但類型不同，SCT 孩子較多在數學方面。他們之中有 35% 到 49% 同時還有其他疾病；當這種情況發生時，伴隨發生其他精神或學習障礙的機率都較高。波多黎各大學的包爾密思特（Jose J. Bauermeister）等人所做的研究顯示，養育過動兒比 SCT 孩子辛苦許多，也造成家庭較多壓力和衝突。

　　可惜目前還未像針對過動兒一樣，發展出對 SCT 孩子的處遇方法。為數不多的研究顯示，興奮劑藥物

（如利他能）的治療對 SCT 孩子的效果不像過動兒那麼好。他們對低劑量的藥物較有反應，過動兒則是中高劑量較有效。有研究顯示 30% 以上的 SCT 孩子對興奮劑藥物完全沒有反應，過動兒只有 10% 對藥物反應不好。有一個研究發現，阿托莫西汀（Atomoxetine）對治療 SCT 孩子是有效的。與過動兒相比，SCT 孩子對行為改變和社交技巧訓練的反應效果較好，雖然到目前為止，只各有一個研究顯現這樣的結果。

我們需要更多的研究為 SCT 患者發展出心理、教育和藥物治療。許多專業工作者，若未跟上最新研究發展的腳步，可能還不知道有這第二種注意力不足障礙類型。由於還未列入 DSM-5，SCT 還不被認為是一種正式疾病名稱。許多在本書中談到的論點，並不適用於 SCT 患者，尤其是第 2 章討論的執行功能與過動症理論。SCT 的問題與過動兒的自我調節和執行功能問題無關，有關聯的地方主要是在自我組織和解決問題方面，而不是在時間管理、自我控制或情緒控制方面。

9

面對診斷的結果

　　投入時間、精力、金錢和情感能量，帶著孩子接受評估，你已跨出了一大步。現在，得到診斷的結果：你的孩子是一個過動兒。然後呢？

你可能會有的反應

　　先停下來，體會一下你現在的感覺是什麼？以我諮商數千位過動兒父母的經驗，以及我演講時許多父母的回應，我知道父母面對診斷結果的情緒反應是很重要的，因為這和他們將如何因應有關，也會影響他們為孩子所做的努力的品質。

否認還是鬆口氣？

　　有些父母一開始無法接受這樣的標籤，或此症有神經學基礎

的事實，因此緊抓著原先的看法，認為沒有什麼是不能透過飲食、諮商、減少看電視或行為管理方法來糾正的。當父母不認為孩子的狀況很糟時，最可能有這樣的反應。通常都是幼兒園老師或同學的家長，先發現自己的孩子有問題。當父母是最後一個知道孩子是過動兒的時候，很自然地會否認或簡化問題，除非他們能重新評估這些資訊，並真正看見孩子的問題。如果你發現自己正在抗拒診斷的結果，釋疑的最好方法，就是從你信任的、瞭解過動症的人那裡尋求第二意見。

有些父母能接受診斷的結果，好像終於為長久以來的難題找到了答案，總算知道問題出在哪兒，也知道該往哪個方向努力了。這些家庭從不確定和罪惡感中得到紓解。知道原來過動症有生理的基礎，可以不用一味自責，認為孩子之所以如此是自己的錯。

生氣

有些父母因為診斷的結果而引發憤怒的情緒，氣那些曾告訴他們其實沒事的人，氣那些指責他們管教不當的人，氣自己如果早些知道真相，就不會錯失及時幫助孩子的機會。很多時候，此領域的從業者、親戚和媒體，會懲罰、羞辱或以其他方式抨擊父母，試圖將這種疾病歸咎於父母。當父母終於瞭解原來不是自己的錯時，會有憤怒和怨恨的情緒，並沒什麼不合理。如果他們曾被告知這沒有什麼問題，只是孩子「成長的一個階段」、「再撐一下，一切都會沒事的」，那麼自然會感到生氣。

悲傷

　　父母此時的反應有些悲傷也是正常的。幾乎所有父母知道自己的孩子在某些方面不太正常時，都會為「失去正常」（loss of normalcy）而難過。有些父母為孩子的未來憂心；有些父母則會為了適應過動症而試著做出改變。

　　對於大多數人來說，當他們重新審視自己對孩子及其問題的看法時，悲傷的情緒就會過去。但也有人告訴我，那種悲傷的感覺從未消失。雖然他們會調整自己，不去想它，日復一日地負起教養責任；但是當孩子持續進步一段時間，突然又有危機或退步時，輕微悲傷的感覺會回來。如果這樣的情形也發生在你身上，可以和其他過動兒父母談一談，或去參加父母支持團體，或網路上的一些社群或部落格。如果悲傷的情緒仍然持續，可以考慮短期的諮商，求助於對此症或身心障礙者家庭有診治經驗的專業人員。

接納

　　面對過動症最好的方法就是接納，接納孩子的現況和未來；同樣重要的，也接納他不是什麼，或永遠不可能變成什麼。在這個階段，你能平靜、清楚地看到孩子的問題，以及你對這些問題的反應。從這樣的新觀點，你可以清楚看到孩子不是故意的，他也沒辦法，而且他需要你的幫忙，包括在其他人不瞭解他時保護他。他也需要你為他代言，在社區和學校中爭取權益。許多父母和我親眼目睹觀點的轉變影響會有多麼深遠。

　　有一個影片談到了「接納」，內容主要是來自三十年前艾蜜莉（Emily Perl Kingsley）所寫、關於生下殘疾孩子的一篇短文。這篇文章幫助了許多父母親面對悲傷和憤怒，繼而接納了自己所生的特殊孩子。這篇文章被拍攝為許多不同版本的影片，相當感人。有些有提到過動症，另外也有關於自閉症及其他更嚴重的疾病。這些影片在 YouTube 或某些網站上可找到（搜尋關鍵字：Welcome to Holland）。

　　在這個階段，你會求知若渴，想知道如何幫助你的孩子。或許你會加入支持團體、諮商或訓練課程，學一些方法幫助孩子成功。你也會開始改變環境，而不是孩子。你會發現孩子在家中需要的「輔具」不是輪椅，而是組織圖或行為管理記點的表格；在學校他需要的「無障礙環境」不是輪椅可走的坡道，而是適當的座位安排，或把作業拆分為不同部分，中間可以有短暫休息，分段完成。以上這些做法的目的，都是在考慮到孩子的症狀和情況下，給予孩子成功的機會。

　　真正的接納還包括認知到過動兒在某些方面就是不可能像非過動兒一樣，有些事情他就是沒有辦法完全發揮潛力或像別人那樣調適得那麼好。如果你沒有認知到這一點，只會增加你的挫折、憤怒和降低容忍度，也會造成孩子的壓力，因為他無法達到你不合理的期待。

　　接納是你能否扮演好自己角色的底線。你必須比別的父母更用心維護孩子的自尊，傳統上，別的孩子可以從學校課業或人際關係中，慢慢建立自尊心，你的孩子則可能需要用不同的方式。運用你的創造力，幫他找到成功的管道，無論是運動、藝術、科學、機械操作或任何領域，如音樂、戲劇和表演、攝影、電子和

電腦、烹飪等。如果你真正接納孩子和他的過動症，一定可以超越他的限制，看到他獨特的優點和天分。

瞭解治療方案

　　從本書的第三篇與第四篇，你會清楚地知道，大多數過動兒需要結合行為（心理）、教育和藥物治療，才能達到最佳效果。或許有少數的個案，用藥就夠了，但我和大部分專業人員的經驗並非如此。有些孩子對藥物就是沒反應；即使孩子對藥物有反應，也有略低於一半的人在服藥期間的行為、學習成績或同儕關係沒有完全正常化；有些孩子對藥物反應雖然很好，但是興奮劑藥物也不能在晚上使用，所以一定需要其他形式的治療來應對這些情況。此外，第 5 章中提到，許多過動兒同時還有其他心理或學習障礙，這些都不是藥物可以解決的。學習障礙不會因為藥物治療而消失，與同儕的互動問題、某些類型的反抗和反社會行為，或家庭衝突，也不會就此消失。大部分過動兒需要多管齊下的治療。

　　然而，值得注意的是，美國國家衛生研究院資助的一個「過動症多模式治療研究」（Multimodal Treatment Study of ADHD）結果指出，在所有療法中，如果我們只看單一療法的效果，最有效的仍是藥物治療。這項研究的樣本來自美國及加拿大五個不同地區超過 570 個孩子，經過完整詳細的評估後，分到四個不同的治療小組：一組透過社區轉診、繼續追蹤；一組只接受藥物治療；一組只接受心理治療；一組同時接受心理和藥物治療。這

個大型研究的結果顯示，經過 14 個月的治療，在適當劑量和良好監測下，藥物治療的療效是最好的。幾乎有半數只採取藥物治療的個案恢復正常、治療成功；相較之下，只採取心理治療方案的個案，只有三分之一成功。若是藥物治療能結合完整的心理治療，對治療有反應的個案多增加了一些（約多出 10% 到 15%），而且可以較不需要藥物，劑量也可以降低。單純的心理治療有其效果，但不及藥物好。研究結果建議合併治療的效果最好。

瞭解過動症相關知識

一旦接納以後，就會開始求知若渴，因為吸取知識是成為有科學精神、有執行力的父母的必要條件。在我四十多年的臨床經驗中，看過數千例過動症個案，我學到其實最重要的介入是提供最新的資訊。下列方法可以幫助你在這方面不斷吸收新知：

- 盡量閱讀相關書籍。我認為值得推薦的，都列在本書附錄 2 的建議閱讀中。記住，你讀得越多，就越接近真相，對過動症的本質和治療就越有概念。你可以到書店或上網查閱暢銷書，也可到地方圖書館看看。但請注意小型圖書館可能沒有最新出版的書，若是十年前出版的書，有些資訊可能不夠新。對於當前關於過動症的科學文章和專業書籍，可在 Google Scholar 上搜尋，或在大學或醫學中心的圖書館查找。你也可以查找本書中提到的研究

者的姓名，以獲取最新科學研究的報告。

- 請參考下列網站：www.help4adhd.org 或 www.chadd.org 及 www.caddac.ca（加拿大認識注意力不足過動症中心）。另外在一些專業學會網站上也提供有用資訊，如 www.aacap.org（美國兒童青少年精神醫學會）與 www.aap.org（美國兒科學會）。在上其他網站時，需要小心些，如在 Google 輸入 ADHD 或 ADD 關鍵字，你會看到幾百萬筆資料，而不知從何開始；其中不但有許多假資訊，也有很多是宣傳廣告。許多網站只是想引起你的注意（讓你掏出錢），或者讓你對過動症產生偏見，注意不要被這些資訊影響。

- 尋找相關影片。你在 YouTube 上，應該可以找到我的七個影片。也可以去圖書館看看，有些圖書館現在有提供一些健康、自我提升和心理學的影片。同時也請抱持謹慎小心的態度，網路上的許多內容要麼只是個人觀點或偏見，要麼是徹頭徹尾的假消息。有些影片也可以在上述網站上找到：www.caddac.ca。在我的網站上可找到 10 小時的影片（給父母），以及 25 小時的影片（給專業人士）：www.adhdlectures.com（請使用桌上型電腦或筆電，而不是在手機上看）。

- 約見你居住地區的相關專業人員，以獲得意見和任何可供借閱的資料。

- 參加地區性父母支持團體（在美國如 CHADD 或 ADDA），參閱其出版品或刊物，或是參加相關的研討會，有些雖然是為專業人士舉辦的，仍允許家長參加。

- 參加全國性的相關團體組織，會有很多的資源。CHADD
  和 ADDA 都有舉辦年會與研討會，可以聽到許多專家的
  演講，還可以結識很多同樣努力求知的過動兒父母，這
  可能會非常鼓舞人心和令人安心。

有執行能力父母的原則

在整個自我教育過程中，請記得你的孩子在與發展障礙搏
鬥，而你承擔了重大又不容易的任務，要盡可能幫助孩子克服過
動症帶來的重重難關。經過接納之後，同理心會自然流露，再加
上你不斷累積過動症相關知識，你已做好準備了。經過多年的經
驗，我整理了十二個對過動兒父母最有幫助的原則。前半段的幾
個原則是心態的調整，這些對你、你的孩子和家庭很重要；後半
段的原則是因應過動症的具體策略。在本書後續的章節中，你會
讀到更多有關這些原則的相關細節。

原則一：通往成功的鑰匙

無論做任何事，若想要成功，要把握所有可運用的資源，養
育過動兒也不例外。為了讓孩子邁向正面的未來，要先從專業的
評估和診斷開始，然後採用經過科學驗證、適合孩子的治療方
法。這個章節告訴你如何走向想要的終點。往前行的同時，同樣
重要的是去發現孩子的強項和天分，找到社區資源去培養和支持
他，更重要的是，要相信、支持和接納孩子的每一步。要做到並

不容易，但這是成為有執行力父母的基礎。

原則二：記住那是一種障礙

　　正如你在本書中所讀到的，過動症會為家庭帶來壓力和衝突。更加挑戰的是，你將會（如果你還沒有）碰到有人告訴你：你孩子的問題不是他「不能」，而是他「不肯」。當你感到累了或挫折時，重要的是要記住（並在適當的時候提醒他人）你的孩子不是故意要讓大家失望，他是有障礙的。有很多方法可以幫助過動兒克服困難和挑戰，但你和孩子必須很努力。接納和寬恕會幫助你走下去。

原則三：做個牧羊人，而不是工程師

　　現今的父母很容易自責。就算你提醒自己孩子有障礙，但是當事情不順利時，你還是很容易進入「都是我的錯」模式。另一方面，你若認為孩子是過動兒都是你自己的錯，你就有責任要修復這個問題，就好比電腦程式除錯一樣，製造一個新的孩子。這樣的想法會讓你瘋掉。你的孩子需要的是一個支持、仁慈和有智慧的牧羊人，而不是一個會製造優秀後代的工程師。當你不為難孩子的時候，也是放自己一馬的時候。

原則四：清楚你的先後緩急

　　沒有組織條理、差勁的時間管理和控制不住的衝動，這些過

動兒典型的問題，讓日常生活充滿煎熬。有時最好的方法是往後站一步、拉遠距離，看清楚你的先後緩急清單。上學前真的非得把床鋪好嗎？家事非得按照特定順序完成嗎？當父母評估一項任務有多重要、有多緊迫時，最重要的還是孩子是否發展出該有的執行功能，清楚了這點之後，瑣事就被排到後面去了，這樣一來日子會平靜快樂許多。

原則五：陪伴並覺察孩子需求

過動兒需要很多的提醒，也需要不斷練習做計畫、解決問題和安排行程。重要的是，你要致力於關注孩子在做什麼，才能在他需要時成為可以幫助他的牧羊人。

原則六：提升孩子的自我意識和責任感

身為一個牧羊人，你要幫助孩子長大並能夠照顧自己。當孩子還住在家裡的時候，你可以做很多事來幫助孩子理解她的行為所帶來的後果，並開始讓她自己承擔責任。當她長大成人離家時，你才能夠放心。

原則七：多一點觸碰，多一點獎勵，少一點說教

這些年來我發現，過動兒父母會不斷跟過動兒說話，發出指令和提醒、糾正，然後再指引。不幸地，這些漸漸成為衝突的來源和瓦解親子關係的原因。將手簡單搭在孩子肩膀上或輕輕拍一

下，來提醒孩子，很多時候比說教更有用，獎勵也是如此。

原則八：讓時間變得真實

我們都需要鬧鐘或計時器，過動兒更需要。有系統的方法，可以幫助過動兒知道有多少時間可以完成工作，並在期限之前將它完成。

原則九：利用工具補強工作記憶

已經有許多工具被開發出來，幫助過動兒記住該做什麼和什麼時候做，這是許多過動兒面臨的最大挑戰之一。盡量多利用這些輔助工具。

原則十：變得有組織條理

對過動兒而言，要有組織條理，也是一項艱鉅的任務。但數十年來，許多方法和策略已被發展出來，能有效幫助過動兒或過動成人。

原則十一：製作問題解決手冊

你解決問題的方法越具體，你的過動孩子越可能成功。過動兒不太會抽象思考。

原則十二：積極主動：為困難情況做計畫，無論在家或在外

你可以在家庭生活中落實以上原則，讓你們家，不只對過動兒的發展而言是一個支持他的地方，對所有家庭成員也是一個遮風避雨的聖所。但如果要到祖母家吃晚餐、去教堂、去一個充滿刺激的生日派對、去渡假時呢？把混亂降到最低的最佳方法，就是先預想：屆時有可能發生什麼情況？你的過動兒可能面臨的最大挑戰是什麼？現場其他人對你孩子的期待是什麼？這樣的預想可以幫助你把在家用的方法和工具，也用到家以外的地方。

上述原則和本書所提的其他建議，可能讓你覺得很有壓力。但其實，更重要的是先從照顧你自己開始，這也是下一章的主題。

10

給父母：如何照顧自己

　　你當然知道養育一個過動兒壓力有多大，他們比其他孩子需要大人更多的看管和督導。他們不斷講話、坐立不安、跑來跑去已讓人精疲力盡，有時還要求很多、愛反抗，甚至有攻擊性。一個研究顯示，過動兒父母比一般為人父母者，承受更多的壓力、沮喪和自責，尤其當孩子還在幼兒園或學齡前階段時。另有研究顯示，事實上，過動兒父母所承受的壓力，不小於其他嚴重發展障礙者（如智障兒或自閉兒）的父母。更糟的是，過動兒父母會漸漸地處於社會孤立的狀態，和親戚、朋友、鄰居不太有接觸。

　　當然，如果過動兒的症狀沒那麼嚴重，上面描述的情境不會那麼悲慘。但我經常看見這種模式會讓父母陷入惡性循環，使他們精疲力盡、意志消沉和陷入絕望。為了照顧過動兒，自己變得一無所有，然後更缺乏照顧孩子所需的資源。這樣的光景對誰都沒好處。

　　我不能假裝告訴你，有神奇的萬靈丹，可以解決一切問題。一定程度的壓力是無可避免的，但沒有必要讓這些壓力摧毀你或

你的家庭。所以這一章是為你而寫，提供你一些原則性的建議和特別的祕訣，可以預防壓力事件，並讓自己得到應有的休息。

面對帶來壓力的事件

為了減少引起你壓力的事件，得先確實找出壓力的來源。許多父母會把重點錯放在自己對壓力的反應，而不是壓力源，或者把兩者混為一談，認為自己必須消除緊張、易怒、憂鬱和悲傷、疲勞和頭痛的感覺，而不面對引發這些感覺的事件。的確，過動兒父母是比別人面對更多壓力事件，你可能會去尋找一些減壓技巧，如放鬆方法、冥想、運動，有時甚至是藥物的幫助。但在有些狀況下，你會很訝異地發現，你可以找出帶給你壓力的源頭，然後減少、甚至阻止它的發生。試試這個簡單的方法：

- 找個安靜的時間，拿出紙筆或手機、電腦、平板，想想過去這幾個星期以來，你覺得有壓力時的反應：如易怒、生氣、敵意、焦慮或憂鬱。然後寫下壓力源——不是你的感覺，而是在你有那樣的感覺之前發生了什麼事。是什麼情況導致了你的壓力反應？是你的孩子或別人做了什麼，讓你有負面的感覺？別人對你的孩子做了什麼？還是你的配偶做了什麼？是什麼事讓你覺得不舒服？在你寫的壓力源後面，留幾行空白。
- 先看看第一件事。如果是你做了些什麼，是不是可以避免這事的發生？你當時的反應是不是讓情況更糟？柯維

的七項原則（見前言），或是十二項養育過動兒的原則
（見第 9 章），是不是可以幫助你避免這情況？或是幫助
你避免這情形的再次發生？或者有沒有辦法避開造成壓
力的事件或人？在每一件事後面，寫下至少一種因應方
法。

- 現在專注在一項（至多兩項）壓力源上。想想下一次能
避免的方法；或是無可避免又發生時，可以如何因應。
閉上眼睛，想像自己在這種情況下做出不同的、更有效
的反應。

- 為了提醒自己，將這些方法寫在小紙條上，貼在家裡或
工作的地方。

- 每天花幾分鐘，想像你將採取的新行動計畫，這會幫助
你再次面對那情況時更有信心。

- 一旦建立信心，或已成功實施了，再試下一個壓力源。
每次只試一兩個，成功之後，再試另外一兩個。這裡所
謂的成功，是一次只處理一兩個壓力源時採取的小步
驟，而非試著一次解決所有問題。

面對那無法避免的

　　其實壓力是每個人生活的一部分，人們已發展出許多方法來
減輕壓力的負面影響。與你合作的任何專業人員都可以引導你找
到更多關於這方面的資訊。你也可以在網路、圖書館和書店中找
到相關資訊，甚至可以找到一些影片。這裡無法詳盡介紹，只簡

單提出一些建議。

延遲你的反應

在壓力之下，大部分人都會很快、很衝動地反應。當我們的情緒被勾起時，無論是生氣或焦慮，同時也會有生理反應：脈搏加速、臉變紅、腎上腺素準備好「戰或逃」（fight or flight）。很不幸地，這些對保持心理敏銳不但沒有幫助，還常常讓我們做出後悔的事。有的時候，最好什麼也別做。如果唯一能讓你延遲反應的方法是離開現場，那就離開房間一下，或是把孩子帶開，冷靜地告訴他：「我等一下再跟你討論這件事。」

如果你和孩子之間的氣氛又開始緊張，請試著等一下，讓你可以思考這個情況以及有哪些反應可供選擇。但這不是要你一直想「我該怎麼辦？」「我無法解決它」或「行不通的，我沒有辦法，我不知道該怎麼辦」，相反地，試著保持冷靜，想一想面臨的是什麼問題。人類心靈的力量是很強大的，不要干擾它解決問題的能力，只要給它時間就成了。

練習放鬆或冥想

許多人經常使用放鬆技巧，以降低壓力。如果有些事件及其帶來的壓力是無法避免的，這些放鬆技巧等於是一種保護。例如，學校打電話來說你的孩子在學校打架，必須馬上接回家，而你第二天得到學校見校長。在和校長碰面之前，一想到這件事，你的壓力就開始攀升。放鬆技巧像是漸進式肌肉放鬆訓練，可以

幫助你不把問題看得過度嚴重。市面上有許多介紹這方法的書。漸進式肌肉放鬆包括深呼吸和依次放鬆每個肌肉群，然後想像自己身處在一個放鬆、美麗的地方。這方法很容易學，但需要練習，最好在壓力來臨之前就多多練習。

拉遠焦距

另一個幫你在壓力之下不鑽牛角尖的方法，是拉遠焦距。避免關注小細節，從另一個角度，或從孩子的一生來看這件事。這會幫你看到其實也沒有你想的那麼糟，事情是可以處理的，而且就算不理想也沒什麼大不了。在和校長開會時，你可以一邊專心地聽校長說，一邊想這不過是學校眾多會議中的一個，這裡的意見，不見得就是結論，也不會毀了你和孩子的一生。身為有執行力的父母，你可以駕馭這個會議和發生在你孩子身上的事。

預想你要的結果

面對壓力的過程中，在心裡想像你希望發生在孩子身上的事。心裡想著正面的結果，可以減少負面言論的影響，降低你的反應強度，從而避免加劇衝突和導致更糟的結果。

練習更新自己

養育過動兒對你的身心靈都是很大的負擔。為了讓情緒可以有個出路，讓你更可以掌控自己的生活、準備好隨時面對挑戰，建議你考慮以下方法。有些聽來如老生常談，但一定也有些對你而言是新鮮的法子。你值得像照顧孩子一樣，好好照顧自己。留點時間給自己，如果你說自己沒有時間，請參考後面方框內的建議。

週末休個假

有時，需要離開一段時間才能再充電。不要猶豫，你自己一個人離開一下，讓伴侶替你照顧孩子。拜訪朋友、上瑜珈或運動課程、做 SPA、躺在海邊或湖邊讀本書，或做些你特別愛做的事。藉此機會補足睡眠、重新充電是絕對值得的。如果有信得過的幫手照顧孩子，就和伴侶一起度假，你們的關係也需要養分。

培養嗜好或參加社交活動

過動兒最不需要的是父母為他犧牲所有的娛樂和休閒。這樣的父母，必定是脆弱、疲累、充滿壓力、易怒和脾氣暴躁的。為了孩子也為了自己，你應該要找到一些能定期提供個人滿足感和成就感的東西。

我認識一位家長是業餘的釀酒家。他和同好組了一個俱樂部，大家定期釀製新酒、研讀相關書籍，到處旅行品酒；也有父

母參加保齡球俱樂部、教會詩班、編織班、舞蹈課、慢跑俱樂部、音樂團體、讀書會、早餐或午餐俱樂部、運動團體；還有不定期一起喝咖啡，或是一家一菜的晚餐聚會。個人可以從事的嗜好也是說不完的：木工、飛行、建造模型、蒐集古董、畫畫、縫紉、閱讀……只要能樂在其中，追求一項個人的興趣、嗜好，會像旅遊一樣，給你更新的感覺。

參與支持性團體

也許當你想重振精神時，最不想做的事就是與一群和你有同樣問題的人見面。但是參加支持性團體有許多好處，可以得到訊息、忠告和同情，很多父母在那兒交到真正的朋友，甚至有些父母會互相照顧孩子。

尋找朋友的慰藉

不要忘了維繫老朋友的情誼。人們忙碌的時候常會忘了老朋友，但我們都有需要一個「真正的避難所」的時候。把你的重擔暫時在好友面前卸下，是很療癒人心的。一個真正的好朋友，不僅可以成為你的依靠，或許也可以為你的問題提供一個新的視角。

練習分攤親職

如果你覺得採取上述建議簡直就是驕寵自己，或根本沒時間，那麼你應該和伴侶談談如何重新分配親職了。通常教養重擔

都是落在母親身上，就算你們家不是如此，如果能兩人每隔一天輪流照顧孩子，會是很好的安排（若兩人都在外工作，則每隔一個晚上）。這樣，你就可以規劃屬於自己的時間，好好喘息一下。

練習活在當下

許多偉大的宗教家和哲學家教導我們，練習享受當下的自然之美、平靜和喜悅。但我們總是忙著準備未來，而忘卻、錯過了當下的平靜與美好。我強力推薦我的前同事卡巴金（Jon Kabat-Zinn）的一本書《當下，繁花盛開》（*Wherever You Go, There You Are*，中譯本心靈工坊出版），這本書的重點是要我們活在當下，透過專注於當下，將正念融入生活，以更新我們的個人能量、思維視角，以及情緒的平衡和控制。這能大量消除過動兒父母承受的壓力。

這種方法也常被稱為正念冥想（mindfulness meditation），就是停下手邊的事，閉上眼睛，將注意力集中在特定的焦點上，如專注在你的呼吸上，除了呼吸之外不想其他任何事情。若有任何念頭進入腦海，就讓它閃過，不要讓它停留。然後張開眼睛，試著專注在此刻身體接收到的感受，或繼續專注於呼吸，不去在意閃過的想法或即將發生的事情。

覺察和改變帶來壓力的思考模式

情緒在很大程度上，是自己思想的產物。你可能注意到了，

每次你在商店裡都被兒子的行為搞得很丟臉，別的父母卻沒什麼沮喪地處理了他們孩子類似的行為。或許你會說，那是因為他們的孩子沒有老是出狀況，所以才能那麼平靜。

但未必如此。多年前，知名心理學家埃利斯（Albert Ellis）發展了一套理論，在一個情境之下，我們會根據自己對情況的想法，來決定自己會有什麼感受。就好比兩千多年前發展出的佛教思想，我們的大部分痛苦來自於自己思考事物的方式，以及對我們所沒有的東西的渴望，像是完全的健康或幸福、經濟上的成功、財產、愛、接納或社會地位。當我們的想法是負面、苦惱和自我批評時，就會煽動負面情緒的火焰，進而加劇痛苦。

但是，如果我們識別出這些負面想法，並將它們轉變為建設性的、正面的、自我賦能的思維模式，或甚至只是停止去想，而是專注於外在的當下，就可以降低、甚至消除這些負面情緒反應。

當你的孩子又在一家店裡大鬧時，你可能會這樣想：「我的孩子怎麼可以讓我這樣出糗？每個人一定都在看我。他們會怎麼想？他們一定認為我是很糟糕的父母，因為我沒把孩子教好，早知道就待在家裡。我的孩子怎麼可以這樣羞辱我？我再也不會來這裡了。為什麼我這麼糟糕？」

你看到的那位平靜面對孩子同樣行為的父母，可能是這樣想的：「我不會對孩子這樣的勒索投降。在來這裡之前，我們已經講好了，不買玩具或糖果，他知道的。他必須學到我不會被這些脾氣嚇倒。他並沒有真的受傷，幾分鐘後他就會平靜下來。他這樣讓自己出糗，又干擾到別人買東西，是很不好的。我見過許多父母不得不對孩子的這種暴怒進行管教。事實上，小孩子在店裡

有時就是會這樣。我如果現在投降，他就學不到正確的行為方式了。我是一個好父母，不能這樣讓孩子予取予求，我要照計畫好好教導孩子。」

你可以隨身帶個小筆記本，透過寫下當觸發壓力或情緒不安反應的事件發生時，你對自己說的話或想法，來學習識別負面思考模式。一旦你覺察這些負面思考模式，下次你感覺到同樣的壓力源發生時，試著把這樣的想法轉化成更正面、樂觀、有建設性和寬容的想法。

經常運動

這是老生常談，就因為很重要，所以你會不斷聽到：常運動可以減輕壓力、增加活力、讓你更有能力應付每天的生活。如果你抽不出時間，就試著把運動和其他自我更新的活動結合起來：邀朋友一起騎腳踏車、打高爾夫球，和老朋友一起在週末健行。根據專家看法，一週只要有三天，做 20 到 30 分鐘的運動，就能獲益良多。

避免化學物質

你一定也知道，酒精、咖啡因和尼古丁的壞處多於好處。我們都知道抽菸的壞處，但是我們喝的咖啡和酒似乎更多。如果你想保有能量，節制是很重要的。酒精能讓我們感到放鬆，因此很誘人，但後來它變成了一種鎮靜劑；當長期過度使用時，會導致衝動過度反應、疲累、腦霧、易怒、挫折容忍度降低和逃避責

任。尼古丁和咖啡因都有刺激性，會增加心率、血壓、呼吸頻率、腦部的活動、肌肉緊繃、壓力或緊張以及煩躁程度，這些都是你最不需要的。花點時間想想，你的習慣是否對你有益處。

■ 生存之鑰：時間管理 ■

　　沒有人天生就會時間管理，因為時間管理不是真的在管理時間。時間是沒有辦法操控或管理的，它只是不斷在流逝。其實時間管理就是自我管理，需要學習、練習和努力，但絕對值得，尤其是面對極大壓力的過動兒家庭。

　　圖書館和書店有許多有關時間管理、值得一讀的書。大部分的書教你的第一步都是設定明確、合理、定義清楚的短期與長期目標，因此你會有一套每天、每星期和每月的計畫。然後，按照計畫行事，透過一步步達到目標而獲得成就感。養育缺乏條理、愛搗亂的過動兒，會讓你覺得自己的生活毫無秩序可言，因此獲得這種成就感對你來說尤其重要。

　　時間管理專家把時間的使用分為五大類：重要且緊急、重要但不緊急、緊急但不重要、不緊急也不重要，以及浪費時間。瞭解其中的差異，可以讓你知道自己花掉的時間是落在哪個方面，進一步幫助你改變目前的問題以達到目標。

1. 重要且緊急：必須馬上處理且非常重要的事情。因為又緊急又重要，所以馬上就會被處理。時間不會浪費在這裡。

2. 重要但不緊急：從這裡就可看出一個人是不是有效率。這些事都被認為是重要的，但並不急。大多數時候，你根本沒有時間去做這些事情。時間管理可將這些個人優先事項提升到更緊急的狀態，這樣你就可以完成它們。這類事情包括更新自己、運動、與好友相聚、親密關係的維繫等，這些都是當下看來不急，但若被忽略，一定會造成長遠傷害的事。

3. 緊急但不重要：有很多瑣碎的小事好像得馬上做，但仔細想想，這些事情的重要性並不大。然而，因為它們是緊急的，你可能會更加關注這些，而把其他其實比較重要的事擺一邊了。這類事情如回電子郵件、簡訊等，因為我們覺得應該盡速回應別人，但其實，這其中大部分的事情都不重要。

4. 不緊急也不重要：這些事情的重要性屬於邊緣性的，如家事、回電話、買東西等。你可能會先做這些事，因為它們是比較簡單的小事，一下就可以做完，好像很有生產力。但這些事對你和孩子真正想達成的目標助益不大。

5. 浪費時間：包括看電視、看一部無聊的電影、參加不需要的會議等，做這些事不如把時間花在更好的事情上。很多人以為這就是他們時間管理不好的地方。但專家說，其實真正的問題是花太多時間在第 3、第 4

項，而花太少時間在第 2 項。看一看你的時間都是花
在哪些地方，你也有專家說的問題嗎？

　　也請留心真正浪費時間的其他事：猶豫不決、怪罪
別人、過於追求完美，或因為令人分心的刺激或是瑣
碎的社群媒體（電子郵件、簡訊、FB 訊息等）而耽誤
了正事。

面對你自己的過動症

　　前面提到，過動兒父母也患有過動症的機率是一般父母的 5
到 7 倍。不斷有研究顯示，父母也是過動症患者對養育非過動兒
有不利的影響，更不要說是養育過動兒了。如果你自己就是過動
症患者，該怎麼辦？

　　父母若患有過動症且未經診斷也沒有治療，養育過動兒時會
帶來長期的衝突或其他心理上的災難，還可能因為父母的不專
注、照顧上的疏忽，導致孩子意外受傷的機率增加。親職這個角
色，對本身也是過動症患者的父母來說，會帶來更大的壓力。有
些壓力來自父母本身的衝動、情緒化和沒有組織條理；有些壓力
來自過動的孩子；也有時，是因為父母本身有憂鬱症。我們的建
議很簡單且直接：

・去做成人過動症的評估和治療。如果嚴重程度是中重
　度，可使用藥物治療。如果你無法搞定自己的過動症，
　是無法好好養育過動兒的。

- 讓你的孩子接受過動症和相關疾病的評估。不要憑在網路上看到的資訊，為自己或孩子做診斷，讓專業人員來做這些事，因為你不是這方面的專家。

- 去上有關行為改變的親職教育課程，找找看附近的診所、大學或醫院有沒有為父母開這方面的課。通常，大都會地區有較多這樣的課程資源，但若你住的地方比較偏遠或在郊區，沒有這樣的訓練，可以閱讀我的書《叛逆的孩子》（*Your Defiant Child*），從書中學習教養過動兒的方法；如果你的孩子已進入青春期，可以讀我的另一本書《叛逆的青少年》（*Your Defiant Teen*）。本身也是過動症患者的父母，如果沒有經過治療，通常在親職教育課程中不會學得很好，所以請先去治療，再來上這些課程。

- 父母兩人當中，由沒有過動症的那一位負責督促孩子的功課。大多數父母都不是孩子的好導師，更不用說是有過動症的父母了。

- 晚上輪流照顧孩子，父母交替各輪一天，尤其孩子如果也是過動兒，更需要輪流。這樣就不會有一人要承擔全天或放學後監督和照顧孩子的全部或大部分負擔。

- 讓沒有過動症的那一人負責時間上較敏感的事情，如去醫院看診、上學或作業；有過動症的人則負責時間上較不敏感的事（如洗衣服、打掃、照顧車子，整理院子、孩子洗澡、睡前床邊故事等）。

- 如果你因為照顧孩子覺得壓力太大、受不了的時候，找一個安靜的房間或角落，讓自己暫停。

- 在執行紀律處罰孩子前，先和伴侶討論，以免因為自身的過動症而太衝動或過度要求孩子。
- 盡量由沒有過動症的一方去參加跟孩子有關的活動，除非有過動症的人已在治療或服藥。
- 放學後、週末、暑假，或任何孩子在家中、院子裡玩的時候，你為自己設定計時器，隔一段時間如 15 到 30 分鐘，提醒自己放下手邊的工作，去看看孩子在哪裡、玩得怎麼樣，尤其如果孩子是過動兒，要多注意一些。
- 每週為自己安排喘息的時間。患有過動症的父母需要比一般父母更遵循本章前面的自我照顧建議，來應對育兒壓力。找一個活動、一項嗜好，參加團體或社團，或任何你喜歡的娛樂，讓自己舒壓、釋放情緒和充電。所有父母，都需要有離開伴侶、孩子的時間，讓自己放鬆、重新提振自己，對於患有過動症的父母來說尤其如此。因此，如果你需要的話，可以每週或更頻繁地更新自己。

第三篇
如何調適家庭和學校生活

11

改善行為的八個步驟

當家中有過動兒時，往往會發現家裡像是個戰場，而非避風港。過動兒不守家規、不做家事、拒寫功課、破壞家庭生活的寧靜。儘管過動症無法治癒，但仍有許多方法可以幫助他們改善行為、人際關係、調適家庭生活。這一章將提供我教授給父母的管理原則。75% 以上的家庭認為，這套原則對孩子的行為及他們的親子關係有很大的助益。

以下提供的方法，是要減少過動兒的固執、對立反抗行為，同時增加合作的程度。不要期望這能大幅改善孩子的過動症，但在絕大多數情況下，使用這些方法後，大部分的過動兒因此能在家庭生活方面較順利，也習得一些正面的行為，進一步改善在學校和外面的行為。

努力應用這些原則，下面的結果是可以預期的：

- 經由互相尊重、合作和欣賞來改善親子關係，變得更友善和親密。

- 減少每天的衝突、爭吵、辯論和發脾氣，互動關係因而改善。
- 減少孩子的反社會行為，增加合宜的社會行為。
- 為孩子的社會化做準備。這套計畫不只在家中受用，也可以延伸到家庭以外的場合。同時培養過動兒和其他孩子或成人之間正面、合作的社會互動。

　　一旦幼童學會遵循父母的要求和規矩時，他們就獲得了社會合作的基本態度，以及向成人學習的開放態度，而這是日後社會適應和發展的關鍵。你就是在扮演這樣一個最基本的角色，為孩子從家庭到社會的社會化做準備。這麼重要的責任實不宜犯錯。心理學的研究結果非常清楚地指出：如果幼童學到不順從、反抗、固執、哭鬧和攻擊行為，可以成功逃避大人的要求和社會責任，在長大之後，有較高的可能性會反社會、犯罪、失學、被同儕排斥和物質濫用。這套計畫就是希望減少這樣的風險，使孩子社會化得更成功，跟你與其他人的關係更好。這種社會合作和開放的精神，對孩子順利調適為成年人是很關鍵的。

這套計畫適合你嗎？

　　這套計畫可以幫助你管理過動兒的行為，適用於以下孩子：

- 2 到 12 歲。
- 語言發展正常。
- 沒有嚴重的對立反抗行為，包括極端的暴怒。

・當你為他的行為設限時，他不會有攻擊或毀滅性的反應。

　當有下列情況時不要用這套計畫：

・你孩子的語言發展落後 2 年以上。

・你的孩子已超過 13 歲（第 14 章的方法可能較適用）。

・當你限制或阻止孩子的行為時，他會出現暴力或威脅性的行為。

　請專業人員協助使用這套方法，如果你的孩子：

・同時診斷有中重程度的自閉症譜系障礙（有嚴重語言理解的問題）、其他精神障礙（如思覺失調症）、侵擾性情緒失調症（disruptive mood dysregulation disorder，DMDD）或自殺傾向的憂鬱症。

・有嚴重的反抗行為。

　最後一點提醒：如果你還沒有準備好改變自己的行為來幫助你的孩子，那麼這套計畫不適用於你。對於一些父母來說，這些原則要求大幅度改變親子互動，如果你不打算先改變自己的行為，必然會失敗。

如何開始進行？

　我的另一本書《幫助頑皮的孩子變乖》（*Your Defiant Child: 8 Steps to Better Behavior*，中譯本新迪出版）有詳細介紹這個計畫。這

一章只簡單描述計畫的八個步驟，若想要實施此計畫，可參閱上述書籍。這套計畫的實施時間，大約需要八週。每一步驟至少實行一週。當每一步驟進行到你覺得滿意時，再依序進到下一步。但別期望一夕之間就改變，孩子也是經過幾個月或幾年，才發展出他現在的行為模式。每個步驟都是建立在前一步驟的基礎上，所以請按順序進行。千萬別跳過前三個步驟，直接跳到紀律和處罰，後面的步驟必須奠基於前面的基礎才會有效。面對孩子合宜的舉止行為，如果沒有足夠的獎勵、贊同、認可和讚美，那麼處罰通常是沒有效的。

步驟一：學習給予孩子正面的關注

目的和目標

你對孩子的關注是一項非常有力的回饋和結果，這就是為什麼孩子會努力吸引父母的注意，並享受你給予他們的任何關注的原因。然而所謂的關注，可以不必是正面的。如果沒有正面的關注，負面的責備、批評、叫罵總比什麼都沒有好。一個因打斷父母講電話而被責罵的孩子，可能會停止打斷父母，但之後一定會故技重施。

就算是正面的關注，有時也會有瑕疵，尤其是夾雜著批評的讚美，如「你把房間清理得很好，但是你為什麼不能不用人叫就每天自動這樣做？」這樣的讚美，對改變孩子行為的效果是會降低的。

　　這個計畫的重點，是要你學會何時給孩子關注、何時收回；同樣重要的是如何關注孩子，這也是這個計畫的步驟一。在步驟二時我們還會再談到這一點。

　　如果你不相信，何時和如何關注你的孩子，對孩子行為的影響有那麼重要，請做下面的練習，此步驟的目標是要幫助你成為具備最佳主管特質的父母，目的是要改變你的行為，然後，孩子的行為就自然地會因你的改變而改變。

■ 你認為自己是最好還是最糟的主管？ ■

- 拿一張紙（或電腦、平板、手機），劃分兩欄，左邊寫上「最糟的主管」，右邊寫上「最好的主管」。

- 現在開始回想，你碰到過最糟的主管是如何對待你的，他說了或做了什麼，讓你不喜歡他的管理風格，也不喜歡和他互動。如果你有選擇，是絕對不願意和他共事的。為什麼？在左邊的欄位裡，列出至少五個你不喜歡的負面特質。父母會列出的通常有：「對我做的事一點都不感謝」、「不尊重我的觀點」、「不誠實」、「太霸道或太愛操控」、「打斷我工作也不道歉」、「好像把我當奴隸」、「獨裁」、「脾氣壞」、「愛批評」。

- 想想你共事過最好的主管，你希望能再為他工作。如果他請求你多做一些額外的事，你會樂於幫忙。為什麼？在右欄寫下五個他正面的特質。父母通常會寫：「誠實」、「感謝我所做的，即使是微不足

道的小事」、「對我和我的意見有興趣」、「鼓勵
我做得更好」、「尊重我的時間和工作」、「對於
和我們的合作非常積極和樂觀」。

・比較兩個欄位所列的特質，老實說，孩子會把你放
在哪邊？

在我們的診所裡，90% 以上的父母很訝異自己對孩
子而言，比較像「最糟的主管」。**面對那些行為和態
度，孩子會產生和你一樣的威受。**

說明

步驟一是學習如何在孩子玩的時候，注意他合宜的行為。如
果孩子未滿 9 歲，每天安排屬於只有你和他的 20 分鐘。如果他
還未上學，可以在哥哥姊姊都上學以後；如果他已經開始上學，
可以在放學或晚餐以後。只有你和他！如果他已超過 9 歲，不需
要每天固定一個時間，只要你看到有機會、孩子正在自己玩就可
以。放下手邊工作，依著下列指示加入他的遊戲。

如果是你們講好的固定時間，你只要說：「我們的特別時間
到了，你想玩什麼？」由孩子決定玩什麼（不包括沒有互動的看
電視或打電動）。如果沒有固定時間，就問孩子你是否可以加
入。

過程中，不要控制和指導。放輕鬆，加入孩子之前，先觀察
幾分鐘。當然，如果你很忙、心情不好，或馬上要出去辦事，這
些情況都不是好時機，因為你會心不在焉，你所給予的時間品質

會很差。

　　觀察一段時間之後，說出你看到他在做的事，以表示你的興趣。用語言說出你看到孩子玩的情況，要說得很有興味的樣子，而不是無聊的陳述，小小孩最喜歡這樣了，如果孩子大一點，你可以不用說這麼多。

　　不要問問題，也不要給指令！這很重要。除非你不清楚他在做什麼，要不然問問題是種干擾。記得，這是你們倆放鬆和遊戲的時間，不是要你教他怎麼玩。

　　偶而讚美他兩句、認同他，給他一些正面的回饋。要誠實和精確，而不是奉承。例如，你可以說：「我很喜歡跟你這樣安靜地玩」、「我好喜歡我們倆在一起的特別時間」、「看你做得有多好」等，都是正面、適合的評語。如果你不知道該說什麼，試試看下列的建議：

非口語的讚許

- 擁抱
- 拍拍頭或肩膀
- 摸摸頭髮
- 用手環繞著他
- 微笑
- 輕吻
- 比大拇指
- 眨眨眼

口語的讚許

- 「我真喜歡你……」

- 「當你……真棒！」
- 「你真是個大孩子了。」
- 「你……真是太棒了。」
- 「做得好！」
- 「很不錯！」
- 「太棒了！」
- 「超級棒！」
- 「真奇妙！」
- 「哇！你真的長大了。」
- 「你知道，半年前，你還不會做，現在居然會了。你長大得這麼快！」
- 「太美了！」
- 「哇！」
- 「我一定要告訴爸爸（媽媽）你做得這麼棒！」
- 「這樣做真好。」
- 「這都是你自己做的嗎？」
- 「你做得這麼好，我們要……」
- 「你……的時候，我真以你為榮。」
- 「當我們……我覺得好享受。」

如果孩子開始不規矩，轉頭看別處一段時間。如果他仍然繼續不好的行為，你告訴他特別時間結束，然後離開房間，等他可以好好玩的時候，你再陪他。如果他的行為很暴力或太搗亂，就以你平常管教的方式處理。

父母兩人都和孩子各相處 20 分鐘的特別時間，維持一週，

每天都做，或至少一週五天。一週後，每週至少三到四次。

　　如果你給的指令太多、正面的讚美太少，也不要擔心。下次再改進一些就可以了。當你面對過動兒的這項技巧有進步以後，可以和你其他的孩子也有一些特別時間。

　　熟練這項技巧之後，你會發現孩子喜歡有你做伴，甚至在時間到的時候，還會要求延長。偶而，你會發現，當你表現好的時候，或是為他做了些事時，他會開始讚美你。

　　如果你還不習慣這樣做，那再延長一週練習，再進入步驟二。當你發現你可以觀察並與孩子一起玩，同時讚美他，而無需控制、指導他，也不會提出許多不必要的問題時，就是可以進到步驟二的時候了。你會發現你越來越容易找到他值得讚美的地方。從步驟一到步驟四，你會發現**重點是你的行為在改變**，而不是孩子改變多少。在這期間，不要期待孩子有大幅度的改變。但只要依照這些步驟，肯定會有改變，你們的親子關係也會更加親近。

提醒

- 總是立即表達你的讚許，不要等待。
- 具體表達你喜歡的。
- 不要用諷刺的方式讚美。

步驟二：用加強的關注讓孩子順服

目的和目標

現在將你在遊戲中練習的關注方式，擴展到孩子順從你的指示時。方式是一樣的，只是關注的焦點不同。目標是改變你督導他做事的方式，讓他更願意順服你，並把事情做得更好。

說明

當你叫孩子做事時，她做得如何，你要馬上給予回饋。不要只是走開；留下來關注她，給她正面的回饋（參考前面的口語讚許清單）。

當孩子聽話、正在做事時，不要給更多的指示或問題。父母常常一下子交代太多事，或是問很多沒必要的問題，反而使孩子分心。

當孩子很聽話地在做時，如果你放心，可以離開一下子，但要常回來注意孩子的情況，隨時給予讚美。

如果孩子完成一些你並沒有交代的事，要加倍鼓勵，讓他記得可以不需要大人命令，就去做一些家事。過動兒雖然是有障礙的，依然有方法可以改進他們遵守指示的能力，方法之一就是在他們做到的時候，馬上鼓勵他們。

這一週，只要你叫孩子做事時就給他正面的關注。除此之外，選擇兩三項孩子做不好的事情，並在孩子開始聽話、好好做事時，特別用心地關注和鼓勵他。簡言之，就是「抓住他們表現

好的每一個時刻！」

設定訓練聽話時間

在接下來的一兩週內，不時花幾分鐘時間訓練孩子聽話是非常重要的。選一個孩子不忙的時候，替你做點小事，如「幫我拿枝鉛筆」、「可以幫我拿毛巾嗎？」這類拿東西的小事，不會花孩子太多的力氣和時間。可以叫孩子這樣做五、六次，但一次只做一件事。孩子每做到一次，一定要給予具體的讚美，像是「我喜歡你這樣聽話」、「你這樣幫我的忙真好」、「謝謝你替我做事」。然後，可以再請孩子幫忙別的事。

試著一天這樣做幾次，因為都是小事，即使是有行為問題的孩子也做得到。這提供了讓你的孩子因聽話而被讚美的機會。如果其中有一兩次孩子不聽話，請跳過它並提出另一個簡單的要求。現在的目標不是處理孩子不聽話，而是抓住他表現好的時候，給予正面的關注和鼓勵。這樣做會增加孩子聽話去做他該做的事的機率。

當你很容易就可以讓孩子為你做點小事，而他大部分都能做得到，你也很容易讚美他時，就是可以進到下一步的時候了。

經過這樣一週的練習之後，許多父母會發覺，孩子的行為已經有所改變，儘管改變幅度不是很大。

步驟三：給予更有效的指令

目的和目標

　　這一步驟的目的，是要改進你要求孩子順從時的方式。以我和行為有問題的孩子工作的經驗，只要父母改變要求孩子做事的方式，孩子的順服程度就會有長足的進步。

說明

　　當你要給孩子下達命令或指令時，一定要做到以下幾點：

- **確定你是認真的！**不要下達你不打算執行的命令。先計畫好，如果孩子做到會有什麼結果，以表明你是認真的。與其要求一大堆，不如慎選你真的想要執行的幾件事。

- **不要用請求或詢問的方式提出。**簡單、直接、認真地說出你的要求。不要說：「我們何不現在來收玩具？」「吃晚餐了，去洗手好嗎？　　」這些好像在請問或是希望對方幫忙，似乎在徵求孩子的同意，效果遠不如這樣的說法：「現在把玩具收好」或「吃晚餐了，去洗手」。你不需要大呼小叫，只要直接而肯定。

- **不要一下給太多指令。**大部分孩子一次只能接受一或兩個指令。從現在開始，試著一次只提出一件事，如果那件事很複雜，就把它分成幾個部分，一次要求一部分。

- **確定你的孩子專心在聽。**說話的時候看著孩子的眼睛，如有必要，輕輕將孩子的臉轉向你，確定她有專心聽你說話。

- **減少讓孩子分心的刺激。**父母常犯的一個錯誤是，在孩子看電視、打電動、聽音樂、玩手機的時候，交代他們事情。孩子正在做更有趣的事時是不會專心聽你的話的。在你要提出指示時，要求他們或是你自己先關掉那些干擾。

- **請孩子複述你說的話。**如果不確定孩子是不是真的聽進你說的話，要求孩子複述一次，是很好的方法。這有助於提升注意力有缺陷的孩子完成任務的可能性。

- **製作家事卡片。**如果孩子已經大到可以幫忙家事，也會閱讀了，將每個任務寫在一張卡片上是個好方法。例如，在卡片上寫整理臥房、打掃起居室、收拾碗盤、擺好晚餐飯桌等。可以在卡片上列出正確做家務的步驟。當你想讓孩子做家務時，只要把卡片交給他就可以了。這些卡片可以大大減少關於孩子是否做得好的爭論。

- **設下期限。**你也可以在每張卡片寫上完成每件事所需的時間，設定好計時器，這樣孩子就很清楚知道什麼時候該完成它。無論你是否使用卡片，都要給孩子明確的時間。不要說：「你今天找個時間，把垃圾拿出去」或「中午以前，把房間清理好」；相反地，你應該要這麼說：「現在是拿垃圾出去的時候了。你有 10 分鐘可以完成任務。計時器設定 10 分鐘，我們看看你能不能趕在時限內完成。」可以在任務開始之前向孩子預告，5（或

10）分鐘後你會過來看看他有沒有開始做。

這週練習有效提出指令，前面兩個步驟也要一起練習。當你發現可以自然地提出要求，而不是詢問或請求孩子，就是進入下一步的時候了。你應該也會發現，你的指令在形式上變得更簡單了。指令清楚、簡單、有時間限制，這三點都做到，就可以往下一步進行了。

步驟四：教導孩子不要打斷你做事

目的和目標

許多有問題行為孩子的父母會抱怨，他們沒辦法在孩子不打擾的情況下講電話、煮飯或和鄰居聊天。步驟四就是要幫助你教導孩子，在你忙的時候他可以自己玩。許多父母對搗亂的孩子給予很多關注，而當孩子遠離、自己在玩或不干擾人時，幾乎不給予關注。難怪孩子會如此打擾父母！

說明

當你要忙一件事時，如打電話，清楚告訴孩子兩個指令：一個是告訴他你在忙的時候他可做些什麼；另一個則是講明白要他不打擾你。例如，你可以說：「我現在必須打電話，你留在房間裡看電視，不要打擾我。」不要叫他做家事，而是去做他覺得有

趣的事，如看電視、畫畫、玩玩具、剪貼等。當中，你可以中斷一下電話，走過去看看他，讚美他沒來打擾你、做得很好，並再次提醒他，然後繼續講電話。回到你的活動中之後，再等一會兒，再次去讚美孩子。漸漸地，你可以拉長讚美他的間距，忙你手頭上的事久一點。一開始，你可能得常打斷自己，每 1 到 2 分鐘就去讚美他；幾次以後，你可以好幾分鐘後再去一次，從 3 分鐘開始，接著延長到 5 分鐘。這個策略也可以用在你教孩子新事物上，一開始是經常關注與讚美，然後慢慢減少讚美的頻率。

如果孩子看起來好像做不下去，就要來打擾你了，馬上放下手邊的工作，走到孩子身邊，表揚她沒有要打擾，並引導她繼續完成任務。

當你把事情做完時，去讚美孩子，謝謝她讓你完成手邊的事，有時也可以給她一點小獎勵或權利。

這一週，選擇一兩件事來練習，準備晚餐、和人談話、寫信、打電話、閱讀、看電視、整理資料、打掃都可以。如果是講電話，可以請朋友幫忙，和你通幾次電話。當真的有重要電話要講時，孩子已被你訓練得知道怎樣不打斷你做事了。

練習一週之後，問自己你是不是可以輕易做到在孩子讓你獨處時讚美他，或很習慣在你要忙的時候讓孩子去做一些事情。如果這已成為你們典型的互動方式，就可以進展到下一步了。

步驟五：在家建立代幣制度

目的和目標

有行為問題的孩子，往往需要比讚美更強大的激勵，來鼓勵他們做家務、遵守規則或服從命令。建立家庭的代幣制度（適用於4到8歲的孩子）或記點系統（適用於9歲以上的孩子）是很有效的方法。雖然這方法會很快見效，但若你不持續下去，效果馬上會不見，所以這步驟大概要施行一到兩個月。

代幣制度說明

找一組小卡片，用肯定的語氣和孩子談一談你的獎勵計畫。告訴孩子你覺得她在家裡的好行為，沒有受到充分的正面鼓勵，所以你想建立一套獎勵制度來肯定她的好行為。4到5歲的孩子，你可以告訴她一張卡片就是1點，不分顏色；6到8歲的孩子，可以告訴她不同顏色代表不同點數。例如，白色是1點，藍色是5點，紅色是10點。然後製作一張點數表，貼在牆上。

再準備一個盒子或罐子當成銀行，來存放獲得的小卡片。你還可以跟孩子一起把它裝飾一下。

然後編製一份獲得的卡片可以兌換的獎勵清單，包括一些不是每天會做的事（如看電影、溜冰、買玩具等），和每天會做的事（如看電視、打電動、玩玩具、騎腳踏車、到朋友家玩等），至少列出十項，最好是十五項，都是孩子喜歡做的事，可以不需要花錢的。

　　現在再列一張清單，是你常叫孩子做的家事，包括準備餐桌、飯後清理桌子、整理房間、整理床鋪、倒垃圾等。同時包括一些孩子本來就應該做的自我照顧、但常引起你們爭執的事，如穿戴整齊、準時上床、盥洗和刷牙等。

　　再來，就是要決定每一項工作值多少點數。對於 4 到 6 歲的孩子，每一項工作可得 1 到 3 張卡片，真的很大的任務可以給 5 張。對於 6 到 8 歲的孩子，範圍可以從 1 到 10。工作越難，給的點數越多。

　　然後計算一下，孩子如果每天都做到該做的事了，大約可以得到多少點。我通常建議把三分之二的點數拿來換普通的權利，三分之一拿來換特殊的權利。最簡單的方法是，每項每天都可以有的權利所值的點數，加總起來大約是孩子一天可以賺到的點數的三分之二。到底是幾點並不重要，用你的判斷力盡量使之公平即可。

　　現在再為特殊的權利計價。問自己你想要多常讓孩子享受這些活動，然後把她每天可能賺到的點數的三分之一乘以這個天數。例如孩子一天可賺 30 點，而你希望她兩個星期租一次影片，所以是 10 點乘上 14 天，等於 140 點。依此比例計算一下每一項特別權利值多少點數。可參考下表的例子。

　　再告訴孩子，如果她做這些事的態度很好，可以得到額外的點數。也就是說，如果她愉快又快速地完成該做的事，你可以給她額外的點數，並記得告訴孩子你喜歡她積極的態度。這些點數不是每次都給的。

　　同時務必告訴孩子，只有在一被要求就去做的時候才給點。如果是不斷被提醒以後才做，就沒有點數。

　　最後，這一週要把點數都發出去。不在清單上的工作也都可以記點。找到所有可以給點數的機會。

　　這一週，不要因為不好的行為而扣點。

　　一旦孩子賺到點數後，就有權利兌換。如果有時時間無法配合，你應該要告訴他什麼時候可以。

表 11.1　工作點值和獎勵換算表

（6~8 歲的孩子適用）

工作	計點	獎勵權利	點數
穿衣服	5	看電視（30 分鐘）	4
洗手／臉	2	玩電動（30 分鐘）	5
刷牙	2	到外面玩	2
整理床鋪	5	騎腳踏車	2
收拾髒衣服	2	玩一個特別的玩具	4
收拾玩具	3	外出吃速食	200
飯後把碗盤放到水槽	1	租一張影片	300
做功課（每 15 分鐘）	5	打保齡球、溜冰	400
餵狗喝水	1	延後上床（30 分鐘）	50
洗澡	5	邀請朋友來家裡玩	40
把外套掛起來	1	邀請朋友來家裡過夜	150
不和兄弟姊妹打架		看電影	300
早餐到中餐	3	零用錢（一週 2 美元）	100
中餐到晚餐	3	選一種特別的點心	20
晚餐到上床	3	到朋友家玩	50
語氣和緩地向父母提出要求	1		

換睡衣	3		
父母叫喚馬上過來	2		
出狀況時講實話	3		
態度良好	額外加點		

註：我估計孩子完成一般上學日的例行任務就可以得到 50 點。我也確定孩子會將
25~30 點用在日常獎勵上，如看電視（1 小時）、玩電動（1 小時）、玩特別的
玩具、到外面玩、騎腳踏車。其餘獎勵的點數是以孩子多久可以做一次決定的。

記點系統說明

　　在筆記本上分成五個欄位：日期、項目、存點、取點、結餘。將孩子得到的點數記在存點欄；因換取某些獎勵而花掉的點數，記在取點欄；加減的總點數記在結餘欄。筆記本由父母記錄，但是孩子隨時可以查閱（你也可以用電腦或手機取代筆記本）。

　　就跟給小卡片一樣，不過你是在記錄點數，而不是給小卡。對於大多數日常工作，可以給 5 到 25 點，對於非常大的工作，可以給到 200 點。一個給點數的衡量標準是，孩子每努力 15 分鐘，就給 25 點。

提醒

- 每幾週重新查看獎勵和工作清單，看是否有需要增刪的，可以加上孩子想要的新獎勵項目。
- 可用小卡或點數來獎勵孩子的良好行為，也可與步驟四

　　結合，用來獎勵孩子在你做事時不打擾你。

- 孩子未完成，就不給點數；一旦照指示完成，要馬上記點。該給獎勵時不要拖延。
- 父母雙方都應使用小卡或點數這套系統，效果才會更好。
- 當你給小卡或記點時，同時要面帶笑容告訴孩子你喜歡她這樣做。

　　至少使用這個方法一週，才進到下一個步驟。當你發現孩子該做的事都做了，而且也喜歡這一套制度，你也很容易就把小卡或點數給出去時，就可以進到下一步了。這個方法還未成為例行公事之前，不要進展到下一步。有些父母發現這會需要兩週的時間。

步驟六：學習建設性的處罰

目的和目標

　　此步驟是整套計畫中最關鍵的一步。當孩子犯錯或不聽話時，對他們使用這種管教方法需要很高的技巧。目標是減少孩子的反抗行為、拒絕服從或其他不當行為。

　　你可能問：「如果過動症有其生理的原因和基礎，這套方法和管教又有什麼用？」其實，不是過動症直接導致你的孩子出現反抗或不聽話的行為，然而，如果給孩子的任務冗長、無聊、重複或乏味，這確實會讓他們無法順從，也會導致他們更分心。拒

絕順從本身並不是過動症的行為，而這套方法可以降低故意的反
抗行為。

為什麼過動兒會出現反抗行為？部分原因是許多任務坦白說
很無聊，但卻是必要的，而這種無聊通常會讓過動兒感到不愉
快，他們渴望刺激、樂趣和新奇。或者來自於他們因為不能堅持
而遭到了批評，因此當害怕失敗時他們就會想逃避，甚至一開始
就抗拒。有些大人用了過多的批評和處罰，不知不覺反而訓練出
孩子的反抗行為。這就是為何這套計畫強調**處罰之前要先有正面
的鼓勵**。父母對孩子最初反抗行為的情緒反應，往往也教會孩子
可以用拒絕、反抗來逃避不想做的事。不要忘記，研究告訴我
們，當一個人預期未來會和他人互動時，社會合作、分享、利他
和關心他人的行為就會發展出來。像過動兒這樣感受不到未來的
孩子，是比較缺乏與人合作的動機的。

**你對於孩子最初抵抗策略的反應方式，決定了將來他的反抗
行為會有多嚴重**。用下列方式來回應反抗行為，可以減少這類行
為的產生。

如何實施扣點

採取步驟五的方法一兩週之後，你可以開始將其當作管教方
式。告訴孩子，你要求他做的事沒做到的話，會被處罰，你可以
說：「我數到三，如果你還不做，就會扣○點。」然後從一數到
三，如果他真的沒有開始做，就從銀行或筆記本上扣掉那一項工
作所值的點數。如果它不在項目之列，請扣除對該不當行為的嚴
重程度來說合理的點數。

　　從這週開始，你可以用扣點的方式處理孩子的不當行為。然而，請注意頻率不要太高，以免一下就扣掉所有點數，這整套計畫就沒辦法用來激勵孩子了。想想若是你的老闆在每個月初，就因為你犯的一些小錯誤，將你整個月的薪水都先扣光了，你會怎樣？你可以大約每獎勵三次，扣點一次。如果你發現扣點扣得太多，孩子已對這套計畫沒興趣或無法再激勵孩子的話，就停一個月不要做。當你重新開始時，記住，不要扣這麼多點。

如何實施暫停隔離

　　暫停隔離（time-out）通常用來處罰較嚴重的行為，做法是讓孩子暫時停止正在做的事，把他帶到一個安靜的地方隔離一段時間。下週開始，可以選一到兩個不當行為，用暫停隔離的方法處理，可以選步驟五的方法中效果不好的行為試試看。

　　如果你沒有決心要執行某事，就不要發出指令。總是用堅定但中性或愉快的語調，向孩子說出你的要求。不要用吼叫的，也不要用請求的。你可以用「請」這個字眼，但不是在請求或詢問他。

　　當你說出指令之後，數到五。你可以大聲數出來，可是如果發現孩子已習慣等你數到五才採取行動，你可以在心裡數就好。

　　如果數到五孩子還是不聽，直視著他，提高音量（但不要大吼大叫），用堅定的方式和姿態告訴他：「如果你還是不聽，就要去坐在那張椅子上（指向在角落的那張椅子）。」提出警告後，再數到五，若他仍然不聽，堅定地牽著他的手說：「你沒有照我說的做，所以必須坐在這張椅子上。」

　　你可以提高音量、用堅定的語氣說話，但不要生氣。提高音量是為了引起孩子的注意，而不是因為情緒失控。然後馬上帶著孩子去椅子上坐，不管他再說什麼。如果孩子不依，可能要用一點身體上的動作幫忙，如扶著他的上臂、肩膀或背部，護送他到椅子上，但不可以有身體上的傷害。孩子不能上廁所、喝水或爭辯，馬上執行去椅子上坐。

　　堅定地告訴孩子：「坐在這裡，直到我叫你起來。」或者你可以告訴他，除非他安靜下來，否則你不會過來，但是不要說第二次。這段期間，不要與他爭辯，也不要讓別人跟他說話。去做你的事，但要注意他的狀況。孩子應該持續坐在椅子上，直到滿足下列三種狀況：

- 罰坐的時間為 1 到 2 分鐘，較輕微的不當行為 1 分鐘，較嚴重的 2 分鐘。
- 罰坐時間結束後，等孩子安靜下來。一開始時，可能要幾分鐘到 1 個小時他才能做到。至少要等他安靜 30 秒你再走向他，只要他還在爭辯、大哭大鬧或尖叫，就繼續坐下去。
- 安靜幾分鐘之後，孩子必須同意按照要求去做。如果是一件家事，孩子要同意願意去做；如果是需要改正的事，如罵人或說謊，孩子就得答應不再這樣做。如果孩子不同意按照要求做，就讓孩子坐在椅子上，直到他同意照做為止。等他同意了，你要說：「我喜歡你這樣。」

　　注意孩子接下來的好行為，並讚美他。確保孩子所得到的讚美不少於處罰，這等於在告訴他，你不喜歡的是他的不當行為，

而不是他。

❖ 如果孩子逕自離座，怎麼辦？

　　頭幾次實施罰坐時，孩子可能會逃跑，試著挑戰父母權威的極限。罰坐時不必面對牆壁，但只要屁股離開椅面，就算離座，也不能搖椅子或把椅子翻過來，那都算是離座。你應該先告訴他這些限制。如果椅子總是變成他的玩具，那就撤掉椅子，換成一塊毯子或地墊，放在實施暫停隔離的角落；若你家中有樓梯，也可將樓梯的第一階，當作實施的點。

　　孩子第一次離座時，把他帶回椅子上，並且大聲、堅定地告訴他：「如果再離開，會有處罰。」如果孩子又離開，就扣小卡或點數，扣掉每天可賺點數的五分之一。帶他回座，並說：「坐在這裡，直到我說可以起來。」

　　只要他每次離開椅子，就再繼續扣點數，不用再警告了。但不要扣點數超過兩次，還有其他處罰離座的方式，像是暫時將他關在房間裡。但請從房裡移走玩具、電動、電視等好玩的東西。如果不可能移開所有的東西，那就限制他只能坐在床上。

　　有些父母或專業人員認為，讓孩子在床上暫停隔離，日後會引起睡眠問題，但我還沒有看到這樣的科學證明。

❖ 罰坐的椅子該放哪裡？

　　這張椅子應該有直的靠背，然後遠離牆壁，免得孩子踢牆；附近不要有玩具，也看不到電視。許多父母選擇廚房的一角、一樓的洗衣房、走廊、起居室的一角或樓梯的第一階。那也應該是你可以看得到他的地方，不要在浴室、壁櫥或他的房間，也不要

選地下室的樓梯，很多孩子怕地下室。

❖ 這週該有什麼期待？

　　孩子第一次被隔離罰坐時，通常會感到非常驚訝和不安，可能會生氣又哭鬧，這只會增加罰坐的時間，甚至超過一兩個小時。但他會慢慢地開始聽從你的指示，或是接受警告，罰坐的次數也會減少，不過這可能需要好幾週的時間。記住，你不是要傷害他，只是要教他自我控制、尊重父母的權威和遵守規定。

❖ 如果你生氣了怎麼辦？

　　許多父母會因為得反覆說同樣的話而生氣，但很少有父母在使用這套方法時會動怒，如果你還是發了脾氣，可能有下列原因：

- 你是不是已重複一個指令太多次？你們的互動是否拖得太長，你已經不耐煩了？
- 你是否有其他生活方面的困難，遷怒到孩子身上？坐下來，好好想一想如何直接面對你自己的問題，否則對孩子是不公平的。
- 你是否長期覺得沮喪或焦慮？這些情緒狀態會讓你變得易怒、抱怨和有敵意。可以試試第 10 章提到的壓力管理方法，需要的話請找心理健康專業人士諮詢。

提醒

- 孩子不可以離座上廁所、喝水或吃飯（可以在結束後吃）。不要因為他可能因此錯過用餐時間而特別準備點心。因為暫停罰坐之所以有效，就是他會想望因罰坐而失去的東西。
- 如果你是要用這個方法處理他睡眠習慣的問題，時間要加倍，因為孩子不會因罰坐而很想念上床睡覺的時間。
- 接下來的兩週，不要在家以外的地方使用這個方法。
- 在接下來的一週繼續使用步驟五的方法，尤其是代幣制度。

步驟七：擴大使用暫停隔離

目的和目標

　　繼續實施暫停隔離和扣點處罰。如果某個不當行為已經改善許多，這週可以再選擇一兩個其他不當行為作為改善目標。注意，請不要過度使用處罰，如果暫時隔離的次數還是很多（每週超過二到三次），就不要加入新的不當行為。

　　當你在家實施暫停隔離兩三週之後，並發現目標不當行為的頻率有減少時，就可以進入下一步。不需要等到把所有在家中的不當行為都改掉，才進到下個步驟。如果孩子沒有反應，或情況比未實施之前更糟糕，可以向兒童行為管理方面的專家請教。

步驟八：學習在公共場合處理孩子的行為

目的和目標

　　一旦覺得你能在家合理處理孩子的行為時，就可以在商店、餐廳、教堂、朋友家或其他公共場合，也試試這些方法。這週的目標，是減少孩子在外面的不當行為。你可以使用目前為止學到的方法，來做到這一點：

- 給予好行為正面的關注和讚美。
- 孩子遵守指示時，馬上給予讚美。
- 給予有效的指令。
- 用代幣或記點制度增強正面行為。
- 以扣點或暫停隔離處理不當行為。

說明

　　在公共場合管理孩子行為的關鍵是制定一個計畫，並在進入公共場合前先跟孩子溝通複習。這方法在第 10 章介紹過，規則如下：

❖ 規則一：先訂下規矩

　　在進入公共場合之前，先停下來，和孩子再複習一次你們之前講好的規矩，可針對孩子常出錯的三項行為，要求孩子複述一次。如果孩子拒絕複述，告訴他會被留在車上暫停隔離。如果他

還是拒絕，就真的這樣做。

❖ 規則二：設定獎勵

還未進入公共場合之前，就先告訴孩子，如果他能遵守約定會有什麼獎勵。在家裡的代幣和記點仍然管用。針對 4 歲以下的孩子，健康的小零嘴或飲料會很有用。或是答應孩子在回程路上買東西給他，但這只能偶一為之，並且只有在表現特別好的情況下才能使用，免得養成習慣。

有關以食物當作獎勵這一點，有人認為當今胖子之所以那麼多，是因為許多父母用食物當成孩子成功或做得好時的獎勵，但我並沒有看到支持這一說法的科學研究。不過，零食應該是在其他社會性的增強（如讚美、代幣和記點）都無效時才使用，並盡可能選擇健康的零食

❖ 規則三：設定處罰

當在外面的時候，要告訴孩子不遵守規則或行為不佳時會受到什麼處罰。小的違規，通常是扣點；大一點的狀況，則暫停隔離。不要怕在公共場合使用暫停隔離，這是出門在外最有效的方法。一旦你進入一個公共場所，就先選好一個適合暫停隔離的點（請參考下面的方框），並讚美孩子遵守規則的行為。

過程中就開始給小卡或計點，不要等到回家才計算。別忘了給他正面的關注。如果他開始出現不當行為，馬上拿走小卡或扣點，或馬上帶到暫停隔離的地方。不要重複警告和提醒。

在公共場合暫停隔離的時間，應該是在家裡的一半。因為公共場合沒有家中執行暫停隔離該有的許多要素，除了安全考量

外，還會讓孩子公然出糗。如果他從隔離的地方離開，就用在家裡的扣點方法。

當你們外出時，孩子若有不當行為應該馬上處理（十秒之內），以免不當行為升級為大聲對抗或大發脾氣。也不要忘了在整個外出過程中，要經常給予表揚和獎勵，以加強良好的行為。

■ 在公共場合適合暫停隔離的地點 ■

- 百貨公司：(1) 讓孩子站著面對人不多的櫃台或牆角；(2) 把孩子帶到成衣部門，讓孩子面對一排衣服而站；(3) 服務台旁邊人少的角落；(4) 洗手間旁邊人少的角落；(5) 附近的試衣間；(6) 賣孕婦裝的區域（通常人不多，且那邊的客人較有同情心）。

- 大賣場：(1) 站著面對冷凍櫃；(2) 帶孩子到店中最裡面的角落；(3) 到賣卡片的區域，讓孩子面對一排無聊的卡片（通常在大賣場很難找到合適的場所，可參考下一頁的做法）。

- 宗教場所：(1) 通常教會都有育兒間的設置；(2) 利用走廊或休息室；(3) 洗手間。

- 餐廳：可考慮洗手間，或下一頁的做法。

- 別人家：向主人解釋，你正採取一套管理孩子行為的方法，當孩子有不當行為時，你需要一個安靜的角落讓孩子暫時靜坐。

> ・旅途行車中：上車之前，再複習一次你們的約定，設定獎賞。準備一些車上可以玩的活動或遊戲，並解釋分數加減的遊戲規則。如果這些不管用，把車停到最近的休息站，讓孩子坐在車旁的地墊上，而你人就在附近，不可以留他一人在車內或車旁。

❖ 規則四：指定活動

離家外出，尤其是要去好幾個地方時，最好先想好要讓孩子做些什麼活動。這種時候總是會很無聊，過動兒尤其會受不了。可以帶著掌上型電動、平板電腦或手機，或是準備小畫板。有些餐廳會提供蠟筆和紙，甚至有著色紙，但大多數餐廳不會有。記得隨身帶著一些孩子喜歡玩的小東西就對了，重要的是當你忙自己的事的時候，他也有得忙。如果你出門時什麼都忘了帶，看是否能在路上找些什麼事讓他做。例如，讓他幫忙推購物手推車、在架上幫忙找你要買的東西等。下次一定要記得帶點東西讓他的手、腦袋和時間都被占滿。

❖ 當找不到適合的暫停隔離角落時

總有些公共場合找不到適合的隔離角落，這裡提供一些其他選擇。記住，只有在找不到適當的隔離角落時才考慮這些選擇。

・帶他到建築物外面，面對牆壁。
・帶他回車上，讓他坐在後座，而你坐在前座或站在車旁。
・帶著小筆記本，告訴孩子你會記下所有他不遵守約定的情形，然後回家馬上執行暫停隔離。把他在家罰坐的情

形拍下來，拿給他看以作為提醒，會滿有效的。

· 進入公共場合之前，告訴孩子，如果她不遵守約定，你
  會在她的手背上做記號。每畫一次，回家就罰坐一次。

未來又有行為問題發生時

　　這時，你應該覺得你和孩子的互動已經比較正面，尤其他被
要求做事的時候，已有比較合作的態度了。如果孩子仍沒有任何
改變，你們之間的衝突依舊，請回去找幫助你們的專業人員，或
是找一位協助父母解決兒童行為管理問題方面的專家。

　　然而，就算是你已成功實施這八個步驟，孩子仍偶而會出些
狀況的。但現在的你不一樣，你知道如何因應了。如果老問題又
回來，或是出現新的行為問題，以下是一些建議。

　　1. 拿出筆記本，記錄孩子的問題，要明確、具體，寫出違反
了哪些規定，以及你是如何處理的。

　　2. 繼續記錄一個星期，看看這給了你什麼線索。很多父母此
時會發現，至少部分問題是由於他們又用舊的、無效的應對方式
造成的。檢視孩子行為的時候，也請檢視自己的行為。你是否：

· 重複下指令太多次了？

· 你的指令不夠有效？

· 在孩子表現好時給他的關注和讚美不夠？（代幣和計點是
  不是太早停用了？）

· 孩子違反規定時沒有馬上管教？

・沒有勻出特別時間和孩子相處？

如果你發現自己又落回老習慣，請馬上修正。重新複習這八個步驟，確保你有正確使用這些方法。

3. 如果需要，你可以設置一個特殊方式。準確向孩子解釋在出現問題的情況下你希望怎麼做。再次建立代幣和記點制度，每次出現問題行為時，立即處以小額扣點。

如果扣點不管用，就用暫停隔離。如果你的筆記顯示問題似乎發生在某個特定地方或情況下，你可以：(1) 預估問題的發生，事先採取行動；(2) 事先講好，遵守約定有何獎勵；(3) 若不遵守，有何後果；(4) 分配他一項活動。

最後的提醒

這一章提供的方法都應即時落實，不需要和孩子討論太多，而且要前後一致及公平，不要忘了第 9 章的十二個原則；也不要忘記過動兒的障礙，還有你的角色、幽默感。最重要的是，不要將孩子的問題怪罪於自己，每天練習原諒孩子和你自己。

你怎麼栽，就怎麼收穫。採取這八個步驟的父母，都會發現孩子變得合作又友善許多，這使他們較有責任感，也願意從大人身上學習規範，手足關係也會改善。有些父母甚至發現，在孩子行為問題已經減少的情況下，他們管理家中其他孩子的能力，以及他們的伴侶關係都大大提高了。當然，身為父母的自信心也相對提高了。希望這個計畫也能讓你有同樣的收穫。

12

在家中駕馭：解決問題的藝術

第 11 章中的八個步驟（以及本書提到的其他建議）應該能讓你為許多不同的情況做好準備，但這些仍然無法囊括所有你可能面臨的困境。無疑地，你一定會碰到一些新的困難。發生這種情況時，請嘗試以下一些方法。

解決新問題的系統

我們許多人都擅長解決問題，但我們在某種程度上是自動地使用這種能力，有時會無法根據情況做調整。以下七個步驟將這個過程系統化，幫助你即使在面對極大壓力、不知所措時，也能好好解決問題。大多數時候，它們會提供你可能沒想到的行動計畫。如果你可以跟伴侶或親友一起經歷這個過程會更好。畢竟，兩個腦袋勝過一個腦袋。

步驟一：釐清問題

　　解決問題之前，你先得釐清到底問題是什麼。例如，孩子的問題是不肯收拾玩具或做功課，這總比說「我的孩子不聽我的話」，或「為什麼孩子不按照我的要求做？」來得清楚。前者是用明確、具體的字眼描述問題；後者傳達的訊息較模糊，看不出你的孩子做了什麼或沒做什麼，也看不清你期待孩子怎麼做。

　　在一張紙上（或用電腦、平板或手機），清楚寫下你希望解決的孩子行為問題是什麼。

步驟二：用正面的行為描述

　　現在相反地，敘述你希望孩子出現的好行為。例如，將「我的孩子不收拾玩具」，改成「我的孩子會在被要求時收拾玩具」。這樣一來，行為改變計畫的目標就會更明確。

　　再舉一個複雜一點的例子。假設你原本的困擾是「我的孩子會撒謊」。這樣的描述不錯，但可以更精確：「當她做錯事被我問到時，她就會撒謊。」這裡更精確地點出孩子並不總是在撒謊，而是在做錯事被發現時才撒謊。你可以把句子改成正面的敘述：「當我問孩子她可能做錯什麼事時，她可以學會誠實告訴我。」

　　我們在為特殊孩子寫教育計畫時，就是這樣寫的。這種正面描述問題的方式，可以讓教育工作者更清楚知道要幫助孩子達到什麼目標，也會讓方法更清楚浮現。當你清楚知道你要鼓勵的行為是什麼，就會更容易記得去增強這些行為。所以因應之道可能

是：「如果我的孩子誠實告訴我她做了什麼，我就獎勵她」，或「我會問孩子一天之中做了什麼，如果她誠實、正確地回答，我就獎勵她」。

把目標列在紙上或螢幕上，並在旁邊寫下相對的正面行為。你現在已寫了兩個陳述：一是明確的問題，二是你想得到的正面行為。

步驟三：列下所有可能的選擇

這是你可以發揮想像力的時候了。盡量腦力激盪出所有想得到的方法，來達到你要的目標。聽起來好像很容易，很多人一開始會想出很多法子，但很快地就開始批評這些點子。不要太快就開始批評，那會阻止創造力湧出。先讓你的心自由地想，等一下再做判斷。想想別的父母可能會怎麼處理這個問題，想想你在電影或電視上看到的、在書中讀到的，所有可能的方法。若是你自己的父母面對這樣的問題，他們會怎麼做？你的朋友會怎麼做？醫師或心理師可能會建議你怎麼做？

在紙上或螢幕上寫下選項。把所有的想法都寫上，不管看起來有多愚蠢。別人可能會提出的建議也統統列上去。你現在要做的就是寫下越多的選擇方案越好。

步驟四：建設性地評估

回到你寫下的第一個方法，想一想可能奏效嗎？你如果這樣做，會發生什麼樣的情形？會遇到問題嗎？這些問題容易解決

嗎？評估的時候要合理且公平。不要因為可能有點費力，就刪除任何方法，因為那可能是最有效的方法。

評估之後，將所有方案排序，從 1 到 10，1 代表最不可行，10 代表最可行。

步驟五：選擇最佳方案

大部分時候，要選出一個最佳方案很容易，看看你排的號碼就知道了。或許有幾個都很不錯，再想想哪個是最想要的？如果還是決定不了，就選一個先做做看，像做實驗一樣，看看結果如何；如果不奏效，再試另外幾個。就算效果不錯，也可以再試其他的方法，因為，沒有所謂「正確」的答案。沒有人可以事先知道，對一個特別的孩子而言什麼是正確的。如果你要求自己每次都預期正確，那注定要常常失望。打開你的心，做一個有科學精神的父母，比做一個永遠做對事的父母，要實際、真實多了。

圈起你選的方法。需要的話，寫出更多細節，讓自己更清楚該如何做。落實一週看看，如果有效，就繼續下去；如果效果不彰，下週試試另外一個方法，直到你覺得問題得到解決。

步驟六：對不一致妥協退讓

如果你是和另一個人（伴侶或親友）一起解決問題，或許會意見不合。試著不要太堅持己見，仔細聽聽對方的看法，也解釋一下你的理由。總有一人會被說服。

如果你發現卡住了，就讓步吧！對，讓步。請記住，你們只

是要實驗一週看看，又不是要整個改變家庭生活。試試另一人的方法一週，公平地給對方的意見一個機會。如果這方法沒效，可以再回到你的清單，選擇你想要的方法。

步驟七：落實和評估

現在你已經有計畫了，就去執行它。孩子的行為問題不是一兩天就能解決的，不要輕易因為挫折或孩子的抗拒而放棄。有些父母本想和孩子約定有關做功課的事，但因為孩子不悅，很快就縮手了。如果你也遇到這情況，請繼續堅持落實計畫。孩子之所以抗議，可能是因為他意識到必須改變行為，而這正是你想達到的目標。你不會因為孩子不喜歡打針就放棄讓他接種疫苗；所以你也不應只因孩子抗議，就放棄能幫助他改善行為問題的努力。

執行一週之後，花點時間評估成效，假如效果似乎不好，回到你的清單換一種方法試試。就算第一種方法不成功，也不要自責。請記得，你正在實驗中，沒有人保證哪種方式能成功。

為情境轉換做準備

你知道你的過動兒只活在此時此刻、很難未雨綢繆，因此你也知道他適應新環境和活動的能力較差，這不會讓你訝異。所有孩子都不喜歡大人控制他們使用時間，但對於過動兒來說，即使已排好時間表，在不同活動間進行轉換也是很困難的。尤其是從一個好玩的活動轉換到他們認為無聊的活動時，最是困難，像是

從玩遊戲轉換到做功課、從看電視轉換到上床睡覺、從戶外活動轉換到困坐在車子裡。突然要切換到一個新規則，對過動兒來說也是很困難的：像是在跟父母玩時，有人打電話來，就要保持安靜；或是原本在家自由地玩耍，因為突然客人來訪得安靜留在房間裡。對一般孩子而言，能夠學會預測從看電視時間到寫作業時間的轉換，因為這種轉換大致發生在每天的同一時間。然而，對於過動兒來說，這種轉換似乎是突然出現的，因為他們不懂得預測未來。

　　正如第 11 章關於在公共場合管理孩子所提到的，最好的方法是幫助孩子提前為情境轉換做好準備。一些建議如下：

- 在轉換活動之前幾分鐘先通知他，如：「再幾分鐘晚餐就要好了，到時候你得關掉電視、洗手、來吃飯。」這些提醒可以幫助孩子為即將到來的活動做好準備，也讓你可以在幾分鐘後，對孩子發出更堅定的吃飯指令。

- 禮貌地要孩子複述你的話，以確定他聽進去了，尤其當他正專心看電視或打電動時。簡單問他：「你聽到我說的話了嗎？」若他說：「有。」他就不會因為沒聽到而受到責罵。

- 當轉換時間到了時，以直接、中性和正式的口吻發出指令，如：「湯米，幾分鐘前我告訴過你了。現在要吃飯了，關掉電視，去洗手。」忽略他的抗議，也不要爭辯。重複、堅持你的指令，你甚至可以親自去關掉電視。當孩子順從了，給他獎勵。如果孩子不聽話，使用第 11 章中提到的處罰方式：扣點、取消權利和暫停隔離。

使用「當……就……」策略

正如過動兒不會預期到情境的轉換，他們也不會想到現在的所作所為會有什麼後果，或者把這些後果和自己現在的行為聯想在一起。所以把結果描述出來，對他們的幫助很大。你甚至可以更進一步，設法讓他經驗到現在的行為確實會影響到後來的結果。

這種用人為的方式把孩子的行為和後來的報償聯結在一起的方式，叫做**裴默克原則**（Premack principle），是裴默克（David Premack）提出的。根據這個原則，任何較常出現的行為或活動，可以用來增強另一個較少出現的行為或活動（有人把這叫做祖母法則，Grandma's rule）。康寧漢把這叫做「當……就……」策略（when/then strategy），也就是除非孩子先完成一些不有趣但必要的事，否則不讓他做比較有趣的活動：「**當**你做完功課，**就**可以看電視。」這是一種非常便宜的獎勵孩子的方式，把孩子本來就常做的事變成要努力才能換得的特權。然而，因為孩子之前已習慣了免費獲得這些特權，所以起初他可能會抗議必須做一些工作來獲得這些特權。這意味著你可能需要額外多花費些心力。

本章所教的方法，都需要事先規劃，以便在出現問題時減少麻煩。這些方法可以成為你親職的一部分，幫助你的孩子社會適應更成功。

13

如何幫助孩子解決同儕問題

那天安德莉打電話給我，說今年的假期到她家時，不希望我們帶巴比去。事實上，家庭聚會沒有人歡迎我兒子——除非他能學會規矩。好慘，她是我親姊姊耶！

我們真的希望這次的活動，對曼莎是一個正面的經驗。我們嘗試先和小組長溝通，讓她對我們女兒的狀況有個心理準備。所以當她告訴我們，實在沒辦法讓曼莎留在隊上時，我們只覺得「為什麼我們不能一起努力？」

上星期，隔壁鄰居帶著兒子來到我家，說了我兒子的一連串罪行。言下之意是「為什麼你不能把自己的孩子管好？」我知道他們再也不會邀請我兒子去他們家玩了。每天放學後他能做什麼？他在這條街上已經被孤立了。

我們不想讓她面對這樣的事，但是孩子們有時是很殘酷的。如果你的女兒含著眼淚問你，為什麼全班都被邀請參加生日派對，只有她又沒被邀請？你該怎麼辦？

我和同事在過動症診間，每天都聽到類似的故事，這些情境你應該也很熟悉。你也應該知道過動兒的人際關係，是所有問題中最麻煩的。身為一個成年人，你當然知道友誼的重要，但是你沒有辦法強迫別的孩子喜歡你的孩子、跟你的孩子做朋友。看著孩子一次又一次被別人拒絕，是很痛苦的事。你目睹這對孩子自尊心的影響，也知道他的寂寞。就算你可以在家盡力、學校老師也可以努力，但在社交場合，你束手無策。

　　我想起《淘氣阿丹》（ *Dennis the Menace* ）的情節，媽媽屈身抱起哭著的阿丹，他說他提早從學校回家，是因為沒有人站在他這一國。這一段把過動兒父母的心境描述得真好，父母常是唯一站在過動兒這一國的人。

　　過動兒和其他孩子相處時常有嚴重的問題。尤其是一起做事或玩遊戲的時候，別人會討厭他們的過動、衝動和話太多。面對別人的殘酷言論時，過動兒常不經過濾就直接坦白地說出來，這一點也不被其他孩子喜歡。在應該專注玩遊戲或運動時，過動兒容易不專心或恍神，常引來同儕的嘲笑或不原諒。過動兒動不動就發脾氣、受挫、攻擊別人，也讓跟他玩的人備受威脅。如果孩子在言語或身體上具有攻擊性、對立反抗性或敵意時，與其他孩子相處的問題就會特別嚴重。最終結果是過動兒在同儕中惡名昭彰。

　　這些社交問題的根源，是過動兒對時間和未來感的發展不足，以及他們容易被周圍許多事情分心，其中大部分都跟當下大家一起在做的遊戲和活動無關。過動兒只活在此時此刻，認為只有當下能得到的東西是最重要的。因此通常不會得到立即回報的社交技能，如分享、合作、輪流、守信、對別人表示好感等，對

他們來說意義都不大。而且由於他們不會考慮未來後果，他們不
會意識到現在的自私和自我中心，會讓他們最終失去朋友。他們
就是不瞭解，朋友關係是需要時間的累積、建立在互惠和分享興
趣上的。

　　幫助過動兒改善人際關係，是很大的挑戰，而且不見得有收
穫。因為父母不可能總是在孩子與同儕互動的現場，提醒他要抑
制衝動、停下來思考。基於種種理由，父母很難主導、影響孩子
的人際關係。不過，還是可以使點力的。

　　我的兒子沒有朋友，我們要怎麼做才能讓別的小孩喜歡
　　他？

　　過動兒社會技巧方面的專家，建議父母可以嘗試：(1) 培養
孩子良好的社交技巧；(2) 幫助孩子面對別人的嘲諷；(3) 在家中
安排與同儕正面互動的機會；(4) 在社區中安排與同儕正面互動
的機會；(5) 爭取學校的支援。

培養良好的社會技巧

　　雖然父母不可能在家以外，介入孩子與他人互動的現場，但
可以在家教導孩子一些社交技巧。試試下列的方法：

　　1. 在家建立獎勵計畫，如第 11 章描述的代幣或記點制度，
聚焦於改善一兩項你希望孩子在與人互動時的行為，如分享、輪
流、不觸碰別人、小聲講話、坐好、不霸道，甚至詢問其他孩子

想玩什麼或想怎麼玩等。不要一次關注太多項行為，否則不易成功。

2. 選好一兩項行為之後，把它們寫在紙上、貼在冰箱或門上等你和孩子都容易看到的地方。但如果有小朋友來家裡玩，注意不要讓你孩子因此受窘，反而製造別的困擾。這張紙只是提醒你和孩子這一兩週要努力的目標。

3. 一旦你有機會看到孩子和別人玩，停下手邊的工作，輕聲和孩子複習一下這週的目標行為。告訴孩子，只要出現這些行為，就可以賺到點數；如果有不當的行為，就扣點。整個程序，就如同第 12 章描述的面對情境轉換所需的準備動作，要事先和他溝通你們的規則。

4. 從現在開始，用心觀察孩子和別人的互動。只要一看到有正面的行為，馬上讚美並給予點數。也就是說，「抓住他們表現好的每一個時刻」，但是要注意表現得自然一點，不要讓他在別的孩子面前覺得很糗。

5. 一週挪出幾次，花個幾分鐘，和孩子複習一下在該週要學習的新社交巧。在這幾分鐘中，你應該：(a) 先解釋你希望他做到的技巧；(b) 角色扮演，由你演練這項技巧；(c) 替換角色演演看，由他扮演別的小朋友；(d) 鼓勵他下一次和別的小朋友玩時，嘗試做出這項技巧。演練新技巧時，你要像運動教練一樣，請記得使用步驟三和四觀察你的孩子，在他要去和別人玩之前，提醒他這些技巧。如果他表現不錯，即給予獎勵。

6. 試試將孩子和兄弟姊妹或別的小朋友玩的過程錄下來。智慧型手機、平板或筆記型電腦都可以錄影，而不造成干擾。最好不要說為什麼要錄影，或者至少不要引起太多注意，因為你要錄

下他平常最自然的表現。你可以和孩子一起看這些錄下的影片，讓他瞭解自己是如何與人互動的，並指出他做得好的地方，當然也可以告訴孩子他可能需要改進的地方。這樣的錄影對過動兒會很有幫助，因為他們常渾然不知自己和別人互動的情形。

然而，若想把影片當成有效的教具，你要用正面、有建設性的方式來看它，甚至是有趣的，而不是用來處罰或說教。首先指出孩子與其他人一起玩時表現好的地方，給孩子正向的回饋。然後挑出孩子一兩個表現不恰當的地方。按照步驟 5 提到的，來教孩子該怎麼做。再次按照步驟 3 和 4，盡量從影片中尋找正面的點鼓勵他，抓住他每一次的好表現。

7. 另外一個方法是找一位你和孩子都熟悉、擁有良好社交技巧的其他孩子當榜樣，指出他做得好的地方，並鼓勵孩子下次和別人互動時也這樣做做看。但要小心，如果你的孩子與你作為榜樣的孩子之間相處有問題時，可能會造成孩子對他的怨恨。也不要用手足當榜樣，孩子最不喜歡的就是被拿來跟手足做比較，除非這個手足的年紀長很多且是過動兒欽佩的對象。你甚至可以用電視上或電影中的孩子當榜樣。

無論你用哪一種方法，請注意以下可能對孩子造成問題的社交領域：(1) 開始與人互動時；(2) 開始並持續與人交談（包括傾聽、詢問別人的感覺和想法、輪流說話、表示興趣）；(3) 解決衝突；(4) 與人分享。

面對別人的嘲諷

　　嘲諷是孩子的人際關係中最普遍的一個難題，而如何面對這一難題，幾乎可以決定他們在團體中的未來。如果處理得不好，甚至會引起爭鬥或失去友誼。朋友之間的嘲諷，有時是在測試彼此的友誼、忠誠度、控制情緒或面對挑釁的能力。在男生的朋友圈中，似乎特別如此：好像想經由這樣的測試，知道當自己面臨危機時，對方是否可以提供支持的力量；也同時看看如果他們受到其他群體的挑戰時，對方的忠誠度有多高；在別人的攻擊批評之下，是否能不被擊垮和爆發，仍保持冷靜和溝通協調的能力。看一個人對別人嘲諷的反應，可以看出他和那群人關係的強度；如果你的孩子對嘲諷的反應是負面的，可能是在告訴別人他們的關係是脆弱和暫時的。有時，嘲諷真的是一種攻擊，意圖讓對方經由被羞辱而付出代價，如降低社會地位和聲望。而小孩子，不論性別，都會出現輕微的社會攻擊行為，這種攻擊只是取笑別人，有時是開玩笑的，而不是身體攻擊。

　　孩子如何面對別人的嘲笑是很重要的。有趣的是，當父母建議孩子如何應對取笑時，他們往往只是告訴孩子不要理會。但根據肯塔基大學的米立、凱恩（Monica Kern）和史堪伯勒（Douglas Scrambler）的研究顯示，大部分的孩子都表示，忽略不但沒有用，甚至會讓對方更加強火力。這些心理學家指出，受訪的孩子大多表示，最有效的方法不是忽略或報復，而是調適（adaptive）。所謂的調適就是，被嘲笑時就笑一笑，接受它，甚至於也笑笑自己，把當時的氣氛變得幽默一點。

　　換句話說，教孩子把別人的嘲弄（無論是當面、透過電話或

社群媒體）當成測試自己幽默感的機會，和探測友誼進一步發展的可能性，而不要認為是別人在攻擊自己。所以應幫助孩子學會自嘲、幽默自己、承認自己也會犯錯（雖然有時被誇大了）。例如，被人家取笑「笨蛋」的時候，可以開個玩笑說：「我其實不笨，只是比你們多一次機會把東西學好。」米立發現這樣的應對方式，比忽略或憤怒還擊更有效。

但請記住，嘲笑和霸凌不同，大人如果發現霸凌的情形應盡速小心處理。霸凌不是開玩笑的，這是一種使用身體暴力或其他嚴重傷害的威脅（如散播謠言破壞一個人的社會名聲），通常（但不總是）還牽涉到脅迫他人做某事。無論是小孩或大人、無論是當面或在社群媒體上，霸凌都不應被容忍。大部分學校都有反霸凌機制，如同儕舉報、向老師或教職員匿名舉發等。你的孩子如果被霸凌，也應該於第一時間透過這些管道來反映。

在家建立正面的人際互動

你的孩子不一定要成為團體中最受歡迎的人物，才能擁有令人滿意的社交關係或友誼。受歡迎指的是一種社會地位，和擁有友誼是不一樣的。許多過動兒都不是受歡迎的人物，而這樣的社會地位並不容易改變。身為父母，你的目標應是鼓勵他建立友誼。當兩個人互動增加、表現出友好、對對方的行為或愛好感興趣、有共同的興趣或經歷、彼此主動提出下一次互動的機會（不是被動等待對方聯繫），就可能發展出友誼。藉著觀察他們互動的過程，你可以提供一些建議。該如何做呢？

　　1. 鼓勵孩子邀請同學，放學後或週末假日到家裡玩。多注意那些與你孩子有同樣興趣的小朋友，無論是嗜好、運動或音樂都可以。如果孩子在社交技巧上有嚴重的問題，你不能丟下他們自己玩。幫他們計畫可以做什麼——一起看電影、吃零食、玩電動、做勞作、組模型，或是任何他們可以共享的活動。然後，最重要的是有效的監督。這種計畫性的同儕互動，是建立進一步友誼很好的敲門磚。

　　2. 他們一起玩的時候，請仔細在一旁觀察互動可能失控的跡象：越來越愚蠢、胡鬧、粗暴，或只是比平常講話聲音大聲。當然，你也要注意是否有挫折、敵意開始醞釀。如果有這樣的情形產生，你就介入，停下他們的活動，讓他們休息一下，做點別的事，如吃點心等。你可以讓他們告訴你發生了什麼事，這樣他們的注意力就會集中在你身上，而不是彼此身上。或者你也可以轉換一下他們玩的地點。

　　3. 盡量避免在家中樹立負面情緒或攻擊行為的榜樣，尤其當你孩子已有這兩方面的問題時。也注意你自己和家庭其他成員的身教，是否有大吼大叫、指名罵人、說髒話、摔東西等行為。此外，你也應多注意孩子看電視和電影的習慣，對一般孩子不太會造成問題的暴力鏡頭或情節（有時甚至出現在卡通中），對有攻擊或衝動行為的孩子——如你的過動兒——可能就不太恰當。如果你無法完全管制，那就有時和他一起看，告訴他哪些行為會不受人歡迎。

　　4. 減少孩子和有攻擊行為的孩子一起玩的機會，你孩子最不需要的是從有這樣問題的孩子身上得到增強。鼓勵孩子跟在人際關係上足為表率的同學相處，年紀大小不是問題，這樣的孩子可

能更能容忍你孩子的社交不成熟，讓他們給你孩子正面的影響。

　　5. 如果孩子已經和一群行為不良的朋友在一起，想辦法讓他們分開，甚至考慮搬家、換個環境都可以。研究顯示，**轉換環境**到一個新的、同伴行為良好的社區，可以降低孩子反社會行為的出現。

在社區建立正面的人際互動

　　在社區中建立正向的人際關係不像前面的建議那麼容易，但仍然可以做出一些努力，在這方面幫助你的孩子。可試試以下建議：

　　1. 讓孩子報名參加社區的活動，童軍、俱樂部、體育活動或教會活動都可以，夏令營也是不錯的機會。這樣做的好處是，這些都是在成人的監督下提供結構化的活動，可以限制孩子行為失控的可能性。這些活動中，若還有小組可以參與會更好，因為過動兒在大團體中通常會遇到更多麻煩，這可能會適得其反，導致社交失敗。因此請確保團體不要太大並且有人監督。

　　2. 避免讓孩子參加規則複雜，或需要很多協調功夫的活動，因為那對過動兒而言是很沉重的負擔。當然也要避免太被動或長時間坐著的活動，因為你孩子一定做不到。以打棒球為例，內野的位置就比外野適合過動兒，因為內野進行的活動較多，可以吸引孩子的注意力。過動兒若被安排守在外野，會覺得無聊，然後就開始抓蝴蝶或小蟲，要不就胡思亂想，因而漏接飛到外野的

球。

3. 具結構性且有人監督的活動，比沒有結構又缺乏監督的活動來得適合。

4. 專家認為過動兒比較喜歡沒有競爭性的活動，因為競爭可能會引發情緒激動、行為失序和挫折。當然如果你孩子在某方面有特別的天分，表現得很好，就不用擔心競爭的問題了。

5. 嘗試安排一些能學習合作的任務，甚至你可以自己來發起這些任務。讓幾個孩子組成團隊，完成一項共同的目標，如組模型、搭帳棚、蓋樹屋、解題、做小實驗或手工藝都可以。小組中的每一個成員，都會分到一項工作，分工並合作才能達到目標。通常，這樣的過程可以讓大家建立彼此的感情。

從學校得到幫助

過動兒在學校面臨的同儕關係問題，跟在家中的問題可能很不一樣。學校環境包括更多兒童。在學校，上課（結構化）和下課（非結構化）時間交替出現，而且對孩子社會行為的要求跟在家裡也不同。因為種種原因，孩子在學校的問題，可能比在家中嚴重。試試下面的方法：

1. 和老師談談，或試試第 16 章建議的方法，幫助孩子在學校發展出較好的行為。愛搗亂和不恰當的課堂行為，會造成同儕對過動兒的排斥，特別是如果孩子容易表現出憤怒、敵意或攻擊行為時。如果你的孩子在班上被排斥，你為他建立社會關係所做

的努力，可能都只是徒勞。

2. 需要的話，考慮第 19 章藥物治療的建議。研究發現，興奮劑藥物有助於減少過動兒的過度和搗亂行為，可以促進正面的同儕關係。

3. 如果孩子需要在校接受特殊教育，不要過度在意。真正會讓孩子和別人相處有困難的是老師的負面評論或關注、更嚴格的管教，以及更普遍的情況是在學校單獨針對過動兒進行責備。小孩通常都是從身邊有權威的大人身上學習如何與人互動的線索，所以要努力減少老師對你孩子負面的評語和批評。請孩子的老師試試第 17 章的行為管理技巧。

4. 請老師配合幫忙，在其他孩子面前，分派特別的責任給你孩子。專家認為，這可以讓其他孩子以正面的眼光看待你孩子，也會讓他覺得比較被同儕接納。

5. 和老師一起設計一份行為改變評量表，選出兩三個你們都希望孩子在教室中能多多出現的行為。在表格最左邊列出這兩三個目標行為，然後在右邊列出五個欄位，每天評量該行為的表現。樣本請參考第 17 章，若合用請影印使用。

你可以多影印幾張，每天使用一張，並請老師定時評估表中的項目。你孩子與人互動的情況應該每天評估五到七次，分數從 1（最優）到 5（最差）。老師也可以在背面寫下評語，然後根據孩子的表現提供獎勵。這張表格應該每天帶回家，也可以由你來提供獎勵，或是在家中依此記點（代幣制度），如第 11 章中所教的方法，例如，1 分加 15 點、2 分加 10 點、3 分加 5 點、4 分扣 10 點、5 分扣 15 點。

　　6. 如果學校輔導室有提供社交技巧訓練的課程，替孩子爭取報名參加。在學校所舉辦的相關訓練，是在孩子能自然跟同儕相處的環境下進行的，效果會比在校外診所開辦的課程來得好。

　　在人際關係方面幫助過動兒，是很不容易的。對你自己能做的和孩子的改善，要有實際、合理的期待，而你能提供的幫助也是有限的。請尋找任何機會幫助孩子得到正面的人際互動經驗，盡量避免失敗碰壁的情況。你的努力，對他應該會有所幫助。

過動兒與手足的相處

　　我有四個兒子，八年前，第三個兒子被診斷為過動兒。直到今天，我還在為他和三個哥哥的關係奮戰。我需要幫助。

　　兄弟姊妹是一群特殊的同儕，生活在一起，每天相處。家中若不只有一個孩子，手足之爭是難免的。你可以在以下網站獲得更多內容：https://centerforparentingeducation.org/library-of-articles/sibling-rivalry/coping-siblingrivalry。但在這裡，我不會討論此網站的內容，我將聚焦討論家有過動兒的手足相處。不難想像，要跟自我管理很糟的過動兒（或青少年）天天相處，有時，兄弟姊妹會對過動兒產生敵意、攻擊或排斥。這就是為什麼嘗試瞭解和解決孩子之間的問題如此重要的原因。

　　手足的問題可能來自於過動兒總是得到你不成比例的時間和

關注，如同阿爾諾（Kevin Arnold）的網路文章所寫的，這極大的差距會讓他的兄弟姊妹覺得自己好像鬼一樣，不被看見。因此父母要像魔鬼剋星一樣，比一般家長付出更多，讓其他孩子覺得自己是特別的、被珍愛在乎的，能公平分享父母的時間和家庭的資源。

你也會注意到，漸漸地過動兒在房間的時間增加，把自己孤立起來，或離開家到附近社區，以避免在家中可能跟父母或兄弟姊妹發生衝突。

我的異卵雙胞胎弟弟，是中度過動症患者。我很快就發現只要他在家，家裡就不會是安靜或舒服的地方。我們手足之間或和鄰居確實有玩得很開心的時候，但常因為他的衝動、情緒化或攻擊行為，情況會突然改變，他打破我的東西、罵我或打我、爭論遊戲規則或家事分工。當我們一起看電視時，他的坐立不安、多話和不專心都會變得非常煩人，以至於我會回到房間或地下室安靜做自己的事。

當再長大一點，我花了更多時間在外面和朋友在一起，因為不想要過動弟弟打亂我和朋友想做的事。如果他要跟，常會讓我們惹上麻煩，他說話不禮貌、愛挑釁、愛冒險、偷商店或別人家的東西、因為好玩破壞別人的東西、用危險的方式騎腳踏車或滑板，或在我朋友家玩時嘲諷他們家的小孩。

就算是在自己家裡，我弟弟的冒險精神和容易發生意外，也常讓我們困擾。如果我們知道他違反了父母的某項規定，我們是否要向父母告狀，看著家中的另一場戰爭爆發？還是心中帶著他再次逃脫處罰的怨恨，假裝不知道？如果他偷了父母錢包裡的錢怎麼辦？或者如果他求我不要給父母看我的成績單，但遲早父母

會發現並對他的成績失望怎麼辦？我講小時候的這些事，不是要
說我們多怨恨這個過動弟弟，我們知道他很可愛、有趣，也是個
很好的玩伴，但有時他真的很難搞，且這都是同一天的他。試著
弄清楚如何回應他的不良行為，是不容易的事。

如何減緩對立

在家中處理上述這些困難的互動，可以參考前面關於改善過
動兒同儕關係的建議，其中許多建議也可以用在手足之間。此
外，也可以跟過動孩子的手足聊聊什麼是過動症、此症生理方面
的成因以及和腦部發展的關係，讓手足能瞭解，因為他們與過動
兒一起生活，整個家庭都要一起面對這個問題。最重要的是，鼓
勵手足盡可能好好與過動兒相處，因為跟過動兒打架是不被容忍
的，而且也不是長久之計。

幫助手足瞭解過動症

沒有人能保證過動兒家中手足關係問題一定可以修復或解
決。當然，藥物治療是可以有些幫助的，但在我與過動弟弟的成
長過程當中，那時並沒有藥物治療。我的建議是幫助手足瞭解，
此症是一種發展障礙。或者可以找機會，當過動兒不在家時，全
家一起討論此問題。在我成長的 1950 年代，過動症還不為人所
知，我的父母並沒有跟我們如此討論。這麼做的目的是希望能引
發兄弟姊妹的同理和同情心。你可以找一下關於過動兒手足的書
籍，像是高登（Michael Gordon）所著的《我兄弟是個大麻煩》

（*My Brother's a World-Class Pain*）。

　　當然上面所描述的狀況不一定總是發生。孩子漸漸長大，會成熟到能夠瞭解過動手足的情形，雖然較年幼時是無法懂得的。如果兄弟姊妹已經夠大了，你要帶過動兒跟心理師、精神科醫師或輔導員會面時，可以鼓勵他們一起去，若他們有問題，也可直接請教。

花時間與過動兒的手足單獨相處

　　你可以嘗試的另一種策略是留出時間與過動兒的手足單獨相處，做他們喜歡跟你一起做的事，且最好是離開家，就不會被過動兒干擾。出去吃一頓特別的餐、看場電影或球賽、逛街買東西、一起散步或騎腳踏車都可以，就你們兩人。心無旁騖地專注與這個孩子相處，維持你們之間親密的關係。也可以在一週當中，找幾天讓大一點的孩子晚點上床就寢，兩人有一些特別獨處的時刻。刻意安排一對一的獨處時間，是為修復家中過動兒可能帶來的傷害。這樣的一對一時間，不見得一定要外出好幾個小時。在家時，只要有機會，就可以跟非過動的孩子聊聊，或表現出一些特別的關注和關愛，讓親子關係的情感帳戶盡可能保持充實。

制定相處融洽的獎勵計畫

　　如果手足比過動兒大很多，父母可以為他們提供獎勵計畫，他們如果跟過動兒相處融洽，就能獲得獎勵。最好不要讓過動兒

知道這個獎勵計畫。手足因為不像過動兒會搗亂，所以經常能表現良好而獲得獎勵。你也可以鼓勵手足多去參加家庭外的運動、社團或其他活動，他們能從中得到成就感，這有助於減輕家庭內的麻煩事對他們的影響

小心較年幼的手足被霸凌

如果手足的年紀比過動兒小很多，要小心霸凌的問題。若真有霸凌的情形發生，一定要馬上處理。也要教導年幼的孩子，若身體上被霸凌或被威脅，一定要趕快告訴父母或其他年長的家人。當然，這樣的告狀也有可能造成冤枉，但你可以讓年幼的孩子知道，如果他說了謊，就會有處罰。

不要成為手足的負面榜樣

在任何時候，過度責備、言語或身體攻擊、羞辱過動兒，都是錯誤的策略，且如果這麼做被手足看到，會造成嚴重的問題。這會很快讓手足相信，他們也可以這樣做。請記住，身為父母，你的職責不僅要跟過動兒建立良好的關係，還要讓過動兒與手足之間建立良好的關係。因此，請尋找機會促進他們（以及與你）之間的正面互動，無論是透過讚美、認可、尊重和正向關注他們。當正面互動發生時，給予他們獎勵。

不要讓手足當過動兒的保母

　　對父母而言，面對家中的過動兒或青少年都覺得難處理了，
更何況是兄弟姊妹。因為在過動兒眼中，他們缺少了父母的權
威。

走過青春期

共同作者：羅賓（Arthur L. Robin）

　　青春期為我們開啟了許多新機會——酒精、菸草、毒品、駕駛、就業和性活動，青少年必須做出明智的選擇，以免陷入危險。過動兒執行功能的缺陷，會影響他們做出正確的決定，因此許多父母都對過動兒的青春期感到惶恐不安。這些所有青少年都需要面對的挑戰，對過動兒而言更是巨大的衝擊。過動症會讓他們無法像別人一樣度過這些發展的階段，他們得面對失敗的課業、社交上的孤立、憂鬱和低自尊，也可能會因以下問題與家庭成員發生衝突：

- 按時、自律地完成學校課業。
- 幫忙做家事。
- 選擇合適的朋友和合適的社交場所。
- 尊重家人的權利和隱私。
- 外出時為自己的行為負責。
- 在家裡規定的門禁時間前回家。

・喝酒、吸菸、性活動和開車的問題（對於較大的青少年）。

　　愛德華和我在麻州大學醫學中心做過一項研究，比較過動症青少年和一般青少年與父母之間的爭議；同時也比較過動症青少年與父親和母親之間的衝突有無不同。不意外地，研究結果顯示，過動青少年與父母之間的衝突，比一般青少年多；但有點令人訝異的是，過動青少年的母親反映與孩子之間的各種衝突，是父親的兩倍。過動青少年與父親之間的衝突主要是：青少年的服裝、吵鬧的音樂、在學校惹麻煩、與兄弟姊妹打架以及把家裡弄得一團亂；而與母親之間的衝突除了上述問題之外，還有不能準時就寢、成績太差、交友問題、不做作業等，而且與母親之間的爭執都比父親嚴重。顯然，母親在過動兒年幼時承受的較大壓力，會一直持續到青春期。

時間差和青春期的親子衝突

　　當然，最主要的衝突跟一般青少年與父母的衝突一樣：青少年想要自己做決定，而父母想保有做決定的權威。使這個問題複雜化的是，過動青少年和父母之間，決策的時間範圍不同。成年人往往會提前兩到三個月進行思考和計畫，而即使是沒有過動症的青少年，最多也只能提前幾天思考而已。因此，衝突就來了，母親可能在數個月前就想到孩子應開始準備歷史課的報告，但青春期的孩子認為報告的前幾天再開始做就可以了。

　　對過動青少年而言，這種時間範圍上的差異會更嚴重，不僅

時間範圍更短，甚至他們根本認為這不重要。寫報告的重要性，當然比不上跟朋友出去玩，或準備星期五派對要穿的衣服來得重要。因此，父母與過動青少年之間，對什麼才是重要的事，注定會有衝突。與過動青少年溝通時，嘗試以孩子的方式來思考，關注未來一兩天的事，而不是幾個月後會發生的事。在孩子想要自己作主的過渡期，父母除了要盡量將溝通時的傷害降到最低，還要協助他克服挑戰，發展出獨立自主的能力。

生存的黃金法則

下列幾條「黃金法則」，可以幫助你和青少年孩子生活品質更好：

- 瞭解青少年發展，以及過動症對青少年的影響。
- 發展出適當的因應態度和合理的期待。
- 建立明確的家規和外出規矩。
- 父母站在同一陣線，堅持落實家規和外出規矩。
- 正面和有效的溝通。
- 以解決問題的心態處理意見不合。
- 以孩子的角度來思考，專注於接下來一兩天需要完成的事，而不是一兩個月後的事。對於較長期的項目，將其分為幾個小部分，讓孩子知道今天或明天需要做什麼，逐步有進展，持續朝目標邁進。
- 如果衝突升高，為家庭帶來危機，請向專業人員求助。

・保持幽默感，並讓自己定期休假。

青少年發展和過動症：一條崎嶇路

　　從父母的角度或許看不清楚，青少年有許多事要做。在這段期間內，他們要從一個完全依賴大人的孩童，蛻變成像父母一樣的成年人。在學習獨立的過程中，他們要知道自己是誰、代表什麼（認同和價值觀）、如何交朋友、如何經營維持長遠的關係、如何馴服他們有時無法抗拒的性衝動，以及將來要做什麼（教育和生涯規劃）。青少年應該要完成所有這些任務，同時在學校取得成功、建立持久的同儕關係，並跟家人和睦相處。

　　想想一個國家追求獨立的過程，從獨裁演變到民主，常會經歷血腥革命。我們怎能期待孩子在追求獨立的過程中，不引起任何騷動？一定程度的衝突是無法避免的，尤其是在 12 到 14 歲時，他們推開父母邁向世界，但又因外面的殘酷而回頭。

　　同時，生理上的巨大變化，包括快速成長和性方面的成熟，都增加了他們的情緒、對批評的敏感和脆弱的自尊心。為了面對自己這種快速的變化，以及讓自己獨立，青少年需要那種自己無所不能的感覺，以展現出自信，讓別人對他有好印象。承認自己可能有錯，對他們來說好像是一個大災難。同時，即使發生了嚴重的事情，他們也不會承擔什麼風險。

　　過動青少年要經歷的轉變和挑戰，跟一般青少年並無二致。然而，與一般青少年相比，他們的執行功能（自我調節）要差得多，因此在社交或情緒方面往往不夠成熟，自我控制能力也較

差。因此，過動青少年會比一般青少年更不穩定，即使面對一點點批評（或是他們認為的批評）都會做出防禦性的反應。過動青少年可能不太願意承擔獨立的責任，但他們想獨立的心不比別人少。

事實上，就算你已經很認真在家實行行為管理，以及採取本書的解決問題步驟，他還是比一般青少年需要更多的幫助與介入。而且，記住，本書所教的方法，不是要把你的孩子治好，而是減少你們家庭的衝突和混亂。理想上，孩子終究可以學會比較好的行為模式和技巧，在日後很自然地應用在社交場合中，但你不應該認為會完全不再需要採取這些方法。

還有一點很重要：雖然生理上的成熟對專注力、衝動、過動、缺乏自我控制的問題有幫助，但是過動青少年在控制自己和複雜的心智能力發展方面，仍然落後別人。一般青少年的自我控制、先見之明、後見之明、做計畫和目標導向的行為會越來越多，並在他們的生活中發揮更大的作用，而這些能力在過動青少年中顯得較不成熟，發展得較慢。這些發展差異將是你在孩子青春期時最要關心的問題，因為它們將帶來更多家庭衝突：

- 許多過動青少年無法遵守和父母的約定。這是因為分心障礙造成的，還是故意反抗？答案是：兩者都有。
- 衝動再加上青春期，會讓過動青少年更情緒化、耐挫度降低、不顧後果，而導致他們經常暴怒、爭辯，很容易讓衝突加溫，甚至產生肢體的對抗。
- 約有 30% 到 40% 的過動兒進入青春期後，仍有過動症狀，導致他們和父母講話時顯得煩躁不安、厭煩、頓足

或踱步，讓人誤以為是對父母不敬，而使溝通變得帶有憤怒和敵意。

因應的態度與合理的期待

這些衝突常讓父母得到一個結論，認為孩子的「態度」有問題。事實上，父母的態度也可能有問題，如果希望孩子改變他的態度，你得先改變自己的想法。

是期待，還是要求

你可以期待你的過動青少年在校成績不錯，且能按時自己完成功課；你也可以期待他遵守家裡最基本的規矩，並且給家人應有的尊重；你可以期待他用正面的方式與你溝通，不要用暴力和暴怒來解決問題；你也可以期待學校提供孩子更結構化的幫助。

但這些都是期待，不是要求。不要要求完美，或孩子能完全順從；不要期待他在學校的表現絲毫不出錯，或是面帶微笑地遵從你。如果期待不合理，你注定要失望、傷心和生氣；然後失望和氣憤會讓你沒辦法理性、有效地和孩子溝通。這些不合理的期待，會讓你容易失控和做出後悔的事。

預期的毀滅

做父母的總是害怕青春期的孩子若犯下大錯，未來的前途就

毀了，或太多的自由會導致不負責任。沒寫完作業、不清理房間就會讓你的孩子無家可歸、吸毒或被終身監禁嗎？許多的害怕被誇大了。有時你越害怕的事，就越會發生，孩子可能真的就去做你最擔心他會做的事。

惡意的歸因

如果孩子忘了倒垃圾或摺棉被，你可能認為他是故意跟你作對。過動青少年可能因為各種不同的原因，而做一些你不希望他做的事，但大部分的時候，他的行為不是故意要激怒你。如果你把他的行為都解釋成惡意的，你就會生氣，而且很難跟孩子好好互動。你是否對孩子抱有不合理的期待？下表可幫助你評估自己是否有不合理的期待和誇大不實的想法。

表 14.1　常見的不合理想法

父母	
I. 毀滅：「如果我讓孩子太自由，就會毀了他一輩子，他會做錯決定，會出大問題。」	
例子	1. 房間沒有整理好：「他長大後會成為一個邋遢的人，沒有任何自尊心，永遠找不到一份像樣的工作。」 2. 晚歸：「這麼晚回家，在外面會受到傷害，可能會懷孕、吸毒或酗酒。」 3. 功課沒做完：「他這樣高中會畢不了業，進不了大學，找不到好工作，沒辦法養活他自己，一輩子要靠我們養。」

II. 惡意的：「我的孩子故意跟我做對。」	
例子	1. 忘了隨手關燈：「她想讓我破產。」 2. 講話不禮貌：「他在報復我。」 3. 音響開太大聲：「她故意要讓我神經緊張。」
III. 順從／完美：「我的青春期孩子應該聽我的，行為要像聖人。」	
例子	1. 不遵守指示：「不念他十次，他不會去倒垃圾，不聽話到這個地步！要是我以前這樣的話，早就被我爸爸打死了。」 2. 在親友面前很過動：「她應該成熟到可以靜靜坐好了。」
IV. 感恩／愛：「我的孩子應該很自然地對我的犧牲表達愛和感激。」	
例子	1.「看看我為你做了這麼多之後，得到了什麼？你根本不在乎我，你好自私。」 2.「你還想要更多零用錢是什麼意思？我已經給你這麼多了，還為你買了這麼多東西，你應該夠滿足了。」
青少年	
I. 不公平／毀滅：「爸媽的規定不公平，我都沒有自己的時間，也沒有什麼朋友。他們這些規定毀了我的生活。」	
例子	1. 門禁：「為什麼我得比我的朋友都早回家？不公平，我都沒辦法交朋友。」 2. 學校：「瓊斯老師總是故意為難我，她害我數學不及格。」
II. 自治：「我的父母沒有權利告訴我該做什麼。」	
例子	1. 抽菸：「這是我的身體，我可以決定要做什麼。你沒有權利干涉。」 2. 家事：「我不需要任何提醒，我自己會做。」

III.感恩／愛：「爸媽如果真的在乎我，就應該讓我做我想做的事。」	
例子	1.「如果爸媽真的愛我，就應該讓我開車去音樂會。」 2.「莎莉的爸媽都幫她買設計師品牌的服裝，他們好愛她。我的爸媽恨不得我穿得醜醜的。」

改變期待

如果你不知道如何讓自己有合理的期待，試試下列的方法：

❖ 想想你當時的感覺

閉上眼睛，想像你的孩子在門禁後兩個小時才進家門。請孩子也想像同樣的情境，你現在的想法是：這個孩子怎麼可以這樣漠視家規，你已經給他夠多的自由了，你受夠了。請你的過動青少年想像，這些規定讓他必須提早離開派對，有多麼不公平且讓他很糗。在那樣的情境之下，你們兩人的感受是什麼？通常是很強烈的氣憤和挫折。問問自己，大家都在這麼強烈的情緒中，可能會有的互動是什麼？通常是一場「戰爭」，而不是理性的討論。

這樣的練習，是希望你瞭解一個事件 (A) 給你們一個強烈的想法 (B)，讓你們兩人都生氣了 (C)。專業人員把這叫做 **ABC 情緒模式**（ABC model of emotions）。這個模式告訴我們，我們對所發生事件的看法，或對別人行為的看法，造成了我們的感覺。考慮一下改變你對別人行為的看法。你可以透過評估和改變自己的信念，使其更加靈活和合理，進而控制這種行為讓你感到生氣

的程度。

❖ 最壞的情形

　　若你與別人起爭執或意見不合時，讓步並與對方妥協，可能發生的最糟後果是什麼？例如，家裡那正值青春期的孩子又沒把作業做完，你可能會想：「如果吉姆沒有把數學作業做完，就會不及格，會留級，會畢不了業，將來可能會找不到工作，然後會是一個不快樂的人。」或者你可以這樣想：「所以他這次作業的成績會很差，但這只是多次作業當中的一次。最壞的情況不過就是這學期數學成績不好，我也有數學作業沒做完過，我也活過來了，他也會度過的。」後者的想法較理性、較有彈性；前者則較不理性、死板，也不合邏輯。

　　記得對你自己也要有彈性和寬容。就算現在你的想法已有所改變，也可能常以舊看法看待你的青少年孩子。你可能需要多多練習覺察自己一些扭曲的想法，免得它們影響到你們的互動。

　　想想一位生氣的父親，因為他的女兒對花在書本、制服、用品、電腦、輔導和治療上的錢毫無感激之情，而且每當提起這個話題時（通常是長篇大論的說教），她就表現出坐立不安又無聊的樣子，一副既不尊敬又不順從的態度。這位父親在改變之前，心裡原來的想法可能是這樣的：青少年應該對父母的犧牲深深感激，過動青少年這樣的表現是大不敬和不孝的——儘管這個過動兒由於生理的原因，從小就無法自我控制，連 10 分鐘都坐不住，更別提要聽父親訓話半小時。現在，這位父親可以問問女兒的朋友，對他們的父母表達了多少感激，而他自己青少年期又對自己的父母表達多少？他可以跟其他父母交換一下心得，或者讀

一本有關青少年發展的書。所有這些都可能使他產生另一種想法：即使青少年感謝和愛父母，他們也很少表達出來。

做這樣的調整絕對是值得的。問問自己：哪個結果比較糟？妥協一個星期，還是失去你和孩子的關係？成功教養過動青少年，就像搭雲霄飛車一樣，很刺激，但一定有顛簸，試著不要因為一個小起伏而過度反應，順著情勢，對真正重要的事馬上處理，然後忽略較不重要的小事。不要忘了孩子正在追求獨立，同時又背負著過動症的影響，你對他的期待要合理，對他行為的解釋也不要失真。

建立家規和外出規矩

孩子小的時候，父母常運用權威執行獎賞或處罰；但面對追求獨立和力量漸增的青少年，只有權威是解決不了問題的，他們會想辦法走出父母的控制。有些父母發現孩子不再乖乖聽話後，就自暴自棄地雙手一攤：「我沒辦法了，你要怎樣就怎樣吧！去自食惡果吧！」但是這樣的放任政策好像也不管用，因為過動青少年真的想做什麼就做什麼，就是不做功課，還常去做一些危險（就算不違法）的事。當學校或相關當局反映孩子的問題行為之後，父母又開始獨裁了。就這樣，父母擺盪於過度控制和太過鬆散之間，過動青少年很快就發現這樣的循環，只要忍過一時風頭，等父母疲乏之後，重獲自由的日子就不遠了。

我家的過動青少年總是為所欲為。不管白天或晚上，進

進出出，就是不幫忙家事。如何才能讓他聽話？

研究發現，民主方式的管教——如讓孩子參與決策過程——比嚴格獨裁有效。青少年較願意遵守大家共同協商的結論，或許是因為他們知道決定的原因，而且自己也是決策的參與者。最重要的，他們會將學到的這種方式，日後用在解決外面的紛爭。

如果你直覺地認為，過動青少年很叛逆、喜歡操控別人和有攻擊性，根本就沒有商量的餘地，那就要分清楚，有些事是可以民主的，有些事則不能妥協。每個家庭都有其價值觀、信念和家規的底線。在進一步討論之前，請簡單明確地列出這些規矩，並分為以下幾類：(1) 家規（在家裡適用）；(2) 外出的規矩（外出時適用）。就家規的部分，舉例來說，常見的家規有：(1) 不准暴力和咒罵；(2) 不抽菸、吸毒和喝酒；(3) 可以表達憤怒，但是得尊重他人；(4) 尊重家人的隱私；(5) 拿別人的東西之前要先得到許可；(6) 父母不在時不帶朋友來家裡。外出的規矩可以包括：(1) 只有在保護自己和用過其他方法無效時，才能使用暴力；(2) 不抽菸、吸毒和喝酒；(3) 按照規定時間上學；(4) 告訴父母要去哪裡，如果計畫改變，要打電話讓父母知道；(5) 在規定的門禁時間前返家。

把這些規矩貼在冰箱上。常和孩子討論、澄清疑點，並解釋其必需性，讓孩子想想看，生活在一起的人，若有人不遵守這些規定會是什麼結果。在孩子外出之前，再複習一次外出的規矩。

監督和執行規矩

當過動兒年紀漸長，執行規矩的難度會增加，因此父母的一致和合作益發重要。

父母雙方要建立統一戰線

如果父母無意間讓孩子知道，父母一方的決定可以被另一方推翻時，那麼家中這個青少年就會想出各種方法分化父母兩人。因為過動症的關係，必須有比一般更多的規定，家庭就提供了一個磨練這些技巧的最佳機會。因此，父母之間建立統一戰線的溝通至關重要（參閱後面的方框）。若是單親父母會格外辛苦，可向能信賴的人尋求幫助，如附近的親戚或好友，尤其是能受到孩子尊重的親友。

■ 父母同心：一個成功的故事 ■

14 歲的安德魯，一星期會有四到五次爆發衝動的脾氣，都是為了家中的小事。安德魯會為了爸爸不帶他到店裡買萬聖節裝扮的服裝，就把一瓶芥茉醬灑到爸爸 400 美元的西裝上，毀了衣服。媽媽如果沒有給他最喜歡的點心，他會把爆米花罐子丟向她，在牆上留下個小洞。對妹妹而言，他是個恐怖分子，總是打她、拉她的頭髮，還偷她的錢和東西。該如何管教這個孩

子，諾頓夫婦總是意見不合。諾頓先生偏好體罰（用皮帶），而諾頓太太總是怕他們傷到彼此。她介入丈夫和兒子之間，嘗試用講道理的方式解決問題。但除了講道理之外，面對兒子的發飆，她一點辦法也沒有。

在治療師的幫助之下，諾頓夫婦同意底線是：真有暴力行為發生時，只能叫警察；若有財產的損失，只能請求賠償。但對每次有衝突事件發生時該如何應對，兩人一直無法達成共識。先生堅持體罰，太太則只贊成在事後安安靜靜地和兒子討論，兩人都指控對方是讓兒子問題惡化的原因。安德魯對自己的行為根本不以為意，認為自己控制得很好，他反對父母那些愚蠢的規定，而且就是因為那些規定，他才會有破壞性的行為。

在治療師的促使下，父母針對控制兒子暴怒這點達成協議。父親同意如果母親堅定地告訴兒子必須冷靜，或要他去房間安靜 30 分鐘直到平靜，他就不用體罰。一個月下來，諾頓太太不是「忘了」堅持，就是面對兒子時「膽小如鼠」。諾頓先生一開始還盡量忍著，但到第三次，忍不住又用體罰。除非諾頓先生站在太太旁邊，一句一句教她如何對兒子說話，她才能堅定地面對兒子的盛怒。有一次安德魯又痛揍、辱罵妹妹，妹妹嚇得躲在角落，還哭得歇斯底里，這讓諾頓太太有了很大的轉變，她突然「意識」到兒子簡直就是個暴君，這情形得大力整飭。諾頓先生不敢相信太太的改變，同時全力支持她。三星期之後，安德

魯發飆的次數從一週四到五次，減少為一到兩次。

安德魯聲稱這種改變是由於他的「意志力」，治療師

並未戳破他的說法。

經常和密切地監督

落實規矩的第一步是監督，留意孩子如何遵守這些規矩、平常都去哪裡、有沒有按時完成作業等。監督是面對過動兒很重要的一部分，也就是加強督導和問責、給予回饋。過動青少年比一般青少年需要更多的監督，你應該要瞭解孩子的行蹤；孩子和朋友出去，你必須知道去哪裡，若行程有所改變，也一定要讓你知道。你也應該要醒著等孩子進門，確定他誠實遵守規定、是否保持清醒和遠離菸草。寫作業的時間你也要盡量待在家裡。

父母應避免過度掌控或管教不足的情況發生。不要在週末把青少年單獨留在家裡，也不要出現在她的派對上突擊檢查。放手不管會導致更多危險行為和荒廢課業，然而過度干涉又限制了獨立性的發展。一方面尊重他的隱私，另一方面提醒他的責任，在兩者當中求得平衡，是不容易的事。以下是一些建議。

❖ 持續以獎賞來改變行為

你可以並且應該採用第 11 章中描述的方法來建立記分系統，在他遵守規矩時給予鼓勵，不遵守時也有一些負面的結果。但給予的獎勵或處分，要隨孩子的年齡增長做調整，例如除了看電視或做家事之外，還包括開家裡的車、使用網路、獲得零用

錢，或是擁有手機等。

❖威信的態度

在執行這些規矩時，父母要顯示出不是開玩笑、意志堅定的態度。青少年會從父母的神情和聲調中，知道你是否是認真的、不可協商的，所以你要有自信、態度堅定且說到做到。要有心理準備面對一個盛怒的青少年時，仍堅持你的處分。如果孩子已習慣為所欲為，父母聯手堅持會讓他更感憤怒和挫折，面對這樣的反應，你要更堅定立場。

❖求助的心理準備

有時你可能無法對孩子施加適當的控制並有效執行規定，此時可以尋求專業人員、主管當局的幫忙。如果你已盡了力，不要害怕對外求助。

有效的溝通

你和過動青少年之間，很容易發展出不良的溝通模式。過動症加上青春期這兩個因素，很容易讓父母「抓狂」。稍有意見不合，整個討論就會變成貶低、指責、控訴、諷刺和父母的最後通牒。父母好像得不斷講道理，而孩子的反應是置之不理、沉默以對、翻白眼或咒罵。父母因而被激怒得失去理智，最後只剩下後悔。

表 14.2 列出常見的負面溝通習慣，以及一些較有建設性的

替代選擇。想一想最近你們之間發生的事件，是不是有這些壞習慣出現。孩子負面的溝通方式讓你多生氣？你的孩子又有多生氣呢？然後發生了什麼？

和你青春期的孩子談一談，負面的溝通方式讓人有多難過：它是如何刺傷對方，甚至引發反擊或報復。從你自己的不良溝通習慣開始談起，以及你會如何嘗試改進。如果一開始就說你想檢討孩子的壞習慣，一定馬上招來反擊。

接著，指出其他比較正面的選擇，討論表中的例子，或讓孩子也舉一些例子，兩個人角色演練一下。有時將對話錄下來（例如晚餐時的對話）聽聽看，可能會有所幫助。當孩子學到新的溝通技巧時，趕快讚美她。

例如，一位母親和她 16 歲的過動孩子經常在說到一半時互相打斷，導致爆發憤怒和爭吵。雙方約定，不管有多少話想說，一定要等對方先講完。如果一方插嘴，另一方就可以說：「你插了嘴，我們重來。」他們嘗試了幾週後，注意到彼此的爭論變少了。

解決親子衝突

你和孩子練習新的溝通技巧之後，就可以開始用這些技巧解決你們的衝突與歧見。首先應改善的是你們討論問題的步驟。你有沒有發現你們常跳著談不同的問題，然後一個也沒有解決？你們的討論比較像是在發洩憤怒，而不是為了找到真正的解決方案嗎？無論你們想要解決的是什麼問題，請依循第 12 章的解決問

表 14.2　負面的溝通習慣

看看你們是否有這樣的行為	較正面的替代做法。
☐ 1. 生氣地叫對方的名字。	不用傷人的字眼表達憤怒。
☐ 2. 貶低對方。	「當你_____的時候我很生氣。」
☐ 3. 互相打斷對方的話。	輪流；簡短。
☐ 4. 總是在批評。	指出正面和負面的地方。
☐ 5. 被攻擊時就自我防衛。	仔細聽對方的話，平靜表達異議。
☐ 6. 理論派／說教。	直接而簡短。
☐ 7. 不看對方。	保持目光的接觸。
☐ 8. 愛理不理或躺在那裡。	坐好、認真地溝通。
☐ 9. 用諷刺的語調。	用正常的語調。
☐ 10. 離題。	談完一個話題再換下一個。
☐ 11. 往最壞的想。	保持開放的心，別馬上跳到結論。
☐ 12. 翻舊帳。	討論現狀。
☐ 13. 揣測對方的想法。	問對方的意思。
☐ 14. 命令。	口氣溫和。
☐ 15. 冷漠以對。	說出你的感覺。
☐ 16. 耍賴，不管了。	數到 10；走一走；放鬆；離開房間。
☐ 17. 看輕問題。	認真一點，即使那只是一件小事。
☐ 18. 否認你做過的事。	承認你做了，但覺得被指控。
☐ 19. 為一些小錯而喋喋不休。	承認沒有人是完美的；略過小節。

加總，你共勾選了_____項。

題步驟。或跟著下表的步驟來進行。在開始之前，確定你們有以
下的共識：

- 身為父母，你必須從頭到尾保持認真、平靜的態度，而
  且對孩子的觀點表示興趣。
- 整個討論中互有讓步，不是為了贏，而是要得到一個大
  家都可以接受的合理結論。
- 每個人都要傾聽。
- 從不是有很強烈情緒的爭議開始。
- 不要嘗試在一次討論中解決所有問題。每次一個、最多
  兩個問題。實施討論出的計畫後，至少等待一週，看看
  成效如何，再解決下一個問題。
- 指定一位家庭成員記下討論的內容。或許你和孩子可以
  輪流做紀錄。

表 14.3　解決問題步驟

I. 定義問題

A. 告訴別人他們做了什麼、又為什麼讓你不高興：「我很生氣，
因為約定的門禁時間是 11 點，而你遲了兩小時才進門。」

B. 用第一人稱「我」開始句子，簡短、清楚，不要指責或羞辱。

C. 你話說清楚了嗎？請別人重述一次，確定他知道你說什麼。如
果知道了，就進行下一步；如果不，你就再解釋一次。

II. 提出可能的解決方案

A. 輪流傾聽別人提出的方法。

B. 遵守下列規則傾聽：

1. 提出所有可能的方法。

　2. 不要先評估。

　3. 發揮創意，盡量想，反正也不會都實施。

C. 由一個人記下所有的點子

III. 評估所有方案，選出最好的一個

A. 輪流評估每一個方法。

　1. 說說看如果依此法做，會有什麼結果。

　2. 大家投票，表示贊成或反對，記錄在一張紙上。

B. 選出最好的方法。

　1. 選出大家都贊成的方法。

　2. 再從這幾個方法中選一個最好的。

　3. 可以結合使用。

C. 如果沒有一個方法是所有人都贊成的，妥協出一個來。

　1. 選一個至少父母當中有一人以及孩子也贊同的。

　2. 列出所有可能的妥協。

　3. 用步驟 III-A 和 III-B 的方法評估。

　4. 選出可以共同接受的方案。

　5. 如果仍然達不到共識，下一次再說。

IV. 為所選的方案擬定行動計畫

A. 決定誰、在哪裡、什麼時候、做什麼。

B. 決定一人來監督執行狀況。

C. 看看大家是否遵守決議。

　1. 遵守的人得到獎勵：權利、金錢、活動、讚美。

　2. 不遵守的人得到處分：取消權利、禁足等。

步驟一：定義問題

　　家中每一個成員，都用簡短、清楚的語句，從他的觀點來定

義問題。當每一個人為問題下定義後，其他人要用自己的方式，就剛才聽到、瞭解的，將問題重述一次。例如，討論的是有關門禁的時間，你可能這樣回應你的過動青少年：「我聽到你說希望週六晚上有多一點的時間在外面」，或「聽起來你認為門禁的規定太嚴格了」。

重述定義的過程，有助於發現有時其實有好幾個問題同時出現。例如，談到門禁的問題時，你可能也同時指出孩子開車出去回來後，油箱是空的；和朋友外出時，錢花得太多；他回家時，你聞到香菸或酒的味道。這都是不同的問題。把它們都記錄下來（寫在紙上、手機或電腦都可以），下一次再討論。

接下來聚焦於門禁問題。利用類似的表格，在上面寫下每個人對問題的陳述。

步驟二：列出所有可能的方案

現在每個人輪流提出解決問題的可能方案，依下列原則腦力激盪：(1) 列出所有可能的點子，數量越多有助於提升品質；(2) 先不做判斷，因為批評會影響創造力；(3) 發揮創造力，極端的或有趣的都無妨，反正說出來不代表一定就要做。

通常父母和青少年會以為，他們原來的想法就是解決方案，但新點子會慢慢冒出來。如果氣氛很緊張，試試看一些奇怪的點子，那會使氣氛緩和，也會刺激創造力。先寫下最極端的方法，你就會發現其實你或孩子的想法沒有那麼極端。關於門禁問題，你可以寫下「整晚都可以在外面」或「週末夜不准出去」，這種極端的建議，可以顯現出在兩者之間存在許多可行的方案。當出

現一兩個你們覺得可行的方案時，就可以進行下一步了。

步驟三：評估方案

現在大家一起評估，選出一個最好的方案。先想想每一個方案可能的結果，然後將其評為你可以接受的（標示＋號）或不喜歡的（標示－號）。注意每一個人的感受，不要離題。重申每一個人的感受和看法，以確保大家都能理解

每一個點子都評估之後，看看是否有共識。讓人訝異的是，通常有 80% 都能形成共識。然後選一個大家都同意的看法，或者將幾個想法合併為解決方案。

如果沒有達成共識，就必須協商出一個妥協方案。找出一個所有人最接近一致的方案，開始修正，看看大家不同意的部分在哪裡，有沒有替代的做法，讓大家都可以接受。注意是不是有不合理的期待，也要願意妥協和讓步。下週可以再討論一次這個問題，並試試其他方案。

步驟四：落實方案

圈選、畫線或用螢光筆標示出最好的方案，如有必要可在表單下方寫出來。同時並決定由誰做、什麼時候、在哪裡、做什麼、由誰來監督。對過動青少年而言，事先約定好清楚的後果，做到有什麼獎勵、沒做到有什麼處罰，是很重要的一點，因為這會是很好的提醒。無論討論出的獎懲是什麼，都要寫在紀錄上，讓大家都有清清楚楚的期待。然後每一個人都要簽名，這樣它就

表 14.4　解決問題工作單範例

家庭：陳家　　　　　　　　**主題**：家事

定義問題：

媽媽：我覺得生氣，每次都要說十次以上，艾倫才去倒垃圾和清理房間。

爸爸：每次回家看到到處是垃圾，還有艾倫的書和紙張亂放，太太又大吼大叫，我就不舒服。

艾倫：爸媽總是在我看最愛看的卡通時要我去倒垃圾；然後在我和朋友正玩得高興時要我整理房間。

解決方案和評估：	媽媽	爸爸	艾倫
1. 第一次被叫就去做	+	+	-
2. 不做任何家事	-	-	+
3. 沒按時做到就禁足一個月	-	+	-
4. 僱個傭人	+	-	+
5. 做家事賺錢	+	+	+
6. 每天晚上八點以前整理房間一次	+	+	+
7. 由父母整理房間	-	-	+
8. 房間的門都關起來	+	-	-
9. 適當的時機叫艾倫做家事	+	+	+
10. 一個提醒做家事的工具	+	+	+

大家有共識的項目：5、6、9、10 項

執行計畫：艾倫同意每天晚上八點前整理好房間，指的是書和紙張放好在桌上，衣服吊起來或疊在抽屜裡，不必非常整齊。如果不經提醒或只提醒一次就做到，每天可得 1 美元。每星期四晚上八點以前，艾倫同意將垃圾放在外面走道邊，做到可得 2 美元。

如果沒做到，第二天放學後不能出門。爸爸監督倒垃圾的情況；媽媽監督房間。

成為一份合約。

執行至少一至兩週，再決定是否有效。若是覺得不公平或不可行，需要的話，可以再開會協調。

嘗試這種解決問題的方法，每週坐下來討論一兩個問題，持續幾週。甚至可以把這當成例行事務，用來解決過去一週累積的任何分歧（關於問題解決四步驟的更多建議，參閱下面的方框）。

過動症和解決問題的技巧

經驗告訴我們，過動症會影響問題的解決。要成功使用上述這四個問題解決步驟，要注意下列事項：

- 因為注意力不足的關係，在討論中某些關鍵的時刻，過動青少年可能會不專心。講話注意要簡短、講重點，盡可能讓孩子參與討論，並用建設性或正面的語氣，活躍、熱情地說話。剛開始可提供一些獎勵，鼓勵他參與討論。如果他有服藥，利用藥物發生作用的時間討論。

- 有些剛進入青春期的青少年，如 12 到 14 歲的過動兒，可能還不太能理解解決問題的概念，或還沒有準備好為接下來的協商承擔責任。你可以事先和他討論或簡化步驟，例如，列出幾個備選方案，經評估後先歸納為三個選項，再由他進行投票。

- 如果父母其中一人也有過動症，話題變來變去可能
  是無法避免的。可請專業人員進行診斷和治療，並
  協助你們進行這些討論。
- 過動青少年可能衝動又容易分心，以至於你覺得有
  必要更正他說的或做的一切，但這會導致沒完沒了
  的負面溝通。此時，你必須明智地選擇要談的話
  題，決定什麼該堅持、什麼可忽視。有些家庭也將
  討論過程中孩子的表現，列入記點的項目。

善用專業資源

我們把過動青少年需要的專業幫助形容成看牙醫，從預防的
角度來看，你如果預先防範，就可以避免它變成嚴重的問題。所
以我們建議父母定期約見專業人員——心理師、醫師或社工師皆
可。不管問題是出現在家中或學校，專業人員都可以用密集的方
式介入，直到問題解決；然後由家長繼續追蹤觀察。如果你試過
本章所提生存的黃金法則仍沒效，那可能需要專業治療的介入，
像是家族治療。如果你和孩子之間向來就有嚴重衝突，可能需要
外面的資源，來幫你實行本章所建議的方法。

放自己一個假，保持幽默感

　　黃金法則的最後一條是最重要的：保持幽默感，讓自己放個假。面對這樣的情境要保持幽默感實在不容易，但請試試看，你將發現日子會輕鬆一些。一年當中，至少要跟過動青少年分開幾次，彼此都休息一下，無論是夏令營、旅行、拜訪祖父母或朋友都可以，就是偶而兩個人分開一下。休假可以讓你充個電，並以新的視角來看問題。

追求新知

　　如果你對本章所提的方法有興趣多瞭解，可以進一步閱讀幾本書：《父母和青少年一起生活》（*Parents and Adolescents Living Together*）是為父母而寫的，《你的叛逆青少年》（*Your Defiant Teen*）也可能有幫助。更多資訊請參考附錄的推薦閱讀。

15

建立健康的生活方式

　　自 1970 年以來，科學研究都發現過動兒發生意外傷害的機率高於一般孩子；過去二十年來，更多研究發現與過動症相關的健康風險其實更為複雜。過動症患者，不論兒童或成人，出現各種健康問題的機率更高，導致比非患者更早死亡。本章要告訴你我們目前所知道的這些高風險與健康的關係，並提出各種生活策略，來保護你孩子現在和成年後的健康。

　　研究顯示，過動症會增加以下風險：

　　1. **肥胖**：研究顯示，隨著過動症的發展，患者成年之前就超重的比例（40% 以上）是非患者（20%）的 2 倍。

　　2. **不正常的飲食習慣**：過動兒傾向較多外食、吃零食，尤其是垃圾食物。在家中沒有監督的情形之下，很容易因衝動而暴飲暴食，面對喜歡的食物容易吃過多。如此不正常的飲食習慣，除了導致肥胖，就女性而言，還會在青春期晚期導致暴食症。

　　3. **不良的營養選擇**：過動兒較少選擇營養的正餐和零食，比

一般兒童吃更多垃圾食物（高碳水化合物），因此更容易肥胖。

　　4. 牙科疾病：過動兒及青少年在日常清潔牙齒方面，比較沒有認真好好刷牙。再加上常常吃過多的含糖垃圾食物，蛀牙和口腔感染的問題都較高。另外，較高的意外風險，也帶來較多口腔牙齒方面的受傷情形。

　　5. 意外傷害與腦部損傷：過動兒及青少年衝動、愛冒險、追求感官刺激的行為，導致其意外傷害的比例是一般人的 3 倍，如跌倒、腦部外傷、骨折、撕裂傷、燒燙傷、中毒和行人交通車禍等。他們也有較高機率因危險的運動動作導致腦部損傷。研究指出，這些傷害會加重過動症的症狀，且可能在腦傷數年後才發生。

　　6. 久坐與運動不足：雖然有些過動兒及青少年會參與體育活動，但更多人在閒暇時容易長時間不活動或久坐不動。這通常與其大量休閒時間在螢幕前有關，如看影片、上網、逛社群媒體，以及玩網路遊戲等，導致其每天體能活動比一般孩子低。

　　7. 睡眠問題：超過 40% 以上過動症患者有睡眠方面的問題，包括失眠、很晚入睡，或入睡後常醒來。有些患者有不寧腿症候群，在睡眠中會不自主地動腿，甚至在醒著時也會想要動動腿。由於呼吸道阻塞，一小部分兒童可能會出現睡眠呼吸中止；有時這需要進行扁桃腺切除術，這可以改善他們白天注意力不集中的情況。有些過動兒很早就會醒來。他們的睡眠效率都不高，白天會覺得疲倦、想睡、腦霧或困倦，結果注意力更不集中。

　　8. 偏頭痛：近年一項大型研究顯示，過動症患者有遺傳性偏頭痛問題。偏頭痛通常包括視力扭曲、嚴重和長期頭痛，有時還會噁心。

9. **抽菸、喝酒或吸大麻**：青少年與成年過動症患者較可能嘗試抽菸，一旦嘗試之後，很快地就每天都抽，且比起非患者抽菸量都大。其原因可能是尼古丁可以暫時改善過動症的症狀，因此患者將抽菸當成自我治療。過動症患者也傾向比一般人多喝酒或吸大麻，除了其衝動和較差的自我控制之外，也可能與他們對生活感到沮喪或憂鬱有關。有些患者會過度飲酒，尤其在社交場合，來控制併發的焦慮症。約有 25% 的過動兒與青少年、35% 到 45% 的成人患者為焦慮症所苦。

10. **冠狀動脈心臟病之風險**：上述問題與行為都跟冠狀動脈心臟病、心臟病發作和中風的風險有關，因此我們在追蹤過動兒到成年後，發現他們患冠狀動脈心臟病的風險有增加跡象時並不驚訝。他們的低密度脂蛋白（壞膽固醇）較高，導致未來五到十年發生冠狀動脈心臟病的風險較高。

11. **癲癇**：過動兒患有癲癇的風險是一般兒童的 2 倍，雖然風險仍很低，但專業治療工作者仍須注意這方面的問題。

關注長期健康狀況

所有的父母都希望孩子活得久、活得健康，並盡自己所能讓孩子的前途一片光明。身為過動兒的父母，很重要的是要知道，在不久的將來孩子可能面臨的健康和死亡風險。當你知道這些風險是什麼時，你可以做很多事情來保護孩子。

過去十年來的研究顯示，過動症可能在兒童期和成年期，增加較早死亡的可能。我們在過動症不同領域的研究，不意外地，

都看到此症帶來的不良後果。如同前面提到的，過動症患者不僅
遭受意外傷害的風險更高，而且自殘和自殺念頭、車禍、暴力
犯罪等反社會活動的風險也更高。因此，過動兒在 10 歲前死亡
（主要是意外事故）的可能性是一般同齡孩子的近 2 倍；成人患
者在 45 歲前死亡（意外事故和自殺）的可能性是一般同齡人的
4 倍多。

　　而他們不健康的生活方式，對成年晚期和老年期帶來的風險
又如何呢？因為沒有研究探討年輕或中年以前不健康生活方式所
累積的風險，以及對壽命可能造成的影響，我和費雪決定探討此
議題。我們比較患有過動症的年輕成人和一般年輕成人（平均年
齡 27 歲）的預期壽命。

　　研究結果不出我們所料，但父母親看了可能會相當震驚。我
們發現過動兒比對照組短了 9.6 年的健康餘命，多了 1.2 年的不
健康餘命；年輕成人患者的預期壽命比對照組短了 8.4 年。以上
結果不論個案進入成年後過動症症狀是否仍明顯，皆是如此。對
於症狀仍明顯的人，其健康餘命比對照組短了 12.7 年，整體預
期壽命短了 11.1 年。

　　最令人擔憂的是，這些過動症族群預期壽命的短少，遠大於
抽菸、肥胖、酗酒、高膽固醇、高血壓，無論是單獨或合併的比
較。為何如此？因為過動症患者傾向有不良的健康習慣或生活方
式。

　　我們的研究結果也顯示，患者無法抑制行為的特性，解釋了
30% 以上預期壽命的差異。就一般兒童及成人的研究還顯示，
自我調節的程度（盡責的人格特質），是預測預期壽命和死亡的
最佳指標。

　　更讓人訝異的是，在我們研究預期壽命時，幾乎所有使用的風險因子都跟過動症有基因關聯，從教育程度到肥胖、糖尿病、吸菸、睡眠等，以及我們沒有使用的風險因子，如膽固醇指數、童年教養、類風濕性關節炎、早期停經、偏頭痛等。在我們發表這篇研究後，《自然遺傳學》（_Nature Genetics_）期刊刊登了一項非常大型且引人注目的研究，針對 20,183 個過動症個案與 35,191 個對照組的 DNA 進行統合分析（如第 3 章所述，這是第一次對過動症風險基因進行分析，發現至少 12 個基因位址與過動症顯著相關）。最能說明預期壽命的是，父母的早期死亡和過動症患者之間顯著的遺傳關係。為何如此？最可能的原因是，許多過動兒的父母本身也有過動症，但從未被發現診斷，因為那個年代還沒有過動症的診斷。

　　儘管這些研究結果發人深省，但父母要知道這種預期壽命較短的風險不是鐵律，而是可以改變的。我們可以減少危害健康和生活方式的風險因素，如減重、多運動、改善睡眠品質、減少菸酒。這是個好消息，因為這意味著我們可以對這些與事故、傷害和生活方式相關的風險採取一些措施。雖然壽命減短的風險仍然存在，但至少我們可以做些什麼。

　　明顯的結論是，我們應將過動症視為**公共衛生**（public health）的問題，而不只是一個**心智疾患**（mental disorder）。應該付出額外的努力，來減少使過動症患者縮短預期壽命的風險因素，如肥胖、抽菸、酗酒、營養不良、睡眠障礙、不運動。我們的研究結果主張，基層醫療人員應更注意過動症和抑制功能不良、自我調節能力差與預期壽命降低之間的關聯。他們是最可能幫助患者改善不良生活方式的人，但許多人並沒有發揮這樣的角

色功能。總而言之，預期壽命的長短是可以改變的，只要減少不利的健康和生活方式因子，就可以提高生活品質和預期壽命。

然而，我們的研究也指出，若對過動症沒有較深入和廣泛的認識，瞭解其抑制功能等的根源問題，只單純去改善健康習慣和生活方式，成效可能有限。這意味可能需要透過藥物和其他心理社會治療，來處理過動症的症狀，這些症狀會使患者傾向從事有害健康的活動。

CHADD 於 2019 年 10 月在華盛頓特區召開了過動症與健康峰會，使這一研究領域備受關注。此會議的目的，是讓政府和公共衛生官員、保險公司高層領導和基層醫療專業人員瞭解這些發現及其意義。許多與會人員驚訝地發現，如果不同時解決過動症和自我調節能力差的問題，他們不太可能透過減少吸菸和肥胖等風險因素，來改善健康和延長壽命。

你可以做些什麼呢？在養育過動兒時，請注意這些風險領域，並盡量排除或減少這些健康風險因素。在以下每個健康領域中，很多建議都是常識，但為了孩子的長期健康，把這些建議放在一起考量會有所幫助。

營養

最顯而易見的是你帶回家給孩子吃的食物。當然，只讓過動兒吃健康的食物，可能是另一回事，但一定有實際可行的方法可以吃得更健康。以下或可參考：

　　1. 檢視你家的廚房和食物櫃，有多少高碳水化合物、垃圾食物，是可以被其他食物取代的。很可能大部分都可以。可以被取代的食物有白吐司、糕點和甜甜圈、澱粉類、薯條、義大利麵、披薩、洋芋片、含糖麥片、蛋糕、甜派、糖果以及含糖飲料（如汽水、含糖蘋果汁和柳橙汁等）。以上食物可以被下列食物取代：肉、蛋、奶製品、水果、藍莓、堅果、花生醬、綠色蔬菜、全麥麵包等。

　　2. 讓三餐成為有趣、愉快、好玩的事，而不只是例行吃飯。

　　3. 讓孩子的醫師知道，過動兒可能有缺鐵、維他命 D 和 omega-3 的問題。請醫師為孩子檢測，若真有缺乏，就給予補充。

　　4. 家中的垃圾食物對過動兒或青少年來說是很大的誘惑，試試看讓它們在家中消失一段時間。同時展開新的食物計畫，看孩子是否不再要求垃圾食物。你可以偶而提供這些食物當成獎勵或特殊待遇。

　　5. 如果你家還有垃圾食物，請在冰箱上張貼家規：未經父母許可，任何人不得在兩餐之間吃零食。如果孩子沒有得到同意，違規吃垃圾食物，請用第 11 章行為改變的方法來處理。

　　6. 建立並堅持規律的用餐時間。研究都顯示，所有兒童，尤其是過動兒，受益於每天按照可預測的時間表執行一貫的家庭慣例。孩子喜歡例行公事，因為可以減少壓力。你應該也希望能減少壓力。因此，如果你家在用餐時間或其他家庭日常事務中出現了混亂，請不要害怕嚴格遵守用餐時間表。

運動

　　另一個可以改善孩子的健康、體能、降低肥胖和糖尿病的風險，甚至改善自我調節功能和過動症症狀的方法，就是常運動。與其他兒童相比，過動兒從頻繁的長時間運動中獲益更多。

　　1. 瞭解你的孩子喜歡哪一類型的運動。過動兒很容易覺得無聊，要找到他們願意從事的運動很重要。你的孩子喜歡戶外運動嗎？喜歡參加球隊，如棒球、足球、籃球、曲棍球？還是比較個人的運動，如武術、游泳、跑步、輕量重訓、騎腳踏車、體操或舞蹈？或是喜歡非正式的在家鍛鍊，如在社區散步、去社區或健身俱樂部的游泳池、和父母一起騎自行車、在家庭騎自行車或跑跑步機（孩子夠大的話）？

　　2. 目標為一週運動三到五次，每次至少 30 分鐘。

　　3. 當孩子必須處在較為結構化的環境中時，如教室、有人監管或結構化的團體活動，想辦法讓她稍微活動一下，如用手捏玩網球或橡膠球。

　　4. 一樣重要的是，鼓勵孩子休閒時跟兄弟姊妹或鄰居小孩一起到戶外玩遊戲或運動。

螢幕時間和網路遊戲

　　所謂的螢幕時間（screen time）指的是面對螢幕，如電視，尤其是手機、平板和電腦等數位螢幕的時間。由於主流媒體傾向

簡化和聳人聽聞的研究結果，一些人開始相信，當今兒童和青少年螢幕時間的顯著提升，導致了過動症的增加。但如同第 3 章所解釋的，這樣的聲稱並沒有科學證據。我們知道的是對不專注的孩子而言，遊戲和社群媒體比書本文字有吸引力，因此他們傾向花較多時間在螢幕前，獲取刺激的內容。但並無研究顯示在螢幕前面的時間，可以預測過動症的風險。

　　這是否意味著可以讓孩子隨心所欲地使用 3C 設備來娛樂自己？當然不是。鑑於前面提到運動的重要性，減少螢幕時間、增加遊戲和運動量，對過動兒都是有幫助的。有研究顯示，一般而言，螢幕時間越長和花越多時間使用社群媒體的人，在現實生活中更容易憂鬱，通常朋友較少，社交問題也較多，甚至可能存在更大的社交焦慮。這些研究雖然定義不見得夠嚴謹，但仍然說明了父母應更密切監控孩子的螢幕時間。以下是一些建議：

　　1. 在行為管理的計畫中，可以將螢幕時間當成獎勵，以鼓勵孩子增加良好的行為、守規矩、做家事和完成作業（見第 11 章）。

　　2. 管控並限制使用螢幕的時間。因為過動兒，尤其是過動青少年，比一般孩子更傾向有網路成癮的問題。

　　3. 如果限制螢幕時間是一項大困擾，可以考慮下載監控螢幕時間的應用程式，並由父母輸入密碼才能使用。

　　4. 瞭解孩子上網時都做些什麼。可以加裝應用程式，追蹤上網紀錄。如果孩子使用瀏覽器，有時也可以查看其瀏覽紀錄。

　　5. 限制上網玩遊戲，尤其是跟暴力和攻擊有關的遊戲。尼格在《戰勝過動症》中提到，研究顯示具有攻擊性的線上遊戲，會

增加孩子在現實生活中出現攻擊行為的風險。也就是說，原本就有攻擊傾向的孩子，如果玩很多暴力遊戲，在現實生活中更容易出現暴力行為。由於過動兒或青少年本來在現實生活中，就比較容易有攻擊行為，尤其在情緒上被刺激或有挫折時，所以你要比一般父母更加限制孩子接觸這類遊戲。

　　6. 父母自己要設下榜樣，限制自己的螢幕時間、陪同孩子一起玩遊戲或使用數位科技，並一起討論為何限制的原因。

　　7. 找一個籃子、架子或垃圾桶，來放沒在使用的電子遊戲、平板電腦或其他設備，不要讓這些東西四散在家中各處，讓孩子隨時看到都可以拿來玩。

睡眠衛生

　　早先我就注意到過動症與睡眠障礙之間有關連。問題之一是失眠，或因為不容易入睡而熬夜到很晚。如果你的孩子有在使用興奮劑藥物，先請教醫師其失眠是否為藥物所導致，畢竟，高達50% 服用興奮劑藥物的兒童會有失眠的副作用。如果你孩子的情況是如此，可嘗試以下方法：

　　1. 讓孩子每天早上早一點服藥，用一整天的時間讓藥物在體內代謝，以減少晚上對睡眠的影響。

　　2. 試試看減少劑量是否能解決睡眠問題。當然，減少劑量可能會降低對過動症的控制效果。

　　3. 改用不同傳輸系統的興奮劑藥物如 Jornay PM，前一天晚

上九點服用，第二天早上六點才開始作用。這類藥物的作用時間在白天、孩子醒的時候，對晚上睡眠的影響較小。即使如此，服用這種藥物的孩子仍比服用安慰劑的孩子有較多失眠的副作用，因此對因藥物而導致失眠的孩子而言，此藥並非完美解方。

4. 改用非興奮劑藥物，如阿托莫西汀或胍法辛緩釋片，較不容易產生失眠的副作用。可將藥片分兩半，讓孩子早上服一半，睡前再服另一半，應較容易入睡。

5. 最後，如果失眠的情況太嚴重，有時醫師會建議服用幫助睡眠的藥劑，像是在美國藥局就可以買到的褪黑激素。最好買放在孩子舌下的那種，因為效果更快也更好。研究顯示，服用褪黑激素可以提早 20 到 30 分鐘入睡。但也不是沒有副作用，嘗試前請先跟孩子的醫師討論。另一種非處方藥是 ZzzQuil，是感冒藥 NyQuil 的另一劑型，聲稱可以幫助睡眠。但該藥廠商不建議 12 歲以下的兒童服用；對小一點的孩子，廠商建議使用褪黑激素睡眠輔助軟糖（Pure Zzzs Kidz gummies），裡面的成分有褪黑激素、薰衣草和洋甘菊。

在某些情況下，醫師可能會開助眠藥物，像是水合氯醛，這是一種短效藥物，是醫院常用的兒童鎮靜劑。如果孩子是青少年，可能會開安必恩（Ambie），這是成人經常服用的助眠劑。

如果你孩子的失眠問題與服用興奮劑藥物無關，該怎麼辦？以下為一些小型研究或臨床工作者建議的方法：

1. 你的孩子每天約需多少睡眠？好問題。可以到睡眠基金會網站參考相關資訊（www.sleepfoundation.org/articles/children-and-sleep）。一般而言，美國兒科學會針對不同年齡層的兒童建議

如下：1 到 2 歲幼兒，11 到 14 小時；學齡前 3 到 5 歲，11 到 13
小時；學齡兒童 6 到 12 歲，9 到 12 小時；青少年 13 到 18 歲，8
到 10 小時。

2. 上床睡覺前一小時，不碰手機或電腦遊戲。有些研究顯
示，這些遊戲螢幕上的光，會影響腦部與光感受中心啟動睡眠的
機制。有些研究顯示，睡前玩引起興奮情緒的網路遊戲，會影響
入睡。雖然這些研究結果不是絕對的，但睡前限制螢幕時間和引
發興奮情緒的遊戲是值得嘗試的。

3. 將電腦、手機和相關設備移出臥房，因為對衝動控制有困
難的過動兒而言，看著這些誘人的設備，要抗拒其誘惑去躺下睡
覺，是很不容易的。良好的睡眠習慣養成後，或許可以容許一兩
個設備放在房間。但我還是建議家中使用電腦和上網設施的空
間，最好和臥房是分開的。

4. 要建立穩定持續的睡眠習慣（平日是一種；週末則可稍
晚）。可預測性和一致的家庭習慣（晚餐時間、就寢時間、起床
時間、晨間習慣等）對所有兒童都非常有用，對不容易自我管理
的過動兒更是如此。在準備睡覺時，一定要遵循一貫的規律，也
就是所謂的**睡眠衛生**（sleep hygiene）。研究顯示，過動兒的睡
眠習慣較非過動兒混亂、不穩定且不結構化。其原因可能來自於
過動兒的障礙特質：自我調節能力較差，或者因其反抗行為所導
致，使得上床睡覺成為一場戰爭；也有可能是因為父母之一也有
過動症，因此更難實施家庭常規。無論原因為何，請盡量建立可
預期、固定的睡眠習慣。

5. 注意上床睡覺前一段時間，不要讓孩子攝取含咖啡因的飲
食。咖啡因會在孩子體內存留七小時，因而影響其睡眠。因此，

請注意孩子在傍晚或晚上喝的飲料，及其他可能含有咖啡因的食物。

6. 對過動兒而言，從高刺激活動（如網路遊戲）轉換到低刺激活動（在黑暗的房間入睡），是相當困難的。因此在孩子就寢前 60 到 90 分鐘開始進行睡前儀式，不能上網或玩遊戲。花 20 分鐘左右的時間進行更安靜的活動，如桌遊、紙牌、下棋或玩具；看教育性的節目也可以，但我建議睡前一小時不要看電視或面對螢幕。也可將洗澡納入睡前儀式之一，這有助於安撫過度興奮的孩子。

再來是換上睡衣、刷牙、上廁所、洗臉和洗手的例行公事，盡量每天同一時間，同樣的順序。為了幫助孩子建立此常規，可以將順序畫在卡片上，貼在浴室或臥房。雖然這個做法常被建議用來教導自閉兒，但其實對過動兒甚至一般孩子也很有用。可以上網去找圖片，你會發現許多相關的網站，無論是付費或免費，把它們下載列印出來，按順序組合使用。

然後，花一點時間和孩子一起在燈光已暗的臥房床上，聊聊一天當中發生的好事，由你或孩子念一段故事書。也可放一杯水在床邊，免得孩子以喝水為藉口下床。

不要在睡前床邊討論孩子的行為問題，以免造成就寢前的壓力。

注意臥房溫度適宜。

當互道晚安之後，你離開房間，留一盞夜燈，或放一段非常輕柔的睡前安眠曲或白噪音。孩子睡著後，再回到房間將音樂關掉。

　　注意這些步驟是在 60 分鐘內漸漸減少刺激，不是突然從聲光刺激很強的網路遊戲，轉換到完全安靜黑暗的臥房睡覺。雖然有些家庭這樣做，但這樣的做法對過動兒通常行不通。

　　7. 如果你的孩子害怕臥房潛伏著怪物或可怕的動物，可以將櫃子的門打開，告訴他裡面空無一物，然後床下、窗簾後面、衣櫃裡也都檢查一下，告訴他什麼都沒有。你甚至可以噴灑一下除臭劑，跟孩子說那是驅除鬼怪的，讓它們不敢靠近。

　　8. 如果孩子會打呼，或好像有睡眠呼吸方面的問題，無論是鼻腔或喉嚨的問題，請跟孩子的醫師討論是否需要進一步檢查。呼吸問題會導致睡不好，或夜裡容易醒來，請教醫師如何解決。少數孩子可能需要切除扁桃腺來改善氣流。研究顯示，在這種手術後，孩子白天注意力不集中的情況通常會有所改善。有些可能是因為鼻竇腫大所導致，也可以尋求醫療幫助改善鼻腔空氣的流量。請與醫師討論孩子睡眠呼吸方面的問題。

　　9. 如果孩子會打呼，但沒有呼吸方面的問題，夜裡常醒來或比一般孩子早起很多，或睡覺時腳常抖動，請教醫師孩子是否需要進行睡眠測試，那可能需要孩子在醫院睡眠實驗室睡一晚，於孩子睡眠時偵測其腦波等，以找出孩子睡眠方面問題的原因。

　　10. 當然，如果孩子睡眠的問題與其服用的過動症藥物無關，也可以買褪黑激素試試看。

口腔衛生

　　以下是透過關注口腔衛生來預防牙齒問題的一些想法：

1. 減少孩子攝取含糖食物和飲料。

2. 早晚固定刷牙清潔牙齒。

3. 教你的孩子「有計畫地刷牙」，就像我教我的兒子和孫子一樣，從左上到右下，從前面到後面。可考慮電動牙刷，較有效率和效果，因為小孩刷牙經常隨機又隨便地在口腔繞一繞就了事。任何方法都可以，只要能幫助孩子建立刷牙的好習慣。也可用上面提到的圖片順序提醒，網路上很容易找到圖片。

4. 定期帶孩子做牙齒檢查和洗牙。儘管這會給自我調節能力差又有行為問題的孩子帶來壓力，但有助於在蛀牙和牙齒問題變得嚴重前，發現問題和治療。

可預期的每日常規

你是否注意到本章不斷出現一個重點？就是過動兒比一般兒童，更能從穩定、可預期的每日常規中受益，包括吃飯、洗澡、就寢，做功課、玩耍和家事時間安排等。有過動兒的家庭很容易因為管理不善，而變得雜亂無章、混亂、壓力大、一團糟，尤其當父母之一也有過動症時，情況會更嚴重。

如果有幫助的話（通常都會有幫助！），請製作一張表，列出常見的日常慣例，以及每天什麼時候與家人一起執行這些慣例。可以把這個表貼在冰箱上，或家人容易看到的地方。這讓孩子可以看到他們在一天中的不同時間會發生什麼，從早餐、準備上學、下課後做功課、休息的時間，到晚餐、看電視或螢幕時間，再到最後準備睡覺和刷牙。這張表上不只列出什麼時間做什

麼事，還要寫出要花多久時間，下面也可以寫下每件事的步驟。這樣可以讓孩子和你都較按部就班地完成每天該做的事。

監管孩子

　　如同前面提到的，過動兒較容易因意外傷害而進入急診室或住院。大型樣本的研究顯示，孩子若有服藥治療，發生意外的機率（甚至死亡風險）會比未服藥者低許多。因此，治療孩子的過動症，尤其是藥物治療，可以大大降低這些可怕的風險統計數據。然而，除了讓孩子的過動症得到治療和控制之外，我們還可以做一些事來減少這些風險對孩子的傷害。除了過動症本身的因素外，造成過動兒受傷風險的第二大因素是父母對孩子活動的監管不足。你必須面對這樣一個事實，你不能讓過動兒像其他孩子一樣自由，但為了孩子的安全，採取以下步驟是值得的：

　　1. 無論做作業或玩耍，你需要比一般孩子的父母更頻繁地去查看他。為了提醒自己做到這一點，你可設定計時器，每10到15分鐘去查看一次。將計時器設定為隨機間隔會更好（例如，幼兒的間隔時間為3分鐘，然後10分鐘、2分鐘、5分鐘；年齡較大的孩子間隔時間可長一點），這樣孩子就不會知道你多久會來一次，因此而較安分警醒些，因為你隨時會查看。

　　2. 當你要全神貫注於需要完成的重要事情時，可以請別人來幫忙看孩子，如祖父母、其他親友或付費保母。

　　3. 如果你讓孩子到鄰居朋友家去玩，請讓他們知道如果無人

看管你的孩子恐會有受傷風險，並禮貌請求他們多一點監看，以免意外發生。

性

談到過動兒或青少年的監管，尤其要注意有關性方面的事情。調查顯示，75% 的青少年在 20 歲之前已有性行為。由於過動兒衝動控制能力較差，你應不會訝異過動青少年比一般青少年更容易有風險高的性行為模式。重點不是他們會不會有性行為，而是何時開始有性行為。我和同事的研究發現，過動青少年比一般青少年早一年開始有性行為，並且可能更頻繁地更換對象，這主要是因為他們的交往關係不像其他人那樣長久。過動青少年使用避孕措施的可能比一般青少年少，因此導致了三個結果：(1) 過動青少年懷孕的比例是一般青少年的 10 倍；如果是男性，讓女朋友懷孕的機率則是 38%（一般青少年是 4%）；(2) 染上性病的機率是一般青少年的 4 倍（17% 比 4%）；(3) 更有可能將自己的後代送人收養或交給父母撫養。

近年研究顯示，過動症狀持續到成年的女性患者比起同齡女性，更容易在性方面妥協，或遭受性侵害。為什麼？因為她們在自我調節方面落後了 30% 以上，再加上低自尊和人際關係方面的問題，她們想要被接受和喜歡，以及性的訊息在所有媒體中無處不在，難怪過動兒在性方面的風險這麼高。

請注意青春期懷孕會給母親和嬰兒帶來特殊的健康風險，若年長 10 歲且處於育齡期時懷孕，這種風險就不太可能發生。如

今我們有更多方法可以避孕，這些風險應該是可以避免的。關於處理敏感的性問題，以下為一些建議：

1. 當你注意到孩子生理方面成熟，可能進一步發展性行為時，請與你青春期的孩子進行討論。不要認為反正學校有性教育的課程，與孩子進行坦率的討論，並利用各種輔助，如書籍、網站和影片都可以。雖然你可能會覺得不太舒服，但請不要逃避，此事一定要做。

2. 基於家庭價值觀或宗教理由，你可能傾向要孩子節制性慾。但在如今這個世代，要一般孩子這樣做都很不容易了，要求過動孩子這樣做更困難。請不要視而不見過動青少年這方面的高風險，你的孩子在這方面比其他人更容易有衝動性行為。請記得，你們的討論和談話不一定能說服孩子，他也不見得會遵守。僅告訴他們不要做某事並不是一個有效的策略，如果你這樣做，請準備當祖父母吧。

3. 我會鼓勵過動兒家庭討論避孕的各種方法，也可邀請孩子的醫師一起參與討論。有位母親告訴我，與其不斷提醒女兒要吃避孕藥，她主動去尋找最新的皮下注射長效避孕藥（諾普蘭 Norplant），這是因為她知道女兒的自我控制能力有限，16 歲亭亭玉立的女兒長得漂亮，但其執行功能僅有 11 歲。

4. 顯然，讓過動青少年服用藥物，是你可以採取的另一種策略，以嘗試減少衝動，提高青少年在面對充滿誘惑的性時所需的自我調節能力。雖然還沒有研究表明這樣做會有什麼不同，但這只是因為還沒有人研究過這個問題。不過考慮到藥物的確可以改善過動症症狀和執行功能缺陷，且已證明可以減少意外傷害、改

善駕駛行為（見下一節）、改善在校行為和同儕關係，並從根本上提高抵抗誘惑的能力，所以這是一個值得採取的策略。

5. 有些父母採取的另一策略是將開始約會的時間往後延，亦即 18 歲之前不可以約會。可以一群朋友出去，但不可以單獨約會，最好讓父母作為團體出遊的陪同者。此外，要密切注意孩子的朋友是哪些人，是否有特別要好的朋友，或想邀來待在房間的朋友（要注意房門必須開著、燈亮著，父母可以出入房間），他或他的朋友看起來是否具有性挑逗（可能的話偷聽他們的談話）。如果他似乎有了迷戀的對象，看看他是在跟誰傳訊息、發電子郵件、在社群媒體有哪些朋友，也查看他的手機上有什麼照片。父母需更密切監控青少年網路、社群媒體和應用程式使用情況的首要原因，就是為了要避免性剝削和侵害的問題。

6. 父母要多留意常跟你孩子出去玩的朋友，包括孩子到他們家去玩時。當你的孩子抗議「不公平」、「別人的父母都不會這樣」，或「別人在隱私、親密關係和性活動上有更多自由」時，不要屈服。不要把別人家的方式作為你們家的標準，再次提醒，不要用一般青少年的管教方式當作你們家的價值和標準。

7. 此外，過動青少年在成年後可能會有更多位性伴侶，這會增加感染人類乳突病毒（HPV）的可能，而感染 HPV 是女性子宮頸癌的主要原因（以及越來越多的兩性喉癌）。可行方法之一是帶孩子去注射 HPV 疫苗，也可跟醫師討論。就我所知，注射此疫苗不會讓孩子在性行為方面變得更開放或頻繁，就好像性教育一樣，不會讓孩子因而從事更多性行為。相反地，忽略不談這方面的事，不但對相關風險毫無幫助，反而保證未來會出問題。想對此疫苗有更多瞭解，可以上美國疾病管制與預防中心網站

（www.cdc.gov/hpv/parents/vaccine.html），或美國計畫生育聯盟（www.plannedparenthood.org/learn/stds-hiv-safer-sex/hpv/should-i-get-hpv-vaccine）。

青少年駕駛

　　以上問題如果還沒有讓你覺得警惕，以下要談到的議題，應該會讓你提高警覺了。即使是一般青少年的父母，也會因為孩子接近允許開車的年齡而感到手腳發軟。想到那像小大人一樣的孩子，開著五千磅重的車子，以每小時八十到一百英里的速度衝在馬路上，就像個夢魘。是的，他們的身體已高到可以操縱一台車子；是的，他們的視力和反應也遠比你好。但即使他們沒有過動症，他們的執行功能、自我調節、判斷力、對死亡的概念，都還不像成人那樣成熟。更不要說是過動青少年，他們在安全駕駛方面的關鍵能力又比一般青少年發展慢了30%。難怪有關過動症患者駕駛方面的研究都顯示那是件風險很高的事；相較於一般人拿到駕駛執照的年齡為17到18歲，過動症患者拿到駕照的年齡約為20到21歲。患者的不成熟，加上父母的擔心，甚至難以通過駕照考試，種種原因導致他們較晚才拿到駕照。

　　任何人都一樣，青春期是駕駛肇事率的高峰期。肇事的主要原因是駕駛人不專心，尤其是在高速行駛時，其次是衝動（冒一些別人不會冒的風險）。如果是過動症孩子，這些風險會放大2到5倍！美國政府規定16歲（甚至15歲）就可以學開車了，如果你家的過動兒想要開車時，該怎麼辦呢？

　　1. 就算是合法駕駛，過動青少年較一般青少年更容易在沒有父母同意或督導之下，開車出去玩。如果你們家的過動兒已到了青春期，找一個比門後掛勾更好的地方來放車鑰匙。把鑰匙放在任誰都拿得到的地方，等於是在邀請家中的過動兒隨時都可以開車出去兜風。

　　2. 就算已 16 歲了，若孩子並沒有很想開車，請不要主動督促此事，即使你會多花時間開車載他。有趣的是，現在的年輕人沒有像上一代那樣那麼想在 16 歲就拿到駕照，可能是因為現在這樣做的開銷比過去大；可能因為現在透過手機很容易叫到車子，如 Uber；也可能因為他們更常在社群媒體上互動，導致沒那麼需要實體的相約見面出去。無論真正原因為何，你們家的過動青少年若沒那麼想開車，再等一、兩年，讓他更成熟一些再說，對你們而言是件好事。

　　3. 當孩子要申請駕車學習許可證（learner's permit）時，跟他簽訂一份行為契約，其中包括學習駕駛和使用汽車時必須遵守的規則。告訴孩子，如果他不同意你的契約，你不會簽駕車學習許可證的申請書。在這份契約上清楚說明該遵守的約定，以及若未遵守約定需要負責的結果。你可以使用下面表格，或到 ADDitude Magazine 網站列印樣本供參考：www.additudemag.com/driving-contract-adhd-teen-driver-safety-rules。

　　4. 盡量延長駕車學習許可證的時間，雖然規定持有駕車學習許可證的時間是三到六個月，但最好讓這個時間加倍。讓孩子在你、監護人或教練的督導下，觀察她的判斷、安全駕駛習慣長一點的時間。因為大量的資料顯示，青少年駕車是肇事率最高的年

■ 青少年駕駛契約 ■

　　此協議填寫日為＿＿＿＿＿，為＿＿＿＿＿以下稱為駕駛新手及其父母＿＿＿＿＿之間的協議。依據此契約父母得決定是否給予駕駛權，雙方瞭解並同意以下事項：

　　我，駕駛新手，知道自己是過動症患者，過動症會對我的駕駛行為造成影響。父母跟我討論過此症，我們都接受了這個診斷。

　　我，駕駛新手，知道我必須遵守特定的規則和指南，以確保行車安全，成為一個負責任的駕駛人。

　　我，駕駛新手，同意分級駕駛計畫的所有規則和指南，並瞭解每一級為期 6 個月；若我違反規定，父母可延長時間。

分級駕駛計畫的規定
每天的規定

・依醫囑定時服藥。
・聽音樂要小聲。
・預先設定好車上廣播電台。
・開車時不吃東西。
・開車時不使用手機。
・車上不載其他青少年。
・絕對不飲酒。

・依速限行駛。

第一級：0 到 6 個月
遵守每天的規定，只有白天可以開車。

第二級：6 到 12 個月
遵守每天的規定，由父母決定是否可延長開車時間。

第三級：12 到 18 個月
安全駕駛，遵守每天的規定，以及和父母約定的其他事項。

　　我，駕駛新手，同意遵守所有駕駛計畫中的安全規範。

　　我，駕駛新手，同意每次開車時，填寫行車日誌上要求的所有資訊。

　　我，身為父母，如果駕駛新手遵守所有規定，同意給予駕駛權，但我有權利和責任每天查看駕駛新手在行車日誌上所填寫的資料。

　　除此之外，我，身為父母，有權決定相關規定是否有被遵守，並執行其應承擔的結果，包括失去駕駛權。

駕駛新手簽名＿＿＿＿＿＿日期＿＿＿＿／＿＿＿＿／＿＿＿＿

父母簽名＿＿＿＿＿＿日期＿＿＿＿／＿＿＿＿／＿＿＿＿

齡群，美國已有二十三個州採某種形式的漸進許可辦法，如只能在白天、有人督導、不載未成年者的情況下駕車三到六個月；如果做得到，可以在夜間有人督導、不載其他青少年的情況下駕車。如果可以做到幾個月，就可以在不載其他青少年的情況下開車。如果持續做得很好，接下來就可以載其他青少年。如果你所在的州使用這種方法，請心存感激，盡可能延長獨立駕駛的階段或步驟，這樣對你的孩子比較好。

5. 為孩子報名駕訓班的課程，無論是學校開設的或外面商業付費的皆可。與其聽你的話和教導，你的孩子可能比較會聽教練的話。如果孩子第一次考駕照失敗了，無論是筆試或道路駕駛，請不要訝異，就如同我們都知道的，過動兒在這類任務上通常會遇到更多問題，而且他們還要面對考試的焦慮。有了經驗，下一次考試時就會好多了。如果孩子有使用藥物治療，記得要服藥再去考試，因為藥物有助於減少自我調節和執行功能缺陷。

6. 使用下面的評量表檢視孩子的駕駛能力，在填寫前可先複印幾份，以便在孩子學習駕駛時多次對其進行評估。

7. 若你的孩子有在進行藥物治療，請確認開車時他有服藥。如果孩子是在晚上開車，白天的藥效漸漸退去，可以請醫師開短效型藥物，讓孩子在開車時服用。其藥效只有 3 到 5 小時，不像長效型或緩釋型的藥物可持續 8 到 12 小時。到目前為止，沒有什麼比藥物（尤其是興奮劑藥物）更能改善過動症患者的駕駛表現。因此當你的孩子駕車時，請不要忘了藥物的幫助。

8. 大量研究顯示，開車時使用智慧型手機會增加車禍，即使一般人開車也是這樣，研究數據顯示這會增加事故風險 2 倍之

表 15.1　青少年駕駛行為評量表

被評量人：＿＿＿＿與填表者的關係＿＿＿＿日期＿＿＿＿

說明：請註明日期，並在右邊欄位圈選一個相應的數字，表示青少年出現該行為的頻率。請影印數份此表格，每隔一段時間評估一次，以便瞭解孩子的駕駛行為是否有進步。

	從不	有時	經常	總是
1. 在開車之前，檢查後視鏡、調整座椅（必要時），並繫上安全帶	1	2	3	4
2. 當駛入車流時，檢查迎面而來的車流，等待可以進入的時間點，適當地加速	1	2	3	4
3. 轉彎或變換車道前，打方向燈	1	2	3	4
4. 調頭或倒車前，除了看後照鏡，也往後看擋風玻璃，確認是否有障礙物或人	1	2	3	4
5. 變換車道前，左右看是否有行人，以避免（後照鏡）的死角	1	2	3	4
6. 駕駛的速度在時速限制之內	1	2	3	4
7. 在高速公路上，行駛在車道內；在一般雙線道路上，開在正確的車道上	1	2	3	4
8. 除非不得已，盡量避免開在路肩或供緊急停車的車道上	1	2	3	4
9. 行經十字路口或圓環時，禮讓其他車輛	1	2	3	4
10. 當前車剎車燈亮時，即時適當地因應	1	2	3	4
11. 適當地留意前方是否有障礙物	1	2	3	4
12. 注意並遵守交通號誌（如黃燈減速、紅燈停）	1	2	3	4

	從不	有時	經常	總是
13. 當天氣不佳而影響交通時，調整車速	1	2	3	4
14. 與前車保持距離（以每小時 10 英里的速度計算，保持至少一個車子的距離）	1	2	3	4
15. 在停止標誌前，平穩地煞車	1	2	3	4
16. 開車時，保持兩隻手放在方向盤上	1	2	3	4
17. 倒車時，緩慢地以適當速度倒退	1	2	3	4
18. 注意和遵守交通號誌（如停止、禮讓、校區、道路合併等）	1	2	3	4
19. 依道路標示行駛，不會迷路	1	2	3	4
20. 停車時，減速並停在停車格內	1	2	3	4
21. 開車時，時刻注意交通狀況，並注視前方道路	1	2	3	4
22. 車上音樂維持適當音量，不會大聲到聽不到警笛聲或其他汽車的喇叭聲	1	2	3	4
23. 確定車上乘客都有繫安全帶	1	2	3	4
24. 開車到新的區域或不熟悉的地方前，事先查看地圖	1	2	3	4
25. 路上有維修人員或施工人員時，放慢速度	1	2	3	4
26. 經過十字路口時，先檢視車流再安全切入	1	2	3	4

多。手機會引誘青少年開車時去瀏覽社群媒體或發訊息等。有研究指出，過動青少年開車時使用手機，其肇事率是一般青少年的

2倍。因此，請堅持開車不使用手機的規定，也不要使用藍芽免持話筒的功能。

為了執行這項不可侵犯的規則，不能僅依靠你的規定來禁止開車時使用手機。研究表明，青少年一旦不在你的監督範圍內，就會立刻違反這一規則。所以單靠勸誡和禁止是行不通的。幸運的是，現在已有很方便的小裝置可以安裝在車內或孩子的手機上，以防止在汽車運行時使用手機。這些小裝置在網路上很容易就可以找到（如 Key 2 Safe Driving 等），只要插在儀表板上，車子一發動，手機就無法使用了。或可搜尋限制開車時使用手機的應用程式，裝在孩子的手機上，只要手機移動超過走路的速度，它就會關閉手機。你還可以在該應用程式上加裝密碼，孩子便無法在離家開車時將它停用。如果這些裝置是你可以負擔的，請多利用。

9. 前面提到對過動兒加強監管的建議，也適用於青少年開車的情況。可在廚房貼一張表格，記錄行車日誌。可使用下面的表格。當你同意孩子開車出去，請他記錄出門的時間、目的地、預計到達時間、跟誰一起，還有回家的時間。然後，在他離開家後，可以打電話看看他是否抵達了要去的地方，是否跟他所說的人在一起。如果孩子知道你會查看，他就更有可能按照承諾的去做。

10. 有研究顯示，過動症患者開手排車比自排車好，且注意力會比較集中。我們認為這是因為手排車需要比較專注操作每一個動作，當你家的過動青少年要開始學開車時，或許可考慮這一點。如果你正打算為孩子買一部他的車，可考慮買手排的二手車。同時，告訴孩子不要使用巡航定速裝置（cruise control），

表 15.2　青少年行車日誌

日期：＿＿＿＿＿／＿＿＿＿＿／＿＿＿＿＿

吃藥時間（若有服藥請記錄）：＿＿＿＿A.M. ＿＿＿＿P.M.

出門時間：＿＿＿＿：＿＿＿＿　　里程數：＿＿＿＿

進門時間：＿＿＿＿：＿＿＿＿　　里程數：＿＿＿＿

目的地和聯絡人（請填地點、可聯絡的人、地址和電話）

地點和地址：＿＿＿＿＿＿＿＿＿＿＿＿＿＿＿＿＿＿＿

聯絡人：＿＿＿＿＿＿＿＿　電話：＿＿＿＿＿＿＿＿

路線／公里：＿＿＿＿＿＿＿＿＿＿＿＿＿＿＿＿＿＿＿

日期：＿＿＿＿＿／＿＿＿＿＿／＿＿＿＿＿

吃藥時間（若有服藥請記錄）：＿＿＿＿A.M. ＿＿＿＿P.M.

出門時間：＿＿＿＿：＿＿＿＿　　里程數：＿＿＿＿

進門時間：＿＿＿＿：＿＿＿＿　　里程數：＿＿＿＿

目的地和聯絡人（請填地點、可聯絡的人、地址和電話）

地點和地址：＿＿＿＿＿＿＿＿＿＿＿＿＿＿＿＿＿＿＿

聯絡人：＿＿＿＿＿＿＿＿　電話：＿＿＿＿＿＿＿＿

路線／公里：＿＿＿＿＿＿＿＿＿＿＿＿＿＿＿＿＿＿＿

這會減少對駕駛行為的參與。不幸的是，這個警告可能只是個警告，因到目前為止，還沒有方法可以停用此功能。

　　11.過動青少年絕對不可以酒後開車（無論是否開車，未成

年本來就不能喝酒，但許多青少年仍這麼做）。有關這一點，一定是零容忍。跟一般青少年相比，你孩子的駕駛能力會因為過動症而受到影響。我和安德森（Deborah Anderson）的研究顯示，低劑量的酒精對一般人不會造成影響，但會讓過動症患者的駕駛能力變差很多。

12. 如果你的孩子違反了開車的約定，應該被禁足一、兩個星期（視情節嚴重而定），禁足期間不可以開車。如果你真的有心要執行，就不能有任何彈性讓步，因為那關乎你孩子與別人的性命。無論孩子如何求你再給她第二次或第三次機會，請堅持執行當初的約定和處罰。

13. 當孩子在駕駛方面取得進步，可以載其他青少年時，請限制人數為一到二人，並確認他們是夠成熟、行為良好、值得信賴的青少年。因為就如同使用手機一樣，同儕在車上也會讓你的孩子分心。如果你觀察到孩子在這方面有問題，盡可能限制他能載的人只有父母或成年人。你應該禁止孩子讓喜歡冒險、不可信賴、反社會、吸毒或有犯罪紀錄的同儕搭他的車。如同本書先前提到過，盡量讓你的孩子跟正向、可以成為學習對象的人相處。

14. 現在許多車子都有輔助駕駛的標準配備，其中包括可變動力輔助轉向（variable-assist power steering）和距離調節巡航定速、車道偏離警告和盲點警告等，但還未有研究說明這些裝置對過動症患者是否有幫助。你可以觀察孩子的駕駛行為，看看這些裝置是加分還是扣分。

現在很多車子會加裝行車紀錄器，父母可以取下行車紀錄影片，在電腦上觀察孩子的駕駛行為。另有其他裝置可以監測速度、加速和剎車等，可以搜尋參考最新的技術和相關產品。

16

踏入學校正確的第一步：
安排孩子的教育

共同作者：菲夫納（Linda J. Pfiffner）

如果你是透過學校老師得知孩子有行為問題，你能明白孩子有學校適應方面的困難。無數研究顯示，過動兒在校表現顯著比一般同年級的孩子差。過動兒中約有三分之一在求學階段至少留級一年。在幾十年前，有 35% 沒完成高中學業；但最近這些年，更多過動兒可以得到正式的特教資源，這統計數字已有所改善，但其學業成績仍顯著較差。原因為何？如同我的同事思維爾（Larry Silver）所說，過動症使他們的學習機會大大減少。40% 到 50% 的過動兒會接受不同程度的特殊教育，如資源班的課程，其中 10% 全天都參與自主學習計畫（self-containing programs）。使情況更複雜的是，過動兒中半數以上有嚴重的對立行為問題，這解釋了為什麼 15% 到 25% 的過動兒，因為行為規範問題而被留校查看或退學。

2011 年，北伊利諾州大學的迪馬瑞（Michelle Demaray）和任開思（Lyndsay Jenkins）的研究發現，過動兒在以下四個方面會有問題：

- 對課業的投入較低（較無法學習，如前面提到的）
- 社會技巧較差（如同第 13 章提到的）
- 缺乏學習動機（如第 1 章中提到的執行功能的問題）
- 較差的讀書方法（組織能力、時間管理、堅持不懈和其他執行功能的缺陷）

以上問題與孩子在學校可能遇到的困難密切相關。

老師經常透過加強控制和指導，來應對這些帶來挑戰的過動學生。長期下來，由於挫折的累積，老師與過動學生間的互動可能越來越負面。雖然我們還不知道，師生之間的負面互動對過動兒有什麼長遠影響，但是經驗告訴我們，這一定會影響過動兒本來就已經不好的成績和人際關係，也會降低他們上學的動機和自尊心。最後，可能造成他們課業失敗和被退學的命運。

正面的師生關係，不但短期對孩子的課業學習和學校適應有幫助，更有長遠的影響。已經長大的過動兒說，老師關愛的態度、額外的關注和帶領，是他們兒時克服困難的轉捩點。

事實上，孩子的學校生活是否成功的最重要因素，就是老師。無論孩子參與了什麼計畫、學校在哪裡、公立或私立、經費多不多、班級人數有多少，最重要的是孩子的老師是否瞭解過動症、是否願意為孩子付出額外的努力、是否願意多瞭解孩子的需求。2008 年，加拿大阿爾巴特大學的雪門（Jody Sherman）等人發表了一篇論文，整理回顧所有關於過動兒在校適應成功和老師的關係的科學和臨床文獻。其中，他們整理出來最重要的因素是：老師的耐心、對此症的瞭解和知識、針對過動兒有效的教學方法、整合跨領域的資源、對孩子的特殊需要持正面的態度。

　　所以你不應該等到八月才知道孩子的老師是誰，也不應該讓學校的官僚作業或電腦做隨機的安排。你應該及早開始和學校接洽，為孩子安排最適當的老師。

　　因此，這一章要教你如何找到最適合的老師，還有如果老師對幫助過動學生並不熟悉，你應如何相助。本章的另一目的，是要讓父母瞭解什麼樣的學校、課程、安置，對過動兒是最好的。還有，重讀（尤其是幼兒園大班）對孩子有沒有好處。

找學校的注意事項

　　幫助過動兒在教育之路上踏出成功的第一步，是選對學校。事實上，大部分人都沒得選擇。要不是經濟的限制，念不起私立學校；就是所住的社區太小，沒有太多學校可供選擇。在這樣的情況下，你只能在其中做最好的考量，然後在可能的範圍內選擇最好的老師了。如今，無論孩子是不是過動兒，已有越來越多父母依當地學校的好壞決定居住的地方。如果你的孩子是過動兒的話，你可能會想知道找學校時該注意些什麼。

- 與校長討論他們對過動症是一種教育障礙的認識、老師接受過多少關於這方面的培訓，以及學校對過動兒的接納程度。
- 如果學校願意接納過動兒，再請教班級的大小，越小越好（12 到 15 人最理想，30 到 40 人就太多了）。還有，班上若有過動兒，對老師有什麼協助？有沒有專業團隊

（精神科醫師、心理師和特教老師）幫助老師？有沒有
接受過相關訓練（過動症、學習障礙、行為障礙）的輔
導老師，在班級經營方面可以幫忙老師？

- 學校對藥物的態度如何？有些學校認為藥物不但無效也
不需要。這些學校顯然對這方面的科學新知不瞭解，應
避免。就算你的孩子現在不需服藥，要是有一天需要用
藥時，你會希望學校不但可以配合，並有這方面的知
識。有關過動兒在校用藥方面，學校應有什麼樣的機
制？面對類似的事情，大部分學校其實都有正式的政策
規定，例如，學校會要求看醫師開具的正式診斷書，明
述所使用藥物、劑量、用藥方法和時間等；若是公立學
校，還會要求醫師正式行文到教育主管機關，得到由學
校管理用藥的核准。幸運的是，近年因有長效型的藥
物，因此在校服藥的需要減少，通常只要早上上學前服
藥一次，甚至有新藥是在前一晚服用，再緩慢釋出，即
可維持血液中的藥物濃度直到放學。

- 學校是否有正式的紀律處分和上訴程序？如果有這方面
的書面資料，請索取一份，以瞭解如果學校對孩子的不
當行為進行紀律處分，孩子可以擁有哪些權利。

- 校長鼓勵開放、密切的親師互動嗎？歡迎你有時到校看
看孩子上課的情形嗎？你可否不經許多繁文縟節，就能
常跟老師談談？學校看重家長的意見嗎？有些學校提供
聯絡簿，作為老師和家長的溝通管道；有些學校則設置
網頁，讓老師和家長進行線上溝通。聯絡簿上會註明孩
子當天學習的單元和功課，這可讓你充分瞭解當天學校

的教學重點和回家作業，以及孩子在校的情況。有些學校會鼓勵老師和家長以電子郵件聯繫。請每天查看聯絡簿或網頁，盡快溝通回覆。

- 如果有需要，學校是否能接受你請校外的專業人員來校觀察孩子的情況，並參與教育計畫的討論？如果學校對這樣的做法顯得抗拒，那你最好考慮別的學校。

- 在你孩子的班上或同一年級，還有多少有行為、學習和情緒障礙的孩子？大部分老師在一個班級裡，只能接受幾個這樣的孩子。如果一個班級中安排超過兩三個，你可能得另尋班級或學校。

為孩子選擇老師

在為孩子做出最佳選擇時，你需要根據兩個因素來評估老師：知識和態度。

老師對過動症瞭解多少？

很可惜，很多老師對過動症的本質、成因、症狀，不是不瞭解，就是資訊不夠新，甚至對處遇方式有錯誤的認知。在這種情況下，即使在教室內建立課程調整和行為管理計畫，也很難產生效果。幫助過動兒的第一步，是對過動症有正確的認識；學校介入的第一步，也要從老師有正確的認知開始。你可以用本書提供的訊息和方法，判斷校長和老師對過動症的瞭解有多少。如果他

們不太瞭解，你倒是可以幫上忙。

你可以透過這一章和第 17 章中所學到的，跟老師溝通出可行的方案，也可以在學校相關會議中提出建議。如果你的孩子想要接受特殊教育服務，你甚至可以將這些列入孩子正式的「個別化教育計畫」（individualized education program，IEP）中。

你還可以提供一些閱讀材料給老師，如本書附錄推薦閱讀中列出的書籍，甚至可以分享這本書或我專門為老師寫的另一本書《在學校管理過動症》（Managing ADHD in School）。

老師對過動症和行為改變技術的態度如何？

一位老師接受的訓練和價值觀、對教育過程的個人經驗和信念，會影響他是否願意採用本書提到的行為管理計畫。在某些情況下，可能需要由精通這方面的心理學家對老師進行培訓。根據 2009 年艾爾丘（William Erchul）與杜寶（George Dupaul）的研究顯示，如果過動兒的老師較為霸道、主導，較不願意接受其他專業人員的意見，那麼過動兒在學校的表現也較差。這樣的老師不太可能執行專業人員的建議，也不太可能為過動兒做出改變。除了培訓之外，專業人員也應定期造訪，以確保老師對其建議的執行。

採用放任式教學的老師，通常不會認同行為改變技術，因為他們錯誤地擔心這些方法過於機械化，無法充分培養孩子自發性的學習動機。這樣的看法無法反映真相。請教有實際經驗的行為管理專家，或許可以改變老師的看法。有時老師的看法很難改變，因此無法在教室實施行為管理。在這樣的情況下，換一位可

以接受行為管理的老師可能比較有利。

在老師動機不佳或理念跟你不同的情況下，你仍要有自信。跟學校溝通，讓老師能負起更多責任，要不就讓孩子轉班或轉學，不要浪費孩子一年的教育時間。如果這些都不可行，你可能得利用課餘時間，從外面替孩子找家教，或利用暑期訓練、線上學習網站和自己在家介入來補足了。

有些老師拒絕做行為管理不是因為理念的衝突，而是認為過動兒的問題是來自家庭問題和衝突、花太多時間看螢幕和上網，或過動症根本是一個生理的問題，只要服藥就好了。有些老師之所以不願意改變教法，是因為那好像等於承認是他們自己的行為導致了孩子的問題。

> 老師不相信所謂的過動症。她說那是在為學生的問題行
> 為貼標籤和找藉口。我該如何和她溝通？

另一個需要考慮的重要問題是，孩子的老師調適得如何，曾否有其他家長抱怨這位老師失職或教學不力。你當然不可能讓孩子的每一位老師接受心理評估，但可以向學校打聽這位老師面對有行為問題孩子的風評。你也可以向曾在這位老師班上的學生家長打聽，以便對老師有更深入的瞭解。

你可以提供什麼幫助

你和老師、專業人員之間良好的合作關係，再重要不過了。然而，阻礙合作成功的因素不只老師，你的態度也是關鍵。是否因為長期和學校互動的挫折，影響了你的態度？還是你有不切實

際的期望？你是否只是在等學校「治好」你的孩子，自己卻不主動參與？如果在家問題不多，你是否認為孩子在校的困擾都是學校的疏失造成的？請務必經常審視自己的態度，看看是不是因為你而造成合作難以成功。

如果你和老師之間已有敵意產生，可能會破壞任何介入。這時你可以請專業人員跟你一起到學校幫忙協調。

同時請注意，在許多情況下，此處建議的行為管理介入還需要搭配藥物治療，才能改善過動兒的學習問題。近來的研究顯示，行為管理加上藥物的療效，勝過單獨使用任一方法。因此，如果孩子在學校適應上的確有困難，你應該慎重考慮藥物治療（見第 19、20 章）。

最後，當你發現有老師對你的孩子很敏銳、用心，請表達支持與讚美，盡你的能力幫助他，並敞開心胸接受老師的意見，也向學校表達你的讚許和感謝，不只對老師，也包括校長。過節或生日時的電子小賀卡、附近咖啡店或餐廳的禮物卡，有助於鞏固與老師的良好關係，讓老師多一點動機為孩子多走一里路。這樣做可增進你和老師的關係，促進老師為你孩子的特別需求而努力，也會增加老師為孩子向學校行政人員爭取資源的可能性。對老師給予正面的關注，就能與他們建立更牢固的關係，就像對孩子一樣。

有關教室和課程的建議

為了幫助孩子在學校適應良好，需要考慮與教室環境、教室

規則、作業分派相關的多種因素。過去，專業人員告訴家長和老師要減少課堂上的刺激，因為那會導致過動兒分心。然而研究發現，這對改善過動兒的教室行為和成績沒有幫助。另外一種主張，是減少傳統教室的諸多限制，並給予較多的彈性，也沒有得到研究支持。

當班上有過動兒時，教室環境有幾點是需要調整的。為孩子選擇學校和老師時，請記住下列幾點。信不信由你，很重要的一點是教室的座位安排。研究顯示，傳統的方式，也就是學生一排排、全部面對前面的方式，比分成幾個小組、孩子面對面的方式，更適合過動兒。後者的安排方式，提供過動兒太多互動刺激，反而不容易專心聽老師講課或寫作業。

你可以要求老師將孩子的座位挪到前面些，或是最靠近老師講課的位置。這樣不僅可避免讓其他學生注意到你孩子的行為問題，還可以讓老師能就近鼓勵或處理他的行為。對增加教室的正面行為而言，改變座位安排和獎勵系統是一樣有效的。

封閉型教室（四面是牆，有一扇門出入）比開放型教室適合過動學生，因為開放型教室比較嘈雜，也有較多視覺干擾。研究顯示，嘈雜的環境會降低過動兒的專心度，也會增加其搗亂行為。

就跟在家中一樣，有結構性、可預期的教室常規，是絕對有幫助的。將課程表和教室公約張貼出來，可以增加結構性。將記分表貼在教室前面的牆上，記錄大家在遵守規則、行為和工作方面的表現，對過動學生也很有幫助。

就某些個案而言，「提醒錄音」（nag tapes）很有用，雖然這不算是結構化的一部分，但應開放在學校使用。要開始寫作業

時，過動學生可以用耳機聽提醒錄音，而不吵到同學。錄音內容
會提醒他繼續完成任務、不要打擾其他人等。也可以有一些輕柔
的背景音樂，在必須完成工作的環境中，一點點刺激有助於集中
注意力和提高成效。這種錄音要搭配一致的規則和獎懲，效果才
會好。

對於教室結構和課程進行以下調整，會有不錯的效果：

- 其實對所有孩子都一樣，課業的難度應適合學生的能
  力。針對過動學生，增加教材的新奇性和趣味性（如利
  用顏色、形狀、材質），有助於減少搗亂行為、增加專
  心度，並提高整體表現。

- 老師可以改變講課和作業的風格，以幫助過動學生保持
  學習興趣和動機。較無趣、被動的作業，可與有趣、主
  動參與的作業做穿插安排，以提高注意力與專心度。需
  要主動參與的任務，也可以幫助過動兒將他們的搗亂行
  為轉化為建設性反應。換句話說，除了老師講課之外，
  讓他們有機會參與和動手操作，他們的課堂表現會較好。

- 做作業所需的時間，要能符合過動兒專心持續度的限
  制。一個簡單的原則是分配給適合比他年齡小 30% 孩子
  的作業量。作答是否正確應即時給予回饋，規定完成的
  時間也應該要短。用計時器提醒他會有所幫助。

- 在小組教學中，活潑且以任務為中心的方式授課、保持
  簡短，並允許學生積極參與，可以提高過動兒在小組課
  程中的注意力。老師如果把自己當成充滿熱情、有活力
  的演員，效果一定勝過喋喋不休、談論枯燥話題的老學

究。

- 在教課時搭配一些肢體動作也不錯，可減少過動兒容易在課堂上出現的疲累和單調的感覺。老師可以試試讓大家在桌邊開合跳、跳簡短的舞蹈（搭配音樂）、繞著教室跑或走一圈、跳康加舞等。這可以回復所有學生（不只是過動兒）的注意力。因此，最好多讓過動兒活動一下，不要讓他休息。

- 應把較難的智育學習課程排在上午，其他非智育課程排在下午。大家都知道，過動兒的專心度和控制行為的能力，越到下午、晚上會越差（見第 5 章）。

- 可能的話，多提供教學內容的直接練習，或搭配適當的電腦軟體習題。

什麼樣的安置最適合過動兒？

對大部分過動兒而言，尤其是輕度到中度或已用藥物控制的個案，第 17 章提供的方法就已夠用了。但如果症狀較為嚴重或伴隨其他障礙，如有反抗、攻擊行為、學習障礙，就可能還需要其他的教育安置，如特殊教育或私立學校。理想狀況下，最好這些班級的人數都較少，老師也受過行為管理的訓練。

特殊教育服務

讓過動兒可以得到特殊教育服務的過程很不容易，花了很長

的時間。1991 年以前，很多過動兒沒有資格獲得特殊教育服務。現在你的孩子如果因過動症而在課業上面臨問題，他可能有資格根據《身心障礙者教育法》（IDEA）接受正規特殊教育服務（譯註：在台灣，過動兒被歸在《特殊教育法》中的情緒行為障礙類別）。但請記住，只有醫師的診斷證明是不夠的，你的孩子還必須在校因此症的關係有嚴重適應的問題，才能接受特殊教育服務。

　　很可惜的是，在美國大部分的州，過動學生若沒有伴隨其他問題，所能得到的特教資源是非常有限的。當相關問題確實存在時，如學習障礙或情緒障礙（特別是攻擊和反抗），孩子可能會被分配到關注這些問題的班級。當然，如果過動學生有語言、動作發展的問題，因而對學習造成影響，應該同時接受語言、職能與物理治療。

　　雖然目前的情形比起二十年前已大幅改善，家長仍應給學校壓力，促其遵守法律規定。自 1991 年以來，家長支持團體一直在努力呼籲各州遵循聯邦政府的建議，以改善對過動兒的服務，但進一步的服務仍得經過許多的辯論和經費的考量。

　　同時，父母本身對相關的法規也應多熟悉，這些資料可向學校或教育主管當局索取，或可參考其他相關書籍（請參閱附錄建議閱讀）。

　　除此之外，你也應該認識當地特殊教育主管官員，因為將來可能會有頻繁的互動。你可以把相關資源的人名、電話做個整理，如私人診所、私立學校、家教、夏令營等，還可以聯繫你居住地的家長支持協會，有些組織甚至可以派出經過專業訓練的人員跟你一起參加學校會議。當你和學校的看法不一時，有時會需

要第二意見。

談到特殊學童的安置，瞭解「最少限制環境」（least restric-tive environment）的概念很重要。IDEA 中陳述得很清楚，所提供的特殊服務，不能讓身心障礙學生失去與非障礙學生相處的機會。學校可能建議將過動學生安置在與一般學生有最多接觸機會的普通班，但有些老師卻不見得願意，他們更希望即使是輕度過動的孩子也能被轉移到特殊教育環境中，這樣他們教學上就不需做任何調整和改變。而家長可能也傾向特殊教育，因為班級人數較少、老師所受的訓練較多。學校當局面對這些壓力，應該為學生最大的權益著想，為他安排最少限制的環境。有些父母會因此而覺得挫折，但請多瞭解立法背後的理念。請記住，最重要的是老師的素質，無論特殊服務計畫的名稱叫什麼或個別化教育計畫寫得多好，孩子的學校生活成敗的關鍵人物，是執行計畫的人，也就是孩子的老師。

是否該讓過動兒留級？

約有 23% 到 40% 的過動兒，在高中之前至少留級一次，通常是在小學階段。因此，許多父母必須面對是否要用留級來解決孩子的困難，但通常這解決不了問題！

由於過動兒比一般孩子不成熟，因此再讀一年的說法是可以理解的，許多老師可能會合理地建議「再多一年的成長」。但是許多研究都發現，多讀一年對過動兒沒有顯著的好處；最近有研究發現，留級反而會帶來多種傷害，如對上學沒有興趣、失去

學習動機、增加攻擊性（主要是男孩）和增加憂鬱（主要是女孩）。留級的學生也更容易被同學排斥，與其他有類似問題但未留級的人相比，他們完成高中教育的比例較低。與過動症相關的學習困難，不僅僅是因為發展不成熟所致，因此再重複一年不太可能有幫助。畢竟，這並沒有解決過動症的具體問題。事實上，留級的孩子重念一樣的教材可能會覺得無聊，結果表現更差。

　　帕格尼（Linda Pagani）曾追蹤研究上千位蒙特婁公立學校學生多年。此研究的目的之一，是想瞭解留級對學生是利還是弊。研究結果沒有發現留級會帶來什麼顯著的好處，反倒是發現許多傷害。被留級的孩子往往對學校和學習失去興趣、與同儕關係出問題，並且往往變得更具攻擊性。我與費雪的研究也發現，留級的過動兒完成高中學業的比例更低，對照組是各項狀況樣一樣但未留級者；且留級發生在越小的時候，傷害越大。帕格尼的研究結果與我的建議一致，不要將留級當成解決過動兒學習和行為問題的方案。

需考量的問題

　　一旦入學後，如果不建議留級，若有需要，在學齡前（也就是幼兒園階段）多留一年，也就是晚一年上小學，或許是較明智的做法。在做出這樣的決定時，有什麼需要考慮的？

❖ 學業狀況
　　一般而言，只要智力沒問題，孩子需要的是不同學習型態的學習環境（如較多的補強、較小的班級），而不是留級。如果孩

子在智力方面有發展遲緩的現象，才考慮留級。否則應該繼續念下去，以補救教學的方式加強落後的部分。

❖ 體型和年齡

延後入學的一個常見的社會適應問題是，較高大的身材和年齡。所以，當幼兒園孩童身材較矮小或生日接近一年級最低入學年齡時，延後入學似乎更明智。

❖ 情緒成熟度

過動兒的衝動和耐挫度低，讓他們看來較不成熟，這一點不是再等一年就能解決的；相反地，學校適當的介入，如社交技巧訓練，可能會有幫助。

事實上，過動兒的許多困難都可以透過補救服務來解決，而不是留級。像是使用職能治療，職業治療師可以提供老師一些方法；語言治療也很有幫助，尤其當聚焦於溝通時，能提高孩子的社交技巧。

❖ 老師的風格和期待

前面討論過，老師對過動症的看法與對學生的期待，是有很大差異的。有一些很簡單的行為策略（見第 17 章），只要老師願意配合，就可以在課堂上使用，而降低留級的必要性。所以老師的態度如何，是決定留級與否的重要考量因素。

❖ 其他選項

除了一般幼兒園和小學，還有其他選擇。有些學校以語言教學為主，有些學校有學前準備班（為發展遲緩孩子準備的）。電腦輔助教學也很值得考慮，很少有過動兒不喜歡電腦遊戲，可以好好使用這一工具，提升過動兒的學習效果，像是 Reader Rabbit 和 Math Blaster，可以練習閱讀和數學。總而言之，要多注意哪種方法對孩子來說是有效的，並看看可以怎麼做，以確保其更有效。

17

在校和在家加強教育：
從幼兒園到高中的有效方法

共同作者：菲夫納

現在你已經瞭解怎樣的教育環境對孩子最好，現在你可以去尋找方法，幫助孩子的學校生活更成功。你必須幫助老師在教室有效使用行為管理計畫。本章將詳細介紹幫助過動兒在學業上取得成功的一般原則和具體方法。雖然重點放在學校教育，但本章中的許多建議在家也可以使用，幫助孩子寫作業和改善行為。所以當你閱讀時，請記住可以活用這些方法。

請嘗試讓孩子參與提高他學業成功的過程，以增加他追求成功的動力。如果孩子已超過 7 歲，可以讓他參與你跟老師的初步計畫會議，這可讓孩子對目標設定與適當的獎懲有一些投入。將會議結果寫成一份契約，由老師、孩子和父母簽名，以確保執行計畫，並讓大家對自己的角色有所認知。

學校生活的一般原則

　　不論孩子是否有在服藥，規劃課堂行為管理計畫時，請記得以下重要原則。這些原則是基於第 2 章提到的執行功能與自我調節方面缺陷的理論基礎。關於給孩子老師的更多建議，請參閱我的書《在學校管理過動症》，書中提供的建議也是基於以下原則：

- 規則和指令必須清楚、簡單，盡可能用具體的方式表現出來，如圖表、清單或其他視覺上的提醒。因為要孩子自己記住或只有口頭提醒，往往是無效的。可以鼓勵孩子大聲重複指令，甚至在執行指令時輕聲對自己說出來。
- 對孩子行為的獎懲或回饋，必須快速而立即，而且必須事先計畫、有系統和組織。
- 頻繁執行這些回饋和懲罰，這有助於讓孩子持續遵守規則。
- 過動兒對一般社會性的讚美或責備較不敏感，所以給他們的獎懲要比一般孩子的強度更高。
- 獎勵要先於懲罰，否則孩子會認為學校是更有可能受到懲罰而不是獎勵的地方。確定老師執行行為管理計畫時，先行獎勵一至二週；然後每兩三次獎勵才有一次懲罰。當懲罰無效時，檢視看看是否獎賞得不夠；若是這樣，那麼懲罰將無助於改善孩子行為。
- 只要獎勵內容時常更換，代幣制度是可以整個學年持續執行的。過動兒比一般孩子更容易對同一項獎勵感到厭

倦，老師常因不瞭解這一點，太快認定這套管理計畫無效而放棄。

· 期待心理是個關鍵，尤其是在活動轉換之間。為了讓孩子心理有所準備，可請老師運用第 12 章的策略：(a) 進入一項新活動之前，先複習規則；(b) 讓孩子複述一次規則與獎懲；(c) 活動開始後堅持這些約定。提醒老師：讓孩子能將規則脫口而出（think aloud）、為活動轉換預做準備（think ahead），是很重要的。你也可以和老師分享第 9 章，對過動兒很有幫助的指導方針：(1) 前後一致；(2) 不要把孩子的問題當成自己有問題；(3) 接納孩子是有障礙的；(4) 練習寬容。

· 有時除了在學校之外，過動兒在家也需要幫助，才能完成家庭作業或趕上進度。有些家長會像家教一樣，補上這樣的功能和角色。然而，我們發現部分父母不適合當家教，或因為父母與孩子之間的問題，影響到家教的時間和品質。在這樣的情況下，我們會建議父母花錢請家教，一週數次。除此之外，父母可參考可汗學院線上課程（www.khanacademy.org）。裡面有些課程是專為兒童和青少年設計，可自行完成，涵蓋小學和中學的許多學科（譯註：此指美國的學校教育）。其進度可以自我控制，似乎比學校老師的授課更適合過動兒。父母（或家教）在一開始也可以陪孩子一起學習這些課程，這些課程都是免費的。

教室中的行為管理方法

　　獎勵和懲罰是教室行為管理最有效的工具，就像在家裡一樣。獎勵包括讚美、代幣、獎品和特權，懲罰包括忽略、責備、扣點和暫停隔離。想使教室中的行為和學業表現有最大的改善，要同時運用這些策略。

正面的獎勵

❖ 老師正面的關注

　　除了讚美之外，老師可以運用的基本正面關注還有點頭、微笑、拍拍背等。大部分的孩子（包括你的孩子），都很喜歡這些，雖然這不足以解決過動兒在學校可能遇到的所有問題。

> 老師問我：「為什麼我要給你的孩子這麼多鼓勵，而我對其他孩子沒有這麼做？這會讓他們反感。」我該如何回答？

　　讚美和鼓勵孩子看似簡單，但想要有組織、有系統地使用這種關注需要高超的技巧。老師必須具體說明什麼是值得稱讚的，並且必須傳達真正的溫暖。為了達到最佳效果，讚美必須即時且用詞要有變化。在讚美之前，必須花時間觀察注意，才能常常「抓住他表現好的時候」。但說比做容易，這是要花時間和精力的，不免會占去老師授課或給予其他孩子的時間。有些老師甚至會覺得，你的孩子不應該受到這種額外的關注，其他孩子因為不常犯錯，所以得不到那麼多關注，這並不公平。

　　如果孩子的老師有這樣的看法，把你在第 16 章讀到的和老師分享，讓老師瞭解過動症之所以被列為障礙的意義，這不只是懶惰和調皮可以解釋的。社會通常會對有障礙的孩子給予特別待遇，過動兒也不例外。而且，一般孩子不需要那麼多的提醒和鼓勵，但若沒有不斷提醒和鼓勵，過動兒真的就表現較差。身體健全的人不需要無障礙設施，就能跨過路邊階梯或上樓梯進入建築物，但肢體殘障人士確實有此需要，而我們不會因為他們有無障礙設施就憎恨他們。你可以用這段話回覆認為不公平的老師。

　　若老師沒有動機想去幫助班上有障礙的學生，你的孩子在課堂上會遇到更多麻煩。如果真碰到這樣的情況，直接向校長請教該年級是否有其他班級的老師較可能有意願配合。如果你孩子符合特殊教育資格，可以跟學區的特殊教育主管機關請教，也許他們會為孩子提供個別化的方案。你不需要浪費一整個學年的時間，期待一個無心的老師願意為你孩子做些什麼。

❖ 給予回饋的提醒

　　老師可用下列方法提醒自己，要常常給過動學生回饋：

- 在教室周遭放笑臉貼紙，提醒老師注意過動學生在做什麼，如果孩子做得很好，就用笑臉貼紙表揚他。
- 老師可以設定計時器，提醒自己要去檢視過動學生的狀況。你或學校也可以為老師準備一個會震動的計時器（MotivAider）。這個計時器可以設定特定的時間間隔震動，也可以設定不固定的時間間隔震動。每次震動，就是提醒老師要注意你孩子（還有教室中其他的學生）的

表現，若有遵守規則、專心做手上的事，就給予讚美或
獎勵。

- 播放一段柔和的音樂，提醒老師該去檢視學生狀況了。
  對 8 歲以上的學生，老師甚至可以使用這種提示方式來幫
  助孩子進行自我管理。給學生一個小卡，左欄寫著＋號
  或笑臉，右欄寫著－號或哭臉。每當聽到音樂聲，如果
  有遵循指示做，就在左欄畫一個標記；如果沒有，就在
  右欄畫一個標記。老師的工作就是在音樂聲響後，觀察
  孩子有沒有正確地記錄。黑板上若能列出要遵守的規則
  五條左右，效果會更好。

- 老師可以在開始上課時在左口袋裡放十顆棋子，每給過
  動學生一次正面的關注，就移一顆棋子到右口袋，目標
  是一堂課下來要將十顆棋子都移到右口袋。

❖ 獎品和代幣制度

　　儘管讚揚良好行為和忽視不當行為很有用，但這仍然不夠。
可以給予各種更有力的獎勵，通常以特權的形式出現，如當老師
的小幫手、獲得額外的休息時間、玩特別的遊戲、可以使用電腦
等，重要的是要提供一長串的選擇，以防止過動兒覺得無聊。而
且給予獎勵的次數要頻繁，其中一些獎勵應該可以每天獲得好幾
次。特別的大獎，如披薩派對、出去郊遊等，則要累積久一點時
間，如一週，才能得到。

　　記點或記分的代幣制度是很有用的（見第 11 章）。老師可
以問孩子他想得到哪些活動和獎勵，或者老師可以自行觀察。如
果學校可以提供的獎勵方式不多，你可能需要建立一個家庭獎勵

計畫，這在本章後面會提到；或者你可以提供特別的玩具給學校，供老師在課堂獎勵時使用。

對許多孩子而言，電腦遊戲是一項很有力的獎勵。為了減輕教室和班級的負擔，我們曾經從某些俱樂部募集捐贈，添購這些遊戲。老師可以在二手商店買到一些雖已下市但仍受歡迎的遊戲，家長也可以捐贈給學校。更好的參考做法，是由老師或你（家長）在班上發起募集活動，請班上同學將家裡已不玩的遊戲捐出來。雖然同學已經玩膩或不愛玩那個遊戲了，但可能有別的同學喜歡。一年可募集幾次，尤其聖誕節之前，許多家庭會大掃除或整理不需要的東西。這樣一來，班上就可以有各式不同的小遊戲，供老師作為班級管理的獎勵。

也可以將班上分為數個小組，讓全班都參與這個代幣制度。在一些小組項目中，將過動學生的表現作為決定給全班多少獎勵的標準；或只要過動學生表現得好，班上每個孩子都可以得分。這樣做的好處是可以激勵班上其他孩子幫助過動學生表現良好、遵守規則並完成作業，讓團隊表現最佳的小組可以獲得特權，同時讓過動學生不覺孤單、被凸顯。但是要避免因為過動學生表現不佳，而讓大家一起受罰的情形發生。

代幣制度也可以用來增進孩子學習的效率和正確性。在我們執行的一項計畫中，孩子只要答對一題就可以獲得一點，累積的點數可以換取不同的獎勵（如糖果、自由時間、文具或美術用品、公園野餐等）。這項制度大大地提升了算數和閱讀的分數，並將搗亂行為減少到與之前服藥時相當。

在另一項新制度中，成功完成下列四項工作，才可以得到代幣：兩項是與閱讀和使用新字詞有關；兩項與教導同學有關，也

就是同儕教導（peer tutoring）。只要完成上述四項中的一項，就可以換得 15 分鐘在教室玩彈珠台或電動遊戲的時間。每當孩子完成一個科目的單元測驗，可以再賺得額外的遊戲時間。這項制度大幅提升學習的效率和正確性，也提升了學生每週閱讀測驗的成績。此制度僅由一位老師就可以進行。

在執行代幣制度時，所選擇的目標型態是成功的關鍵。對於一般孩子，可以在表現傑出時再給予獎勵；但對於過動兒，要調整其達到目標的標準。一開始時，只要有小小的成就就要給予鼓勵。例如，孩子如果長久以來一直無法完成作業，只要完成一小部分，就給予鼓勵；或是經常搗亂的孩子如果在一天中某個時段有保持安靜，就算有進步。

代幣也得根據孩子的年紀而調整。有形的代幣，如小卡片，對 4 到 7 歲的孩子很管用；記分、記點的方式，可以適用到高中。但對學齡前的孩子，小卡片有時反而會引起分心，因此可以在孩子的背後別個小布口袋，當孩子賺到一個代幣時，老師就將代幣放入背後的口袋。一天中，孩子可以將口袋取下幾次，來換取各種獎勵。

負面的懲罰

❖ 忽略

孩子輕微的不當行為，我們第一個會使用的方法就是忽略，尤其在該不當行為似乎受到老師的關注時。困難的是，我們常很難分辨，這個過動學生只是在爭取老師的注意，還是真的需要幫助。大多數不當行為源於孩子在抑制行為和保持注意力方面的缺

陷。所謂的忽略並不意味不再監控孩子的行為，而是在不當行為發生時，權宜性地不給予注意。忽略與讚美同時運用效果最好，例如，當過動學生安靜坐在椅子上時，讚美她；而她起來到處閒逛時，忽略她。但即使搭配強而有力的獎勵計畫，單單忽略仍不足以停止過動兒的不當行為時，其他懲罰是必需的。當過動學生有攻擊和搗亂行為時，應該即時、堅定地懲罰，而不是忽略。

❖ 口頭責備

　教室中最常使用到的懲罰，大概就是責備了，但其效果可能有很大的差異。簡短、清楚、即時處理、非情緒性（公事公辦）的責備，如果不聽就搭配適當的處罰，這對過動兒可能有效；相反地，含糊、拖延、冗長、情緒化、沒有搭配其他方法的責備，是效果不彰的。不一致、帶有正面回饋的責備，也會失敗。例如，孩子有時因為大聲講話而受到指責，有時又因此得到老師的回應，就可能會加強這樣的行為。另外，責備時若是近距離、又有目光的接觸，效果較好。除此之外，在一開學時，老師就設定一致、強勢的責備標準，會比在學期中慢慢加重紀律處分，效果來得好。總而言之，就像讚美一樣，單單只有責備並不總是能改變孩子的行為，還需要搭配執行其他處罰。

❖ 行為處分或扣點

　指因某些不當行為的出現而取消獎勵，損失的獎勵可能包括各種特權和活動，甚至代幣系統中的代幣（扣點）。扣點適用於各種行為與情境，比單純的口頭責備更有效，而且可以提高獎勵計畫的效果。

在一個研究中，讓老師每看到一次學生做不該做的事就扣一分，每扣一分代表失去一分鐘自由活動的時間。每個學生的桌上都有一個計數器，用來記錄總分。另外一位學生用的是裝電池的電子計數器，老師可以用遙控器操作，來記錄分數。

兩種方法都可以增加孩子專心做作業的時間，效果幾乎跟孩子服用興奮劑藥物時一樣好。這是來自於在過程中很快、不斷地讓學生知道自己的表現和結果。這方法對老師來說非常簡單、實用又有效。

就如同其他懲罰一樣，在使用行為處分或扣點時，我們要考慮到負面效應，本章後段會討論這一點。我們發現，如果在課堂上給予大量獎勵、避免不合理的嚴格標準，就可以減少使用行為處分的次數。

❖ 暫停隔離

在第 11 章，我們討論到如果在家中正面的增強與鼓勵無效時，可使用暫停隔離。這種方法也常被建議在學校使用，尤其是面對有破壞性、攻擊行為的孩子。暫停隔離可以有幾種不同的運用方式，其中一種叫做社會孤立（social isolation），如讓孩子坐在一個沒人的教室裡幾分鐘，但這種方式備受批評。現在專家一般建議，讓孩子離開獎勵活動就好，如面對一個較無趣的方向（如牆壁）坐著，而不是離開教室。有時，可以要求他停下手中的工作（失去獲得獎勵的機會），或是把頭低下（失去和別人互動的機會）一段時間。

另外一個實施暫停隔離的方式是借助「好行為時鐘」（good behavior clock），如果班上的過動學生在規定的特定時間表現良

好，全班就可以得到小獎勵（如小飾品、糖果等）。只要這個過動學生專心做事、表現良好，這個鐘就開始走；只要他一有干擾行為或不專心，鐘就停下。研究顯示，這方法可以顯著減少過動和搗亂行為。

暫停隔離通常設有特定的規則，孩子必須遵守這些規則，才能解除暫停隔離。通常是要求在這段時間內必須保持安靜與合作。有時，非常過動的孩子是沒有辦法做到的，他們會拒絕進入暫停隔離區，或是時間未到就跑開。為了解決這個問題，可以規定若是在暫停隔離期間表現良好，就可以減少處罰時間；或是當孩子拒絕暫停隔離時，每再違規一次，就延長處罰時間。另一個方式是更換暫停隔離的地點（到另一間教室或校長室）。也可以用扣分（代幣制度累積的點數）、取消參與活動的權利等方式，來處理不遵守暫停隔離的情況。另一種有效的策略是，讓他們放學後留校繼續完成未完成的時間，但這需要有人留校陪伴監督。

有些老師會利用下課時間執行暫停隔離，或讓學生完成先前沒有完成的作業。我們不建議這樣的做法，因為過動兒跟一般兒童一樣、甚至更需要活動身體。研究顯示，活動身體可以暫時降低過動兒的症狀。

在某些情況下，孩子的問題行為在暫停隔離期間更為嚴重，這時需要老師出面制止孩子傷害自己、別人或損毀東西。此時，或許要考慮其他處罰方式。大多數學校都有一套關於他們允許的懲罰類型的指導方針，父母可以向學校索取相關文件。

❖ 停止上學

有時，為了處罰很嚴重的違規行為，停止上學（通常是一至

三天）也是方法之一，但必須非常謹慎。很多孩子覺得待在家裡或安親班，比上學好玩多了。現在雙薪家庭非常普遍，讓孩子停學在家的做法也不太可行。如果父母沒有能力處理孩子停學在家的狀況，甚至對孩子過度懲罰或虐待時，就不應使用停學的方法。學校最好制定一個校內停學計畫，也就是將被處罰停課一兩天的學生，安排到學校的另一個地方，在那裡會有更嚴格的監管，必須完成一些作業才能回到教室。

如何減少處罰的負面效應

雖然處罰有其效果，但如果使用不當，可能會產生一些不愉快的副作用，包括加劇行為問題、導致孩子不喜歡老師，或逃避上學（較少見的情形）。為了避免負面效應，羅森與奧賴瑞提出下列原則供參考：

- 執行處罰宜謹慎。過度的處罰和批評，會使教室氣氛緊張和不愉快，經常嚴厲的處罰更會增加孩子的反抗行為。尤其老師如果展現出氣勢洶洶的行為，正好成為過動學生攻擊別人的榜樣。
- 當使用處罰時，也要同時教導孩子並獎勵正面的行為。這不但能教導孩子適當的技能，也能預防其他問題行為的產生。
- 取消權利或獎勵的處罰，優於隔離或體罰的方式。體罰會引發道德和法律的爭議。

讓正面的獎勵延續到其他情境

　　即使成功的行為管理可以帶來進步，但經驗告訴我們，這些計畫一旦停止實施，情況又會退回原點。而且，若這計畫是在某科的課堂上使用（如閱讀課），成果通常不會在其他課堂（如數學課）顯現。這一點常讓老師和家長失望。

　　目前的一個解決之道是，只要孩子任何時候有問題行為，就使用這套方法。但這會有實際上的困難，因為不是所有人都能將這套方法執行得很好，而且大部分的方法都不適合在下課時間使用。若慢慢地撤銷這套管理辦法，如逐漸減少回饋次數（從每天獎勵降至每週獎勵），以及用更自然的獎勵（如讚美或參與活動）取代代幣制度，會增強其持續度，但不見得能適用到所有地方。有研究顯示，若突然停止處罰，就算仍有強有力的代幣制度，會導致課堂行為更加惡化；但處罰若慢慢取消，仍能維持高度的專注與努力用功。

　　一種淡出行為管理特別有效的方法，是改換使用這套方法的地點。學生會搞不清楚何時何地這套制度正在進行，最好都好自為之一點。

　　另外一個方法是製作一張行為紀錄卡，上面有每位老師當天對孩子行為的評分，並將卡片帶回家，由家長將所有分數統合整理到家中的記分系統，然後在家中得到應得的獎勵。關於行為紀錄卡，後面會再說明。但這做法的問題是處理不在當下，得等一整天，且每位老師只有在課程結束時很短暫的時間寫評分。

　　針對這一難題，仍有研究在進行。提供過動兒學習的學校情境，勢必需要特別的安排，而我們現在也知道，在過動學生求學

的過程中，這些處理是要長期進行的。這聽來或許令人挫折，但從過動症是一種長期慢性疾病的角度來看，會有這樣的情形產生並不奇怪。

讓同學一起參與幫忙

　　同學對過動學生行為的反應，常會讓這些問題行為增強或持續下去。一方面，看到過動同學小丑般或愚蠢的舉動，同學會大笑或吃吃地笑；另一方面，他們也可能對過動兒的取笑或搞亂進行報復。無論是哪一種回應，都讓過動兒在同儕之間聲名狼藉。前面討論過，集體獎勵的方式，可以讓同儕不那麼注意過動兒的不當行為。一些研究也顯示，同學甚至可以介入，讓過動學生有良好的行為產生。

　　同學能做到的最大幫助，是忽略過動兒的搞亂和不當行為。同儕也可以給予過動兒良好行為讚美和正向關注。在運動競賽時，隊友會為贏得比賽互相歡呼和祝賀，這樣的行為可以延伸到考試成績好（或接受考不好而不生氣）、參與班級討論，或幫助別人等。在老師的監督之下，也可以由同學來觀察過動兒的好行為或壞行為，幫忙實施代幣制度。

　　當然，願意這樣付出的同學應該得到獎勵，口頭的讚美、具體的獎勵都可以。這樣的回饋不但可以增強同學的行為，還可以讓行為管理計畫實施得更順利。

　　讓同學擔任「行為小督察」有實質的好處，這使老師可以不必一直觀察每個人，比傳統的方式省許多時間。同時，擔任小督察同學的行為也會更好，並能鼓勵過動兒將改進的行為轉移到其

他同儕在場的情況下。但是有個前提，就是這些同學有意願幫
忙，而且有能力學習這些方法，且正確地做出來。老師應該用心
訓練和監督這些同學，而且不能讓他們執行任何處罰。

在家提供獎勵

所謂在家提供獎勵，是指由老師每天在校評估孩子的表現，
然後在家給予或取消獎勵。這方法已被研究了幾十年，可以有效
解決很多過動兒在校的問題。因為容易實施，又可以和老師保持
關係，是你應該首先嘗試的方法之一。

行為紀錄卡

老師對孩子在校行為的紀錄，可以是非正式的筆記，也可以
是較正式的紀錄卡。內容應包括計畫中要改變的「目標行為」，
列在左欄，也就是你想要孩子改變的是什麼行為。上面列出每堂
課的編號。老師針對課堂上每項行為的表現打分數。下面是三種
行為紀錄卡的範例，每一種都可以配合家中獎勵系統的實施。第
一種是要幫助管理教室行為問題；第二種是針對休息時間的行為
問題，如下課或午休時間；第三種是空白的，由家長或老師視需
要填入想要聚焦處理的行為，如果有想要處理的行為，可以先寫
在卡片上。這些紀錄卡你可以多複印幾份來使用。

這些由老師所做的紀錄，通常每天都帶回家給家長。在某些
情況下，只有當孩子當天達到行為或學習目標時，才會將紀錄帶

表 17.1　每日學校行為紀錄卡

學生姓名：＿＿＿＿＿＿＿＿＿＿　　日期：＿＿＿＿＿＿＿＿＿＿

老師：

請在下列表格中為孩子的行為評分。每行代表一科目或一堂課。評分如下：1= 優良，2= 好，3= 普通，4= 不好，5= 非常不好。請在每一行末簽名，評語寫在本卡的背面。

評量的行為	課堂／科目						
	1	2	3	4	5	6	7
課堂參與							
課堂作業							
遵守規矩							
與人和平相處							
回家作業							
老師簽名							

評語請寫在此卡背面。

※ 過動兒在校行為紀錄卡，與在家代幣回饋制度並行。

回家；或是當孩子表現不好時，才會將紀錄帶回家。隨著孩子行為的改善，每天的報告可以減少到每週兩次，然後每週一次、每月兩次，最後慢慢就不需要這樣的行為紀錄卡了。不再使用紀錄卡的過渡期，可以從老師在每節課結束時完成評分，轉變為讓孩子給自己評分，並與老師分享這些評分。老師可以同意或更正孩子的評分，並簡單討論孩子對課程的看法。這過程可以培養孩子

表 17.2　每日在校下課或自由時間

學生姓名：_____　　　　日期：_____

老師：

請在下列表格中為孩子的行為評分。每行代表一科目或一堂課。評分如下：1= 優良，2= 好，3= 普通，4= 不好，5= 非常不好。請在每一行末簽名，評語寫在本卡的背面。

評量的行為	下課／自由時間						
	1	2	3	4	5	6	7
不用手推擠別人							
不嘲弄、辱罵、欺負別人							
遵守下課或自由時間的規矩							
與人和平相處							
不踢打、攻擊別人，不打架							
老師簽名							

評語請寫在此卡背面。

※ 過動兒在校行為紀錄卡，與在家代幣回饋制度並行。

自我覺察和自我監控的能力，這通常是過動兒所欠缺的。這樣實施幾週，當孩子可以很穩定地不出狀況，就可以停止使用行為紀錄卡了。

　　你可以為孩子開發和制定各種以家庭為基礎的計畫。目標行為可以包括社交行為（如分享、跟同學和睦相處、遵守規則等），也可以和學習有關（如完成數學或閱讀作業），這對成績

表 17.3　每日學校行為紀錄卡

學生姓名：_____　　日期：_____

老師：

請在下列表格中為孩子的行為評分。每行代表一科目或一堂課。評分如下：1= 優良，2= 好，3= 普通，4= 不好，5= 非常不好。請在每一行末簽名，評語寫在本卡的背面。

評量的行為	課堂／科目						
	1	2	3	4	5	6	7
老師簽名							

評語請寫在此卡背面。

※ 過動兒在校行為紀錄卡，與在家代幣回饋制度並行。

較差的科目會特別有效。目標行為的例子包括完成全部（或特定部分）作業、好好坐在位子上、聽老師指示、與他人合作等。目標行為也可以是針對負面行為（如攻擊、搗亂、大吼大叫等）做改變。另外，家庭作業也可以是項目之一。過動兒經常忘記帶作業回家，要不就是寫了作業，第二天卻忘了交。這些都可以列為行為紀錄卡的目標行為。

　　建議每次的目標行為不要超過四到五項。為了達到最好的效果，一開始時的目標行為不要太多，進行順利之後，再增加更多項目。每天的評分可以是較籠統、主觀的（如「好」、「普通」、「不好」），但如果是較客觀、具體的會更有幫助（如每種行為的頻率，或每種行為的得失分數）。我們也建議行為紀錄卡上包括一兩項目前孩子已做得不錯的行為，讓他在一開始就有些成就感。

　　通常，我們會觀察孩子一整天的行為。然而，為了達到較好的效果，可以先只針對一天中的一段時間來評分，當孩子行為穩定之後，再延長觀察紀錄的時段。至於是否需要橫跨不同的課堂、科目，讓不同的老師一起配合，就視情況而定。可以所有老師都共用同一張卡，也可以不同的科目各有一張卡。

　　這套行為管理成功的關鍵，在於是否能將在校的行為紀錄卡，轉換成在家的獎勵或懲罰。有些父母在家中只執行獎勵，有些則有賞有罰（不好的行為就扣點）。有研究顯示賞罰並用效果最好。以家庭為基礎的計畫有一大好處，即家裡可以提供多樣化的結果，無論是讚美、正面的關注或具體的獎勵，且不論是以每天或每週為單位都可以。

　　整體而言，家中的行為管理若能和學校配合，效果會更好，因為學校會經常向父母提供回饋，提醒父母何時獎勵孩子的行為，並在行為問題變嚴重時向父母發出警告。而且家中可以提供的獎勵形式和品質可以更多樣化，對過動兒而言這一點是很重要的，他們需要比較強的回饋以持續改善行為。除此之外，也可以減輕學校老師的負擔，並增加老師的配合度。

　　這套家中行為管理計畫成功的關鍵，在於老師對孩子在校行

為做正確的評量，然後在家裡執行合理且一致的獎懲。在某些情況下，孩子會試圖不把行為紀錄卡帶回家、偽造老師評分、沒有給老師評分，而執行不下去。因此為了阻止這些做法，沒給老師評分可以被視為一次不好的行為（可以扣分或取消某些權利），沒將行為紀錄卡帶回家也可以列入處罰。

行為紀錄卡的範例

　　行為紀錄卡包含過動兒可能有的五個問題。最多可提供七位老師進行評分，或由一位老師在一整天進行多次評分。我們發現評分的次數越多、回饋的資訊越多，對父母而言越有用、效果越好。請老師一定要在下面親筆簽名，以免分數造假。如果孩子無法正確記下回家作業，老師可以請孩子將作業項目寫在卡片背面。老師檢查卡片背面確保沒寫錯後，就在卡片正面完成評分。如果有特別差的分數，老師可以在卡片背面簡單描述狀況。評量分數有五級：1= 非常好，2= 好，3= 普通，4= 不好，5= 非常不好。如果孩子認為數字大代表比較好，可以將此評量數字倒過來，5= 非常好，1= 非常不好。

　　孩子每天要帶一張新的卡到學校，可以放一疊新的空白卡在學校第一堂課的老師那邊，或在孩子每天上學時，給他一張新卡拿到學校給老師，看哪一種方式對你們較方便可行。每天放學之後，你應該馬上和孩子一起討論卡上的分數，先讚美得到好分數的行為，再逐次討論表現還可以、然後較差的行為，找出原因，記得要用就事論事的態度（不是生氣）。你可以問孩子，明天要如何做，以避免不好的分數，然後根據行為紀錄卡加減家中累

計的點數。例如，如果孩子還是小學低年級的學生，1分可以得到 5 張小卡片，2分可以得到 3 張小卡片，4分扣 3 張小卡片，5分扣 5 張小卡片；如果孩子較大，從 1 到 5 的分數，可以換算成 25、15、5、-15、-25 點。最後，將點數或小卡片總結算，看可以享有什麼樣的獎勵。

如同這些紀錄卡顯示的，幾乎任何一種行為都可以成為改善的目標。

訓練過動兒自我指導

許多過動兒的治療計畫，會教過動兒大聲對自己說話、告訴自己該做什麼，然後口頭獎勵自己。這種治療方式通常稱為**認知行為改變**（cognitive behavior modification）、**自我指導**（self-instruction）或**自我控制計畫**（self-control programs）。

其中一個項目包括教孩子一套他們在工作時應該遵循的自我指導指令，包括：(1) 讓孩子大聲說出他們被指派要做的事情是什麼；(2) 說出他們打算如何做；(3) 將注意力集中在任務上；(4) 完成時，描述進行的狀況；(5) 告訴自己他們覺得自己的表現如何。同時，可以給自己一點獎勵，如記一點或一個代幣。就算這一次做得不對，教導孩子說一些鼓勵自己的話：「下次如果我慢一點，我可以做得更好。」

一開始，治療師會向孩子示範如何在執行任務時進行自我指導；然後，由孩子進行相同的任務，治療師在一旁提供指導；接下來，就由孩子執行任務，並說出給自己的指導。慢慢地，由大

聲說出來變成小聲說，或是沒有聲音地說。只要孩子做對了或有遵照程序，就給予獎勵。這套方法可以用在任何類型的學校任務或回家作業上。

　　儘管這方法顯然能幫助自我控制能力差的過動兒，但許多研究未能顯示出強烈的正面結果。一般而言，只要計畫一結束，效果就停止了；而且這些效果無法移植到其他課堂或地方，也就是說只要沒有在那堂課用這方法，或是沒有給予獎勵，就見不到效果。

　　因此，我們認為這不應該是一個治療計畫中的主要方法，而且應由老師在課堂上施行，而不是由課堂外的其他人教授，因為其效果並不會移植到課堂上。

過動青少年的學業問題

　　前面提到的所有建議，都適用於青少年和兒童過動症患者。但是高中階段環境的改變——如每一位學生接觸的老師變多、上課時間變短、要求的責任增加、每天課程安排都不同等，讓許多過動症學生在進入高中後的學業表現顯著變差。畢竟，過動症患者的執行功能，如時間管理和組織條理方面，是有缺陷的。而在這個教育階段，沒有老師需要特別負責哪一位學生，這使問題更加複雜。只有當學生的行為問題太多或學業嚴重出狀況時，才會有人注意到。然而此時學校的處理通常是處罰性的，而非建設性的。

你說我女兒在高中需要更多的安排和督導，但校長說那
會寵壞她，如果我們老是這樣做，她永遠無法學會自
律和自我管理。她說該是讓莎拉學習靠自己努力的時候
了，她應該承受自己犯錯和沒有組織的後果。是這樣
嗎？

除非過動症學生已進入特殊教育系統，否則在此階段很容易
陷入困境。他們仍需要特殊教育幫助的事實，常被人們解釋為不
負責任和懶惰。這個年紀的過動兒，也最常因為教育表現的問題
而尋求專業人員的幫助。

除了他的老師之外，我兒子不願意尋求其他幫忙。他說
沒有必要，他可以靠自己改善成績。他也拒吃你推薦的
藥。我們該怎麼辦？

在這個年齡階段與大型學校打交道，對家長和孩子而言，都
是很挫折的經驗。就算孩子的老師很熱心，但要讓學校其他老師
一起配合幫忙、讓孩子不出狀況，是很不容易的。下面幾點建議
或可供參考：

1. 如果你的孩子成績很差且從未接受過特殊教育，過去三年
內沒有接受過特殊教育評估，請趕快提出申請。IDEA 規定，每
三年對接受特殊教育的兒童進行一次重新評估。在評估完成之
前，不會提供特殊教育服務，有些地區這樣的評估需要九十天甚
至更久。因此，越早開始越好。

2. 過動青少年常需要就其障礙進行諮商。儘管許多人已經被
告知自己有過動症，但並沒有真正接受自己有障礙的這個事實。

正如患有過動症的流行音樂歌手亞當‧李維（Adam Levine）在他的 YouTube 頻道中所說的，他們還沒有「擁有它」。諮商可以讓他們清楚瞭解自己的限制，並進一步預防導致嚴重的問題。這樣的諮商是很不容易的，需瞭解青少年想要獨立，以及形成對自己和世界的看法的渴望。這不是一次談話就能解決的，但耐心和堅持一定會看到成效。找一位有經驗的諮商師，跟你的孩子談談過動症。與你相比，孩子更有可能聽取專業人員的意見。

　　3. 如果孩子過去有成功的用藥經驗，問他願不願意再嘗試。藥物可以幫助他們改善成績，並因較好的表現而享有一些特權（如可以用車、較晚的門禁時間、較多的零用錢等）。李維在青少年時曾經停藥一段時間後又恢復用藥。跟你的孩子討論此事，一起看 YouTube 上李維的影片，聽聽他談過動症和用藥的經驗。如果孩子會在意別人知道他在用藥，向他保證這件事就只有他、父母和治療師知道。孩子若抵制用藥，可考慮建立一個行為契約，如果孩子每天服藥就能獲得獎勵（如金錢、額外的自由時間等）。

　　4. 學期一開始，就在孩子的學校召開團隊會議，並在需要時不定期召開。這個會議的參加人員應包括孩子的老師、駐校心理師、輔導老師、校長、父母和過動兒本身。你可以準備一些有關過動症的資料，發給在場的每個人。你可以在以下我的網站上找到一些資料：www.russellbarkley.org/factsheets/adhd-facts.pdf、www.russellbarkley.org/factsheets/ADHD_EF_and_SR.pdfwww.russellbarkley.org/factsheets/TheWorldFederationOfAdhdGuide.pdf。

　　如果你覺得有幫助，可以請專業人員陪你一起出席去給建議。扼要說明一下此症的特質，以及如果要提高學業成績，學

校、家長和過動孩子之間需要密切的團隊合作。請老師談談孩子在校學習上的優勢和困擾，以及他們建議可以如何解決問題。其中可能包括一週數次的課後輔導；減少書寫方面的作業量；以口頭或錄音的方式考試或繳交作業，而不是完全依賴文字、書寫來評分；發展出一套方法，在不引起別人注意的情況下提醒他專心。

在這個會議中，孩子要公開承諾做一些具體的事情，以改善在校的表現。團隊成員應達成決議一個月後再度開會，評估實施一個月之後的成效，看是否有需要修正的地方。屆時，再視情況決定開會的頻率，但至少一年兩次，以監督進展情況，並讓學校關注孩子的需求。這些會議你的孩子都應該要出席。

5. 使用前面提到的行為紀錄卡。對於青少年來說，這些來自課堂上的反饋，比起其他年齡層的過動兒都更需要。家中的記分獎勵制度也一定要建立，其中包括可以用在學校獲得的積分兌換各種期望的特權，像是使用車子的時間、額外的零用錢、上網使用某些 APP 和想買的衣服等。甚至可以用存款的方式，累積點數換取長期獎勵。然而，請記住，讓這個獎勵制度有效的，是那些短期、每天可兌換的好處，而不是很久以後才能得到的獎勵，所以不要完全依賴長期獎勵的方式。

一旦孩子可以持續三、四週，行為紀錄卡上沒出現負面的分數（4 或 5），使用紀錄卡的頻率可以降至一週一至兩次。如果持續一個月有不錯的表現，就可以慢慢不用紀錄卡了，或是減少為一個月一次。然後告訴孩子，如果他的表現又出現問題，就恢復使用紀錄卡。

6. 請多準備一份教科書，這樣即使孩子把書留在學校也可以

完成作業。如果你有聘請家教，這些書也能供家教老師使用。

7. 找一位孩子的老師、班主任、輔導老師或學習障礙老師，擔任孩子的「教練」、「導師」或「個案管理員」，職責是每天見孩子三次，每次只要幾分鐘就好，幫助他保持條理。可以安排在一早上學的時候，先讓孩子到這位教練的辦公室一趟，確定是否備齊上午課程所需的作業和課本。如果孩子正在使用行為紀錄卡，教練可在此時將紀錄卡交給學生。中午，孩子再去找教練一次，確定上午所發的作業沒有搞丟和有帶下午所需的課本，並查看下午是否有作業要繳交。如果孩子有在使用行為紀錄卡，教練可在此時查看並有些討論。放學之前，再造訪教練一次，確認該帶回家的作業和課本都帶了。同樣地，可以查看和討論行為紀錄卡，並將其帶回家轉換至家中的記分系統。雖然每次碰面都不超過 3 到 5 分鐘，但對過動青少年在學校生活的組織安排上，會有很大的幫助。

8. 如果孩子的家庭作業你幫不上忙，可以考慮請家教或參加學校的課後輔導。此外，別忘了前面提過的可汗學院線上自學課程，這對過動青少年一樣有幫助。

9. 每週安排一個特別的時間，跟過動兒單獨做一些你們都喜歡的事情，讓親子互動除了與學校、會帶來壓力的事情有關之外，還可以有些別的。共同出遊可以增加你們關係正面的部分，同時平衡一下因課業學習給家庭帶來的衝突。下一章會教你更多方法，讓你不因學業成績而犧牲親子關係。

18

對於課業表現的正確態度

　　在前言中，我提到史提夫的媽媽，因為和 8 歲兒子的關係出問題來到我的診所。當我問她為了什麼問題而來時，她回答：「幫幫我，我快失去我的孩子了。」她這請求，短短的幾個字，讓我永遠無法忘記，因為那是多少過動兒父母心中極大的痛楚。

　　在後來的會談中，我瞭解到她兒子的問題早就已開始了。在一年級時成績就很差、注意力不集中、常常沒完成作業。很自然地，她努力想幫助兒子在學校表現得更好。她在這方面的確做得很好，但她並沒有慶賀這樣的成就。因為在這過程中他們失去了一些更重要的東西，相比之下，學業上的成功顯得微不足道。

　　從第一次教師會議之後，史提夫的媽媽把所有的活動和事情都挪開，每天放學後陪他做功課。在一開始時，史提夫很高興有媽媽陪，她也認為應該每天花一小時就夠了。但是因為史提夫的粗心和不專心，讓事情變得複雜，每天花上好幾個小時做功課，變成家常便飯。

　　雖然她曾有過一點教學經驗，但史提夫的表現實在讓她覺得

沮喪、憤怒和痛苦。她不再樂觀、利誘、慈愛和開玩笑，而是威脅要收回特權。史提夫有時做得還不錯，但有時眼裡噙著淚水，有時又因為不得不做這麼多功課而生氣和怨恨。漸漸地，史提夫開始挑戰媽媽，質疑做這些功課的意義。

後來，史提夫開始在放學後躲著媽媽，甚至對一些該做的功課撒謊，一做完作業就迅速回房去。漸漸地，他們開始為其他與功課無關的事爭吵，如吃飯或睡覺時間。

一年下來，史提夫的成績是有進步，在平均以上，算是讓媽媽滿意了。在整個學年裡，史提夫反抗和退縮的情況稍減，除了盡可能逃避家教時間之外。當二年級開始時，一年級嚴格的課後時間表又回來了，史提夫堅決拒絕讓步。有關功課的問題，他只會請爸爸幫忙，而爸爸只是形式上看一看。當媽媽想要擁抱他或親親他道晚安時，他會別過臉去，面無表情、語氣冷淡地說：「晚安。」媽媽痛苦極了，在臥房裡暗自飲泣，並向丈夫訴苦有兒子好像沒兒子。

又一學年過去了，史提夫的成績優異。那年夏天她又開始輔導他，但那是他們倆生命中最糟糕的一個夏天。

她自問：為什麼會失去自己的兒子？難道他看不出她為他付出了多大的努力嗎？難道他不知道學業對他的未來有多重要嗎？他這麼搞不清楚什麼才是真正重要的嗎？

這個危機，讓她在史提夫三年級時打了通電話給我約診。她知道無法再使用之前的方法了，她越來越沮喪。雖然心裡明白沒有人逼她付出這麼多，她還是嫉妒丈夫可以不太管孩子的功課又和孩子這麼親近。她試著用孩子在校成績優良的結果來安慰自己，但是沒有用。她現在意識到，有些很珍貴的東西正在流失，

而且部分原因可能是她自己造成的。她開始質疑為了成績而付出這樣的代價是否值得。

我和史提夫的會談，證實媽媽感受到的：他刻意躲著媽媽，好讓她放手。他表示媽媽關心的只有學校課業和他的表現而已。我問他對自己的成績是否滿意，他聳聳肩，好像是在說「又怎麼樣？」彷彿那是媽媽的成績，不是他的，那股生氣和怨懟不言可喻。同時我感受到他們有股共同的絕望。他好像也意識到（雖不完全清楚），有什麼很寶貴的東西正離他而去。

史提夫的父母都同意我邀請史提夫一起參加會談，我們都知道這不是一項簡單的工作。有哪本教科書教我們修復受傷的親子關係？有任何的管理技巧可以把這情況重新整理嗎？有什麼藥物可以改善親子關係問題？

從此我和這些父母的關係不再是醫病關係，而是作為一個團隊，為我們都沒有做好充分準備的問題尋找解決方案。稍後會解釋我們從中學到什麼。在此，先談談有關家庭生活我們所學到的教訓。

家庭生活的教訓

教訓一

親子關係是神聖的連結和信任。家長和老師都應將其優先順序置於課業學習之上，而且它是所有學習的基礎。請清楚地認知並尊重這關係。不要讓不必要或過多的壓力——如沒寫完的作

業——傷害這個關係。

教訓二

若未能培養和維持這種關係，對親子雙方都會造成嚴重的情緒傷害。

教訓三

學校常太快就讓家長承擔孩子學習的相關責任，因而對家庭生活、親子關係造成傷害。當分配家庭作業給一個小學生時，它其實是分配給那個學生的家庭，尤其是分配給孩子的父母，而不僅是分配給孩子而已。因此，家庭作業不只是單純的作業，我們應該在孩子的課業學習和良好親子關係之間做平衡取捨。

研究一再顯示，與沒有家庭作業的兒童相比，家庭作業不會讓孩子的學業成績更好。只有在高中階段，研究結果顯示家庭作業量和學業成績之間的關係才有顯著，但即使如此，其關聯也不是很大。專家建議，高中階段每晚的家庭作業時間應在 1.5 到 2.5 小時之間，超過此時間的量，在研究統計上就看不出明顯效果了。然而，這些年來，學校（尤其私立學校）不斷增加孩子的家庭作業，好像那是成績優秀的保證（事實並非如此），更是優質學校的特色似的。這現象漸漸侵蝕了家庭生活，取代了原本家人一起的活動時間，如一起享受嗜好、運動、遊戲等的悠閒時光，而這些是建立家庭關係、傳達家庭價值觀和維繫文化傳承的重要部分。

此外，作為父母，我們中的大多數人都是糟糕的家教，督導孩子做功課的能力也很普通。每到晚上，我們和孩子一樣都累了，既沒耐性又容易發脾氣，只想要讓孩子趕快把功課做完。我們中很少有人會想到那些沒寫完的功課或過多的作業對家庭生活的影響，更少人會以此為理由跟老師討論作業量的問題。

教訓四

即使在功課方面不是問題，你也可能無法培養與孩子的關係，或防止對孩子造成傷害。你的孩子會把時間用來看電視、打電動或和朋友出去，而你也同意他這麼做。你和孩子的關係是不會自動成長的，需要你不斷、主動地以愛、親近、接觸、專注、尊重和接納來澆灌。

教訓五

孩子自然會漸漸獨立成長，但是這並不代表就得切斷和父母之間的情感連結。我們甚至可能因為過度看重一些事情，而過早切斷這樣的連結。學校功課對孩子能力的發展是很重要，但不是唯一重要的事。

教訓六

史提夫的案例顯示，因為過度強調課業而受損的親子關係，如果發現得早，是可以修補的。甚至在幾年之後，這種損害可能

有部分仍可挽回。但關係修復並不會自動發生。

父母的優先考量

我們修復史提夫與母親之間關係的第一步，是釐清父母養育一個健全、適應良好的孩子時，應該優先考量些什麼，這樣我們就可以看到哪些方面因為學業成就而被犧牲了。下面是我們討論出的清單：

- 透過提供足夠的食物和住所維持家庭成員的生命與安全，積極促進家庭與成員的生存和福祉。

- 讓家中每個人都覺得是這個家的一分子，被愛、有價值、受尊重，同時擔負自己的責任。就如同幾年前尼潘伯格（Craig Knippenberg）在專欄上寫的，作為父母，我們可以給孩子兩樣東西：根和翅膀。

- 提供孩子道德發展的基礎，這意味著要致力於為孩子的社會化做好準備，並從家人的人生智慧中受益。所謂的道德是如何與社會其他成員一起生活、尊重他們的權利以及與他們互動的一套規則，這有助於促進社會順利和平地運作、盡可能限制衝突，並在衝突發生時以和平、公正的方式來解決。

- 指導孩子發展人際關係，幫助孩子在社會中成功地適應和被接納、建立長久的友誼。除了學校課業學習外，還要教導孩子學會等待、輪流、分享、傾聽、讚美、原

諒、解決問題、合作等技巧，而這些只是父母必須花時間教給孩子的技能中的一小部分而已。由於過動兒存在社會互動的問題，這一領域對過動兒家庭來說可能是一個重大問題。看看多少過動兒父母因為孩子沒有朋友，或從未被邀請參加生日派對而難過，就知道了。

- 從社區的角度指導孩子，以及我們作為一個更大社會的一員對它的義務。無論我們是否依賴童軍、教會或學校等組織來協助我們，幫助孩子成為社區的一員是父母的主要責任。

- 除了飲食、運動、衛生外，還要發展孩子的身心健康和福祉，以及自助和適應技能，使孩子能夠自給自足。這也意味著要讓孩子透過休閒、娛樂、嗜好和運動來追求幸福和滿足。有時我們會忘記孩子也需要休息。

- 要有屬於整個地球、人類一分子的歸屬感，履行我們對它的義務，關注地球資源日益減少的問題。我們如何向孩子介紹種族、宗教和文化的議題，會影響他們融入更大社會的程度。

你仍然認為孩子準時完成功課這件事應放在最優先順位嗎？看看相本裡的家庭合照或家庭生活影片，有任何一張或一段是拍你們一起在做功課嗎？可能沒有吧。為什麼？想想看。

當史提夫和家人將這些先後順序排列出來後，課業的重要性就往後退了。最後，史提夫的父母都同意成績優異雖然很好，卻不是必需的；成績中等也沒什麼不好。

但是功課做不完並非從此就不是問題。在與老師會談之後，

我們達成共識，史提夫的作業無法完成是他學校生活中的問題，不應是家庭生活的困擾。如果真要解決這個問題，應該是在學校教室中解決，而在教室中可以做什麼樣的行為改變，我在 16 章和 17 章中已有討論。關於家庭作業，也應做類似的調整。

我們的下一步，是讓爸爸和媽媽輪流分擔指導史提夫課業的責任，讓媽媽和史提夫的關係不是只有功課而已。我們也討論過必要時可以請家教，讓父母都不用扮演教導者的角色。我們規劃一些休閒外出活動，在玩的時候禁止談論功課，同時鼓勵媽媽以正面的回饋（但不假裝或過度讚揚）給予史提夫非指導性的關注。當然，效果沒有馬上顯現。史提夫有點懷疑我們為什麼做這些改變，儘管如此，隨著這些變化成為慣例，他和媽媽之間那種尖銳、嘲諷、對立的關係漸漸褪去。他甚至再次開始請媽媽帶他去一些地方，還喜歡媽媽出席一些童軍、體育的活動。幾個月之後，媽媽說感覺到他們的關係重新建立起來了，雖然沒有像原先那麼親密，但她仍抱著希望，我也是。史提夫的成績退步了一些，常得 C，有時得 B，媽媽覺得在家庭關係已有改善之下，這是可以接受的。最後一次會談時，史提夫和媽媽的關係已像從前一樣，相處得很好，感受到彼此互相的關懷。他們努力讓學業和家庭生活、親子關係之間保持平衡。他們似乎已經接受史提夫的過動症是一種障礙，並調整對他學業成績的期待，而且知道即使成績不好，過動兒仍然可以是一個健全、正直、很棒的人。

因此在養育過動兒的過程中，除了學業成就之外，不要忽略其他事情的重要性。不要把親子關係和情感當成犧牲品，放在學業成就的祭壇上。下一次學業之狼再度登門造訪時（一定會），不要鬆手把你的孩子交給它。

第四篇

過動症的藥物治療

19

證實有效的藥物：
興奮劑

在過動兒的相關議題中，藥物治療是最廣受爭議和公開討論的。在這一章中，將討論美國食品藥物管理局（FDA）批准用於治療過動症的興奮劑藥物。非興奮劑藥物將於下一章討論，包括思銳（Strattera）、胍法辛緩釋劑（Intuniv）和可樂定 XR（Kap-vay）以及現在較少用的抗憂鬱劑。上百篇研究顯示，這些藥物對過動兒相當有幫助。

興奮劑是最常用的藥物，之所以如此命名，是因該種藥物會使腦部的某些區域活躍，而這些區域涉及自我調節功能，如果活躍一些，可以改善其自我控制的功能。經證實，這些藥物對改善過動兒行為、學業和社會適應有 50% 到 95% 的效果。然而，你的孩子對藥物的反應如何，仍需視是否伴隨其他問題而定。事實上，藥物並非對每一位患者都有效；同時，關於過動症的錯誤資訊比比皆是。因此，在決定讓孩子用藥之前，你應該蒐集足夠的資訊。這一章將提供有關興奮劑藥物最新的資訊，包括派醋甲酯（methylphenidate）和安非他命（amphetamines）。在美國，

使用派醋甲酯成分的藥物包括利他能（Ritalin）、專思達（Concerta）、Medadate CD、Focalin、皮膚貼片 Daytrana 以及緩釋劑 Jornay PM。使用安非他命成分的藥物有 Dexedrine、Adderall、Adderall XR 和 Vyvanse。所有這些藥的效用在服用後一小時左右就會產生，但新型藥物 Jornay PM 是在前一晚大約九點服用，直到第二天早上約六點開始釋出效用，藥效可持續一整天，好比其他長效、緩釋型的藥物。

除了本章提供的資訊，你還可以參考《美國藥典》（Physicians' Desk Reference，PDR）。這本書列出所有上市藥品名稱及其適應症、禁忌和副作用。雖然 PDR 的內容每年都有更新，但常趕不上最新的研究和發現，尤其在主要療效和副作用方面。它也不會告訴你你的孩子出現副作用的可能性有多大，它只是列出所有發生過的副作用，讓人誤以為那些副作用是普遍的現象，但事實並非如此。因此，最好將此書當作入門參考書使用，不要認定書上提到的問題就一定會發生在你孩子身上。

如果你的醫師有定期閱讀相關的期刊，他們會是更好的資訊來源。問問你的醫師：「你對這一類的藥物熟不熟悉？你多常開這類的處方給過動兒？」（在同意讓孩子用藥之前，還應詢問下面方框中的問題，也請醫師提供他手邊有的資料。）

另外有本關於用藥方面的書很值得參考：由威倫斯（Timothy E. Wilens）和漢馬尼斯（Paul G. Hammerness）所寫的《當你的孩子需要精神藥物治療》（Straight Talk about Psychiatric Medications for Kids，中譯本心理出版）。其他可參考本書最後的建議閱讀。

■ 如何向醫師提出有關藥物的問題 ■

　　如果醫師建議你的孩子服用藥物，請先提出下列的問題。其中很多在本章中可以找到答案：

- 這種藥物長期、短期的效用和副作用是什麼？
- 劑量如何？什麼時間服用？
- 開始服藥後，多久要回診檢查療效？
- 什麼時候適合短暫停藥，看看是否需要繼續藥物治療？
- 服藥期間是否不應攝取某些食物、飲料或營養品，以免影響藥效？
- 醫師或家長需要到學校瞭解孩子服藥後的情況嗎？
- 如果孩子誤服了過多的劑量，該怎麼辦？
- 你手邊有沒有任何相關的資料可以讓我參考閱讀？

不實的傳言

　　利他能不是很危險的藥嗎？我聽說很多有關這個藥可怕的事。不會上癮嗎？不會讓我的孩子將來容易嗑藥嗎？

　　在你繼續瞭解興奮劑的作用機制，或對你的孩子有何幫助之前，讓我們先澄清一些有關這些藥物不實的傳言。

迷思一：興奮劑藥物是危險有害的，任何孩子都不應該服用。1980 年代和 1990 年代下半，一個邊緣宗教團體因為反對興奮劑藥物的使用，尤其是利他能，成功地運用媒體做不實的攻擊和報導。1990 年，美國緝毒局發布關於興奮劑藥物濫用情況的誤導、危言聳聽和偏見的訊息，試圖防止利他能被重新歸類為非成癮藥物──這將使醫師開藥更加方便。結果是，雖然學界對此藥的安全性和有效性是絕對沒有疑義的，但在大眾的心裡，給過動兒使用此藥仍是有爭議的。

有些醫師面對父母沒有根據的害怕，會要求父母簽下同意書，表示對所服的藥物及其副作用有所瞭解，並且同意孩子使用。不幸的是，這個動作更增加許多父母的疑慮。如果你的醫師要求你簽同意書，不要因此推斷此藥是危險的。醫師之所以這樣做是為了保護自己，以防上述宗教團體提出醫療不當訴訟的威脅。幸好，這樣做的醫師在過去十年中已明顯減少，你可能不會碰到這樣的狀況。本章後段會談到此藥可能會有的副作用。如果你被要求填同意書，請仔細閱讀，以增加你對此藥的認識，但不要因此而害怕。

迷思二：興奮劑藥物正好掩蓋了「真正的問題」，而沒有直接解決過動兒的根本問題。許多父母向我們提出興奮劑藥物不能解決「真正的問題」的懷疑，但這是不正確的。反對用藥者錯誤地認為過動症的成因純粹是社會因素，像是缺乏管教或家庭關愛等。但就如同前面章節提到的，沒有科學證據表示過動症是由單純的社會因素造成。我們現在知道，過動症主要是一種遺傳疾病，跟抑制、注意力和自我控制的腦部功能缺陷有關，興奮劑藥物直接作用於腦部自我調節的部分，此部分若不夠活躍，會造成

過動症的症狀，本章後半會詳加解釋。這跟給患有糖尿病的孩子使用胰島素沒什麼不同，可惜的是，就像胰島素一樣，興奮劑藥物作用的有效時間不長，讓人誤以為它只是把問題遮蓋起來，而不是真正的治療。就跟患有糖尿病的孩子一樣，你的孩子需要長期每天服藥，這是直接解決問題的方法之一。

到目前為止，興奮劑藥物是唯一可以使 50% 到 65% 過動兒不專心、衝動、動不停的行為正常化的治療方法。然而，即使興奮劑藥物可以改善 70% 到 90% 過動兒的行為，但並不是完全恢復正常，大約 30% 到 45% 過動兒的行為顯著改善，但並沒有恢復正常。

迷思三：興奮劑藥物就像那些非法藥物一樣，會讓孩子很亢奮，並會上癮。你可能聽人說如果大人吃了興奮劑藥物，會情緒高昂、異常的快樂、覺得幸福無比。但只有將藥丸壓成粉狀經由鼻子吸入、以注射方式將其注入血管，或服用劑量非常高時，才可能有這樣的情形發生。絕少有孩子因為服藥而有飄飄欲仙的感覺。有些孩子服了藥後，的確表示會感覺「有趣」、「不一樣」、緊張、易怒，或者在極少數情況下感到頭暈；有些孩子的情緒變得比較溫和；有些孩子會覺得有點「悲傷」或情緒上比較敏感。這些情緒的改變在服藥後幾小時內產生，尤其服用高劑量藥物的孩子較為明顯。對大部分的孩子而言，即使發生這些變化也是非常輕微的。

父母還常關心上癮的風險，尤其是否會導致日後青少年期較易濫用藥物。至今，我們還沒見過服用這樣的處方藥後有上癮或嚴重藥物依賴的案例。許多研究追蹤經藥物治療的過動兒是否較未經藥物治療的個案，在青少年期易有藥物濫用的狀況，結果

都顯示並非如此。我和威倫斯等人所做的研究，以及奇爾寇特
（Howard Chilcoat）和布萊斯樂（Naomi Breslau）的研究結果都
顯示，兒時服用興奮劑藥物並不會增加青少年期藥物濫用的風
險。事實上，威倫斯的研究顯示，那些在青少年階段仍然接受藥
物治療的患者，比沒有接受藥物治療的患者，顯著少有藥物濫用
的現象。後續研究也都支持上述研究結果。因此，這些科學研究
的結果，應該可以讓接受藥物治療的過動兒父母放心。父母也應
該知道，決定孩子在青少年期是否易有藥物濫用的因素有：(1)
兒童早期就有行為規範障礙症和反社會行為；(2) 父母不太管孩
子去了哪裡；(3) 和其他有藥物濫用的孩子來往；(4) 父母本身有
使用菸酒和違法藥物的情形。

　　**迷思四：興奮劑藥物會抑制生長，因此應嚴格限制使用年
齡**。早期在 1970 年代的研究似乎顯示，服用興奮劑藥物的孩子
在身高和體重上都較矮較輕。但是近年的研究顯示這不應是問
題，孩子最終的身高或骨骼大小不太可能會因服用此藥而受到影
響，儘管在開始服藥的一兩年內，孩子可能平均不會長高一公
分。而體重因藥物所受的影響也很有限，只有在頭一年可能會輕
個一兩磅。也就是說，孩子不會因此長得比較矮小，但他可能不
會像沒服藥時長得那麼快。即便如此，大約三年之後對身高或體
重的影響就不明顯了。甚至生長延遲了一段時間的兒童，也會在
青春期和成年早期，迎頭趕上應有的身高和體重。所以沒有證據
表明，這些藥物會對兒童的成長造成持久的影響。同時請注意，
孩子對藥物的反應個別差異很大，有些人身高體重一點沒變，有
些人會輕個幾磅。應請醫師注意你孩子的體重減輕或身高停滯，
對健康是否有影響。

因為 1970 年代擔心藥物會抑制生長的看法，許多醫師會建議上學的日子才服藥，假日、週末和寒暑假則停藥（所謂的「藥物假期」，drug holiday）。現在我們知道這些藥物引起的生長問題風險沒有那麼高，所以藥物假期不是每個服藥兒童都需要，許多人可以在週末或暑假服藥。這有助於他們提升人際關係、參加體育活動和夏令營，甚至改善在家中的行為，也會減少意外傷害或青少年駕車出事的風險。父母如果覺得孩子在週末和假日的行為問題仍然嚴重，且孩子沒有因藥物治療而出現生長問題，可以跟醫師討論假日繼續用藥的可能性。

迷思五：只有年紀小的孩子可以使用興奮劑藥物。和你聽說的相反，興奮劑藥物可以在過動症患者的一生中使用，而不僅僅是在兒童時期。早年大家都說一旦進入青春期就不能使用興奮劑藥物，因為它們將不再有效，這是錯誤的看法。目前青少年使用興奮劑處方的數量急遽增加，成人使用此藥的量也在增加中。

迷思六：興奮劑藥物對孩子的學業成就沒有長期的效果。這是一種誤導性的說法，以勸阻父母不要讓過動兒使用興奮劑藥物。如果你期望興奮劑藥物能直接和立即增加孩子的學科知識和學習技巧的話，那麼此藥在短期內當然會讓人失望。這些藥並不會把知識直接放到孩子的腦袋裡，一個不曾背過九九乘法表的孩子，不會在服藥之後自動就會背了。期待這種變化是愚蠢的，也顯見對興奮劑藥物的批評是不合理的。

興奮劑藥物的作用是幫助過動兒提高持續專注的時間、注意力、抗拒分心和深思熟慮的能力，在完成作業時表現出她所學到的東西。藥物也能減少分心、破壞性和其他不專心的行為，並提高自我調節能力，讓孩子更容易學習學校所教的內容。因此，相

較於不服藥，幾年的藥物治療可以讓孩子擁有更多學科知識。

　　若我們廣義來看學習成就，包括在學校的表現、與同儕的相處、遵守班級規則和老師的指示、準確完成作業並獲得好成績等，興奮劑藥物在這些方面的改善都很顯著。就算在課業知識的累積上沒有增加，其他方面的改善已足以讓父母考慮藥物治療。這些改善不但增加孩子在校的自信和自尊，還可以改善同儕關係、增加交友的機會，也能降低被處罰、責備、排斥、留級或進入特教班的機率。就是基於上述這些原因，興奮劑藥物成為醫師常開的處方。

　　迷思七：像利他能這樣的興奮劑藥物會導致癌症。不論你聽說了什麼，絕對沒有任何科學研究指出興奮劑藥物會讓人得癌症。無論是藥商或負有監督之職的 FDA 都沒有這樣的報告。這項針對利他能的指控是來自德尼克與海利（Dunnick & Hailey）針對齧齒類動物和肝腫瘤所做的一項研究。實驗中給予這些動物 3 倍以上適合人類服用的劑量，比起未服用利他能者，發展出腫瘤的機率較高；但針對其他齧齒類動物重複這個實驗時，卻無法得到相同的結果。艾爾辛（El-Zein）等人在 2005 年發表的論文顯示，服用利他能孩子的血液細胞發生染色體異常的可能性較高，因此可能導致較容易得癌症。然而，這個研究只取樣於 15 名兒童，且未說明如何取樣選擇，而這 15 名孩子並未得癌症，只是研究者推論他們有較高的機率得癌症。如此小型的單一研究，實無法得出任何興奮劑藥物會導致癌症的結論。

　　2009 年塔克（Tucker）等人進行了一項規模更大、更嚴謹的研究，並未發現接受藥物治療的兒童血液異常的證據，這顯示前一個研究的發現是不正確的。事實上，興奮劑藥物已使用了七十

到九十年（不同劑型），並沒有證據顯示服藥兒童得癌症的機率有增加，也沒有發現服藥兒童成年後容易得癌症。在研究人類的文獻中，沒有任何科學證據表明興奮劑藥物會導致兒童或成人罹癌。

迷思八：服用利他能的孩子將來永遠無法當軍人。 維吉尼亞州攝政大學的海瑟威（William Hathaway）採訪了軍隊各部門的外科醫師，他們都表示只要符合標準和規定，兒童期興奮劑藥物治療的病史，不會影響參軍的資格。通常，過動症患者只要符合所有資格標準，就可以入伍。但是若在入伍前幾年有使用藥物治療任何精神疾病的話，很可能需要在入伍後繼續服藥，這種情況有可能使其資格不符。如果已停止服藥一到三年，還是可以符合資格（視不同軍事單位規定）。

迷思九：服用興奮劑藥物可能會猝死。 父母可能不時會在大眾媒體上，看到兒童或成人因服用治療過動症的興奮劑藥物而猝死的報導。然而，每當專家和 FDA 對此類死亡事件進一步調查時，都無法發現猝死和藥物治療有關。父母在看這些報導時要知道，平均每年 10 萬人中就有 7 人猝死，大部分都與心臟問題有關。因此，如果有 50 萬人服用興奮劑藥物，其中約有 35 人會猝死，但與藥物無關。

有關此議題，2011 年在科學期刊上發表了兩個大型研究結果，其中包括數十萬長期服用這些藥物的患者。其中之一是古柏（William Cooper）等人發表在《新英格蘭醫學期刊》（*New England Journal of Medicine*）的研究，對象為 120 萬名服用興奮劑藥物的兒童或成人。兩個研究都沒有發現服用興奮劑藥物和猝死、心臟病或中風有關。當然，若某藥物會帶來如此的副作用，我們

應當謹慎以對；同樣重要的是，若此事件的發生率，無論服用此藥或沒有服用此藥都一樣時，我們不應妄作錯誤的推測或結論。否則錯誤的歸因或指責，可能會剝奪許多患者獲得有效藥物治療的機會。

興奮劑藥物如何作用？

　　興奮劑之所以如此命名，是因為它能促進、喚醒腦部活動。為什麼這些藥物反而不會讓人過動呢？因為這些藥物活絡的是腦部負責抑制和持續專注功能的區域，從而增加自我調節的能力，因此對過動症患者有幫助。當腦部自我調節功能因藥物而促進，過動兒會顯現出較好的行為控制和專心的行為，減少躁動和跟任務無關的行為。

　　過動兒最普遍服用的興奮劑藥物是右旋安非他命（Dexe-drine）與派醋甲酯（利他能、專思達、Medadate CD 與 Daytra-na）。近來開發的幾種興奮劑藥物是派醋甲酯同分異構物（d-iso-mer）（Focalin），或是右旋和左旋安非他命的混合（Adderall、Addereall XR 與 Vyvanse）。可上網查詢更多有關藥物的資訊：www.nlm.nih.gov。

　　因為咖啡因也是一種興奮劑，在許多飲料和食物中都有，如咖啡、茶等，所以有些父母會詢問食用此類飲料或食物是否也有幫助。雖然在 1970 年代某些大眾媒體報導聲稱這是有效的，但並沒有科學研究的證實，可能是因為咖啡因對腦中某些神經傳導物質會起作用，但這些傳導物質與過動症無關。因此，我們仍然

建議考慮上述興奮劑藥物，而不是以咖啡因來治療過動症。

在過去十幾年，製藥技術上的進步，使過動症的新藥比傳統的安非他命與派醋甲酯，可更持久地緩解症狀。這些較新的長效、每日一次的藥物包括：專思達、Metadate CD、Focalin XR、Ritalin LA、Daytrana 和 Jornay PM，都屬於派醋甲酯的藥物，以及 Adderall XR 和 Vyvanse，它們是 Adderall 的長效劑型。

這些緩釋長效型的藥物並不算新藥，而是透過新的輸送系統將藥物緩慢釋出，保持體內濃度達 8 到 12 小時，因此患者每天只要服用一次就可以了。無論是派醋甲酯或安非他命類型的藥物，現在其長效型藥物還有液體或軟糖的劑型，供不易吞嚥藥片或膠囊的兒童使用。以專思達為例，它就像是一個幫浦，吞嚥後派醋甲酯會慢慢從膠囊中釋出，持續 10 到 12 小時。這讓孩子不用每天服用兩到三次短效型舊藥，如利他能，其藥效只持續 3 到 5 小時。

Medadate CD 是在膠囊中包裹著珠狀的派醋甲酯，每一粒珠子都被不同溶解速度的外殼包著，有些在吞食之後馬上溶解釋出，有些需要 1 小時，有些 2 小時，有些 3 小時，以此類推，因此藥物在體內能維持較長的時間。不喜歡吞藥丸的兒童，可以將 Medadate CD 膠囊打開，把這些小珠子灑在食物上一起吃。其他緩釋型藥物（如 Adderall XR）也是以類似方式作用。

Vyvanse 是像 Adderall 一樣的安非他命，不同之處在於它與另一種化學物質離氨酸（lysine）結合，當離氨酸分解出來時，安非他命才會發揮作用，就像用鑰匙打開鎖一樣。這發生在人體腸道和周圍血管中，自然產生的酶會將安非他命與離胺酸分開，使安非他命發揮作用。其優點是不容易被吸入或注射這種藥物的

吸毒者濫用。Vyvanse 的藥效比 Adderall XR 長幾個小時，因此適用於成年人或年齡較大的青少年，以因應其白天工作或學習的需要。

經 FDA 核可的最新藥物輸送系統，於 2018 年通過並於 2019 年 6 月開始臨床使用。它是 Jornay PM，其開發目的是要解決過動兒清晨時的行為和功能問題。因為其他藥物通常需要 45 到 90 分鐘後才能開始發揮效用，也就是說就算早上一起床就服藥，一大早仍有一段時間是沒有藥效幫助的。早上父母要準備上班，還要讓家中的孩子都能準時去上學，你可以想像壓力有多大。如果過動兒前一天晚上九點服用 Jornay PM，9 個小時之後，也就是早上六點藥物開始發揮效用，可以面對一大早的混亂和壓力。由於好處顯而易見，Jornay PM 一上市就受到歡迎，成為治療過動症最常用的興奮劑藥物。

腦部處理訊息的方式，是以神經細胞產生的化學物質為基礎，而這些興奮劑藥物主要是增加這些天然化學物質的作用。雖然不確切知道興奮劑藥物影響了哪些化學物質，但我們知道其中兩種是多巴胺和正腎上腺素，這兩種物質在腦中會自然產生，主要集中在前額葉區和相關的腦區，這可能是導致過動症的主要部位之一（見第 3 章）。興奮劑藥物可以影響這些化學物質的分泌，進而增加這些腦細胞的功能，而這些腦細胞所負的責任正是抑制行為和幫助我們自我控制。

難怪數百個研究的結果都顯示，接受其中一種興奮劑藥物治療的過動兒，中 70% 到 90% 的行為有所改善。但是，仍然有 10% 到 30% 的過動兒對這些藥物沒有正面的反應，或者在極少數情況下行為可能變得更糟。因此，你不能期待孩子一定會從藥

物中受益，也不能把藥物當成萬靈丹，以為只要服了藥就萬事OK。在某些情況下，藥物治療本身就足夠了。然而，在大多數情況下，興奮劑藥物的最大效益是可以提升心理治療和特殊教育的效果，而達到最佳療效。

藥物對行為和情緒的影響是什麼？

無疑地，興奮劑藥物可以幫過動兒持續專注於正在做的事，同時也降低躁動。在多數情況下，孩子課堂上的注意力大大提高，行為看起來跟正常孩子一樣。大部分過動兒服藥之後，變得比較不衝動、較無攻擊性、較少出現不順從和搗亂的行為。總而言之，藥物可以改善執行功能以及自我調節能力。這就是為何那麼多醫師建議過動兒服藥的原因。

藥物如何影響學習和課業成績？

關於興奮劑藥物對孩子智力、記憶、注意力和學習的影響，已經進行了大量研究。研究顯示，興奮劑藥物可以改善孩子的注意力、衝動控制、精細動作協調、反應時間、工作記憶，以及計畫和解決問題的能力。在面對課業時，藥物似乎可以幫助過動兒較有組織力和有效率。就如同前面針對迷思六的說明，沒有藥物可以提升智力，但是興奮劑藥物可以幫助過動兒展現出他所學到的東西。服藥數年之後，學習成效獲得改善，也更容易學習新的事物，就會帶來學業成就的進步了。一般而言，藥物對過動兒幫助最大的時候，是在需要專心和控制自己行為的情境，也就是在

學校時。

藥物會改變社會行為嗎？

　　研究顯示，興奮劑藥物的確可以降低緊張的程度，以及改善過動兒和父母、老師、同儕的社會互動品質。此類藥物可以提高孩子服從父母命令的能力，以及持續遵守的時間；還可以減少做作業時注意力不集中、分心、煩躁和健忘情形。父母和老師可以因此降低對孩子的控制和監督程度。

　　來自別人的讚美和正面的回應，也會因此增加。過去有些專業人員擔心藥物會降低過動兒的社交興趣。近年的研究顯示，這不是問題，但如果服用了非常高的劑量，在極少數情況下可能會出現這種問題。

　　不過改善的程度因人而異，每個孩子的反應都不同。畢竟，每個人及其腦部的運作都是獨特的。男孩和女孩在藥物反應方面，我們尚未發現有重要的差異。劑量越高，效果應越好，但是孩子的醫師會嘗試找出對你孩子而言最適當的劑量，或最適合的藥物與劑型。

藥物效果可以持續多久？

　　藥效可以持續多久，須視服用的是何種藥物與劑型。過動兒服用的興奮劑藥物幾乎都是口服的，除了 Daytrana 之外，它是皮膚貼劑，在起床時貼在肩膀或屁股上，晚上睡前幾小時再撕掉。它含有派醋甲酯和一些化學物質，可使藥物通過皮膚吸收。

無論這些藥物經由何種方式進入體內，它們很容易、很快地會被血液吸收到腦部，然後在 24 小時之內代謝掉。因此孩子服藥後，若有什麼不好的反應，也只會持續數小時，至多一天。這同時也表示，過動兒必須每天至少服用一次這種藥物，才會見到效果。

傳統快速釋出短效型的興奮劑藥物，如利他能及 Dexedrine，藥效的高峰是在服用後 1 到 3 小時，對行為的控制可以持續 3 到 6 小時，但每個孩子都有個別差異，不同的藥品也有差異。有些孩子行為上的改變，在服藥 30 到 60 分鐘後，馬上就可以見到。短效型藥物的問題在於必須每天服用不只一次，包括在學校上課的時候，導致很多麻煩。

利他能和 Dexedrine 除了有速效型的劑錠外，也都有緩慢釋出的劑型。緩釋劑型達到藥效高峰的時間（通常在 3 到 5 小時內）晚於速效劑型，並且可持續更長時間的效果（通常為 8 到 12 小時）。同時，請注意，安非他命類的藥物如 Dexedrine 和新型化合物 Adderall、Adderall XR 和 Vyvanse，其藥效大約是派醋甲酯類藥物如利他能的 2 倍。它們可能會產生更大的行為變化，而且作用時間比派醋甲酯類藥物長約 1 到 2 小時。因為它們更強或更有效，所以通常以較低劑量給藥（通常是利他能的一半），以避免劑量過高和副作用太大。

父母常問孩子會不會日漸發展耐藥性，以至於原本的劑量變得無效。雖然有些醫師表示他們的個案在長期服藥後（通常是 3 到 6 個月），的確發展出耐藥性（也就是藥效漸減），但至今尚無研究顯示這現象。通常所謂的藥效漸減，是因為隨著孩子的成長，所需劑量可能要增加。有些父母會詢問需不需要定期驗血，

監測血液中的藥物量。這不是必要的，因為血液中藥物量和它控制行為的效果並不直接相關。

是否有另一種叫做 Cylert 的興奮劑藥物？

是的，此藥成分為匹莫林（Pemoline），上市約有二十年，但現在市場上已買不到了。此藥的作用和其他興奮劑藥物有所不同。此藥可能導至致命的肝衰竭，故需要定期、甚至一個月數次追蹤肝功能。肝衰竭的風險加上抽血檢查肝功能的不便，故其用量大幅下降，最終製造商亞培決定停產。曾經有一段時間，市場上還買得到學名藥，但因安全考量，很快就下市了。目前在美國已買不到此藥，除非經政府核准的特殊用途。

副作用

許多孩子服用此類藥物會有些副作用，但大致而言都不嚴重，儘管可能有些擾人。這些副作用可能會讓你想要停藥，但它們很快在 24 小時之內就會消失。副作用的產生通常和劑量有關，劑量越高，副作用越大。然而，根據估計，大約有 1 到 3% 的過動兒無法接受任何劑量的興奮劑藥物。

我們無法預測你的孩子服藥後是否會有任何副作用。如果家中有人對某種藥物有不良反應，那麼孩子可能也會有類似反應。因此就醫時，請將這些資訊提供給醫師參考。

此類藥物會有哪些特定的副作用呢？我與同事的研究發現，

超過一半的過動兒會有食慾減退、失眠、焦慮、易怒或想哭的感覺。然而，**這些副作用，尤其是和情緒有關的部分，許多都是在孩子服用假藥丸（也就是安慰劑）時出現的；也就是說，那些現象本來就與過動症有關，而非藥物引起的。**在大多數情況下，實際的副作用沒有這那麼頻繁，而且相當輕微。約有三分之一的孩子表示有胃痛和頭痛，但也都很輕微。

食慾減退

所有的興奮劑藥物都會在某種程度上暫時降低孩子的食慾，尤其是在中午前後，這可以解釋為何用藥的孩子午餐都吃很少。這可能會導致他們在服藥時體重不增加，如果卡路里攝入量低於正常標準，甚至可能會減輕一些體重。許多孩子到晚上就會恢復食慾，甚至胃口大開。因此若孩子在接受藥物治療，你應該留意他是否攝取足夠均衡的食物和營養。

心跳加快，血壓升高

醫師可能會發現孩子服藥後心率和血壓略有升高，但這種變化很小，類似於爬半層樓梯，對大多數孩子的健康不會有什麼影響。然而，如果孩子本來就有高血壓的問題，請提醒醫師注意。

腦電活動增加

許多研究顯示，當孩子服用這些藥物時，腦電活動會增加。

這些變化與孩子的警覺性、注意力和自我調節能力的提高有關。除非透過腦電圖檢查，否則你不會直接知道這一點；但是你可以間接從孩子行為的改善，看到藥物的作用。

失眠

白天服用興奮劑藥物的孩子中，有三分之一到近一半會出現晚上較難入睡的現象。我在第 15 章中有談到這個問題，並提供了一些建議。大多數孩子在開始服藥後，比過去晚一個小時左右入睡。如果你孩子的失眠情況更嚴重，請跟醫師討論這個問題。調整的方法可包括減低劑量，或早上早一點服藥。在其他情況下，可能需嘗試其他非興奮劑藥物，這將在下一章中討論。但也有研究顯示，約有 20% 到 35% 在白天服用興奮劑藥物的孩子，晚上比服藥前睡得更好。就如同前面所言，每個孩子都不一樣，因此藥物產生的副作用可能也不一樣。

抽搐和神經質行為

你應該有點擔心的一個副作用是出現神經性抽搐：臉部或身體其他部位不自主抽搐（tics）。面部的抽搐包括眨眼、斜視、做鬼臉等；其他抽搐是突然發出聲音，包括反覆吸鼻子、清喉嚨、發出尖尖的怪聲、大聲說話等。在比較嚴重的情況下，多種身體抽搐與這些聲音的結合被稱為**妥瑞氏症**。你應該知道，大約 10% 到 15% 的兒童會有這樣的問題，因此過動兒偶而出現輕微的抽搐是沒有什麼大礙的，且可能與服用興奮劑藥物無關。一

些研究表示，在少數情況下（約 35% 或更少），過動兒的抽搐可能會因藥物而加重。如果發生這種情況，就我的經驗，只要停藥約一週後，抽搐就可恢復到原本的程度。然而，約有 20% 到 25% 的過動兒，服藥後原有的抽搐反而得到改善；約有一半的過動兒，服藥前後的抽搐現象維持相同程度。另有證據顯示，安非他命類的興奮劑如 Dexedrine，比派醋甲酯類的興奮劑較容易加重抽搐症狀。

有些個案的確會發展出妥瑞氏症，但我們還不確定這是否因過動症藥物而引起，還是也可能是這些藥物讓有妥瑞氏症傾向的孩子更快發展出症狀。這些案例其實相當少。在大多數情況下，有妥瑞氏症的孩子服用過動症藥物是相當安全的，抽搐症狀不會惡化。就算如果情況惡化，可以立即停藥，抽搐通常會恢復到原本的程度，並考慮改用其他非興奮劑藥物（下一章將討論）。

在開興奮劑藥物之前，醫師應該先問清楚孩子是否有妥瑞氏症或有家族病史。如果有，我們建議從低於平常的劑量開始嘗試，若服藥後有不自主抽搐的現象產生，應該馬上停藥，抽搐通常會在七到十天內消退。但若孩子的行為又惡化，可以從更低的劑量恢復治療。如果即使在較低的劑量下仍出現抽搐，就應嘗試其他非興奮劑藥物。將來，若更換治療的醫師，父母應記得告訴醫師孩子對興奮劑藥物有抽搐反應的病史。

我們也發現，高達 15% 服用興奮劑藥物的孩子，可能會出現以前沒有的神經質行為，如咬指甲、抓皮膚、咬嘴唇或繞頭髮。同樣地，停藥約一週後，這些行為就消失了，而孩子的醫師可能會考慮使用其他非興奮劑藥物。

暫時性精神問題

在正常使用藥物劑量的情況下，這是非常少有的情形。所有高劑量的興奮劑藥物，都可能會帶來一些暫時性精神方面的狀況，如思緒不清、講話很快、皮膚幻覺、非常焦慮、對聲音極度敏感等。低劑量時，非常少有這樣的情形產生，就算有，也少於1%，且容易發生在年幼的孩子身上。如果出現這種情況，藥效一過馬上就會恢復。即便如此，這些反應還是會讓一些父母感到害怕。如果你也是如此，可以到醫院掛急診，告知醫師發生了什麼事。如果有需要，醫師可以給孩子服用另一種藥來抵消興奮劑藥物的作用，使這些反應更快消失。

長期影響

近年來，反對過動兒藥物治療者認為，興奮劑藥物具有高風險，因為我們沒有對使用藥物可能導致的潛在長期負面影響進行長期研究。的確，我們是沒有長期的研究，原因是：從事這樣的研究被認為是違反道德的。我們不能隨機取樣一些過動兒，讓他們服幾年的藥；然後讓同樣數目的過動兒服用安慰劑，再追蹤比較。這樣做顯然是不道德的，因為已有如此多的研究證明，興奮劑藥物在治療過動兒方面有效和具短期安全性，身為專業工作者，我們怎能剝奪他們應該得到的治療，讓他們改服用安慰劑？而且，這樣的研究不但耗錢且耗時，若要等完成長期研究後才能使用藥物治療，會使許多過動兒無法得到治療。

因此，要評估興奮劑藥物的長期安全性，我們得用其他的方

法和資訊。首先，父母要知道，興奮劑藥物上市已經七十到九十年了。已有數以百萬計的過動兒服用此藥，為期數年或更久。無論是藥廠或 FDA，都從未接獲任何服用興奮劑藥物而產生嚴重長期副作用的案例。

再者，讓我們看看現有的這些研究結果，是否隱含會產生長期副作用的可能性？答案是否定的。超過七百篇在期刊上發表的科學研究報告，證明了這些藥物的相對安全性，以及幫助了70% 到 90% 的過動兒改善症狀。當然，本章前面提過，不是完全沒有任何副作用，但相對是輕微的，對大部分孩子來說，副作用只持續幾小時或幾天，對健康不會造成傷害也不會造成生命威脅，而且可以透過調整劑量或停藥的方式來減輕或避免。沒有任何研究顯示，經過數年的服用後可能會出現長期問題。前面迷思四提到對生長可能造成的影響，也證實其實很少，就算有些個案有這問題，也可以用藥物假期的方式因應，如在週末和暑假時停藥。但這樣的停藥處理，是例外，不能當常態處置，因為停藥期間所帶來的意外風險也相當高，如意外傷害、家庭衝突、同儕排斥、交通事故等。

最後，讓我們看看這些藥物在兒童和動物腦部神經化學作用上的研究。到目前為止，沒有任何相關研究發現長期服用會有傷害。綜合上述幾點，我們可以說，截至目前為止，接受興奮劑藥物治療的孩子似乎不太可能出現長期問題。我們能保證嗎？當然不能，人生沒有什麼事是可以保證的，包括我們讓孩子使用非處方藥，或是開車載孩子出去，我們都無法保證這不會讓孩子收到傷害，但我們卻毫不猶豫地那麼做，這樣做造成傷害的風險遠大於使用興奮劑藥物。重要的是，我們對於使用藥物的風險要有充

分的理解。在撰寫本文時，興奮劑藥物幾乎比精神病所使用的其他藥物都更安全、更有效，目前只能這麼說。

你的孩子該服用興奮劑藥物或其他藥物嗎？

在做決定之前，你和孩子的醫師需要充分討論商量。然後，敏銳的觀察可以幫助你盡快發現孩子對藥物的反應如何，以及是否需要停藥。興奮劑藥物是兒童最常用的精神科藥物，尤其是在不專注、衝動和過動已造成學校或社會適應問題的情況下。根據估計，約有 200 萬至 300 萬，也就是約 2% 到 4% 的學齡兒童，正在使用興奮劑藥物進行行為管理。傳統上，這些孩子的年齡分布約從 5 到 12 歲；但前面提過，現在用藥孩子的年齡已漸增長。因此，在做決定的過程中你可以更有自信，因為我們現在已有相當多這方面治療的資訊。

只可惜，沒有萬無一失的方法可以預測興奮劑藥物對誰會有效。目前，最有用的判斷標準是孩子不專心和衝動的程度。症狀越嚴重的，對藥物的反應越好；孩子越焦慮，對藥物的反應越不好。雖然以此為預測的指標是有疑義的，因為有研究顯示同時有過動症和焦慮症的孩子，對藥物的反應和沒有焦慮症的孩子一樣好。目前的證據好壞參半，因此建議給患有這兩種疾病的兒童開藥時要更加謹慎，可以從較低的劑量開始，劑量增加的速度也要比一般過動兒慢。同時，要請家長協助仔細觀察兩種症狀的發展和改變，最好是以量表來記錄。也有研究指出，親子關係的品質跟藥物治療的反應有關：親子關係越好，對藥物的反應越好。可

能是因為父母對藥物帶來的行為改變更加欣賞和獎勵所致。當然，也有可能是因為輕度過動兒的親子關係本來就比較好，這些症狀較輕孩子的治療效果自然也會比較好。

你們的醫師還需要考量的因素有以下：

- 只有 20% 到 55% 的注意力不集中型過動症兒童（ADD 或 SCT，見第 8 章）可能對藥物有很好的反應，這比例遠低於一般過動兒，而且他們對藥物的反應可能並不那麼明顯。但另一方面，他們所需的劑量可能比一般過動兒要低。

- 過動兒若同時有發展遲緩，且不是太嚴重，興奮劑藥物也會有幫助。一項研究指出，心智年齡在 4 歲以上，或智商高於 45 的過動兒，對此藥的反應都不錯；但心智年齡和智商智力低於此的，藥效就差多了。

- 有癲癇問題的過動兒，在使用興奮劑藥物時可能比沒有癲癇者有更多副作用（在行為方面），但藥物效果一樣好。因此面對同時有癲癇和過動症的孩子，醫師可以放心使用興奮劑藥物。

- 因腦部外傷，或因接受腦頸癌或白血病放射治療或化療而出現過動症狀的孩子，也可以試試興奮劑藥物。但一些研究和我的經驗都表明，這群「後天」導致過動症狀的患者，對藥物反應良好的比例較低。

看到這裡，你應該可以瞭解，**治療過動症並不是一律採用藥物治療**。如果你的醫師有這樣的看法，建議你換個醫師。在決定是否讓孩子用藥時，請參考下列準則，但請醫師和父母謹記：保

持彈性，尊重每一個案的個別差異和特殊需求。

- 是否有足夠的身體和心理評估？在用藥之前，一定要有完整的檢查。
- 孩子的年紀多大？比起 5 歲以上的孩子，藥物對 2 到 4 歲孩子的效果較差或副作用較大。這並非指學齡前的孩子就不能用藥，只是用藥時應更謹慎和保守。
- 試過其他療法嗎？如果這是你們第一次尋求專業幫助，且孩子的過動症是輕微的，也沒有其他疾病，那應該先試試其他介入方式，如父母對兒童管理技能的培訓，然後才考慮用藥。除非孩子的問題已很嚴重，而父母又無法參加類似的培訓，藥物才是較可行的第一考量。
- 孩子目前的行為問題有多嚴重？有時，因為孩子的問題已極其嚴重，藥物是解決燃眉之急最快的介入方法，並為其他療法鋪路。一旦其他療法開始奏效，可考慮降低劑量或停藥，但不見得每個個案都如此。
- 你能承擔藥物治療所需付出的代價嗎（如定期回診追蹤等）？
- 你能監督孩子的用藥情形，並防止不當用藥嗎？
- 你對藥物治療的態度如何？如果基本上你是個「反對藥物者」，不要讓醫師說服你，因為就算是在壓力之下勉強同意，在整個治療過程中你也很難全心全意配合。但同時你應仔細反思你的觀點是否有完整、平衡、不偏頗的佐證資料為基礎，不要聽信大眾媒體上一些有關藥物治療聳動誇大的報導。在你做出決策前，請與專家討

論，或參考可信賴的資訊來源。

• 家中是否有不良青少年或藥物濫用者？如果有，最好不
要使用興奮劑藥物，以免此藥被不合法濫用。

• 孩子是否有其他精神障礙的病史？如果有，最好不要使
用興奮劑藥物，以免問題惡化。

• 孩子是否非常焦慮、恐懼，或是常抱怨身體方面的問
題？興奮劑藥物對有這樣現象的孩子效果較差，雖然目
前還有爭議。如同前面提到，若孩子同時有焦慮症，應
從較低劑量開始，更緩慢地提高劑量，並更密切監測孩
子是否出現副作用。或者可考慮下一章介紹的非興奮劑
藥物，它們不會加重焦慮或造成其他副作用，甚至可以
治療焦慮症狀。

• 醫師是否有時間監測孩子用藥後的情形？除了對孩子用
藥的有效性進行初步評估以確定最佳劑量外，醫師還需
要定期監測孩子對藥物的反應和副作用，建議每三到六
個月回診一次。

• 孩子自己對用藥及其他替代方案的感覺如何？對於年齡
較大的兒童和青少年，最好和孩子討論用藥的問題，讓
孩子瞭解用藥的原因。如果孩子抗拒吃藥，可能會將藥
丸吐掉。如果真有此情形發生，安排孩子與醫師討論，
說出他的想法和擔心，或許可以發現他所擔心的事情並
沒有根據，或其實是誇大的說法。

如何開興奮劑藥物的處方？

　　在此將我們診所開立興奮劑藥物的程序寫出來，我知道許多醫師也使用同樣的程序。即使如此，你的醫師可能會根據你孩子的獨特需求，以及醫師自己的訓練與偏好，採取略有不同的程序。

　　通常，醫師用藥的第一選擇是緩釋型的派醋甲酯（專思達、Focalin XR、Ritalin LA、Medadate CD、Daytrana、Jornay PM 等），如果上述藥物效果不如預期，醫師會考慮安非他命類藥物（Adderall XR、Vyvanse）。孩子對一種興奮劑藥物反應不好，不代表其他興奮劑藥物也都無效，所以我們建議，如果第一類藥物的效果不好，試試第二類用藥。如果都失敗了，再試阿托莫西汀（思銳）。如果還是不行，那麼可以嘗試胍法辛 XR（Intuniv）或可樂定 XR（Kapvay）。請注意有些 6 歲以下兒童對興奮劑藥物反應不佳，等一兩年後可再嘗試，可能反應還不錯。

　　派醋甲酯類藥物（或利他能），通常先以低劑量開始，每天早上和中午各 5 毫克（5 歲以下的孩子 2.5 毫克），雖然有些醫師建議先從每天早上服用一劑開始。然後每星期增加 5 毫克（或2.5 毫克），直到產生良好反應為止，或達到每公斤 1 毫克（1 mg/kg）的劑量為止。很早起的孩子，或是體內代謝藥物很快的孩子，可能需要一天服藥三次。最高劑量很少有超過一天兩三次，每次 20 毫克的，因為副作用可能會很大。有些孩子的劑量高達每天 60 到 70 毫克。當然，每個孩子的體質可能有所不同，如果你孩子需要的劑量比較高，也不要緊張，只要沒有嚴重的副作用，就不會有問題。隨餐或餐後服藥，可以減少胃口不佳或胃

痛的問題，如果沒有這方面的困擾，可以在餐前 30 分鐘服藥。

安非他命類藥物（或 Dexedrine）或 Adderall 因為藥效較強，劑量通常是利他能的一半。與派醋甲酯藥物一樣，這類藥物通常一天要服用多次，因為藥效只持續約 3 到 6 小時。

前面提過，派醋甲酯與安非他命緩釋型劑錠（如專司達、Jornay PM、Adderall XR 或 Vyvanse），效果可能較短效型為好。它們還消除了中午服藥的需要，從而維護了孩子的隱私，因為不會讓同學知道孩子在服藥。

雖然還沒有研究顯示學名藥與原廠藥在效果上的差別，但是有醫師表示學名藥對某些兒童來說效果不佳。

依照孩子症狀嚴重程度的不同，及藥效的持續時間，可有不同的服藥時間。許多孩子的經驗是，一旦身體適應了藥物幾週之後，最初感受到的副作用就開始減少。因此，如果週末停藥，週一又會有副作用出現。服用這些藥物的孩子，體重和身高可能較沒有服藥時增長得慢。但因為只有很少比例的孩子有嚴重的成長緩慢情況，已不再有醫師建議學期中的週末停藥。此外，除非過動症影響了孩子的學業表現，現在醫師也越來越少建議在暑假停藥。暑假繼續用藥有許多好處，特別是當他們參加運動、露營、童軍、暑期學校、家教或其他結構化的活動時。

如果你孩子服用短效型藥物，藥效很快就不見了，通常一天要服藥二至三次。孩子的老師最清楚情況，他們會觀察到早上的藥效基本上在中午前就消失了。在這樣的情況下，通常需要早上七點到八點服一次藥，十點半到十一點第二次服藥，下午二點到三點第三次服藥。只有孩子的症狀極為嚴重時，才會在接近晚餐時加服一次藥，否則可能會對孩子的晚餐食慾或睡眠造成影響。

晚上的時間，我們應以行為管理來因應，而不是藥物。然而，青少年可能需要在下午晚些時候再服第三次藥，以幫助他們在晚上讀書、從事課後工作或開車時集中注意力。因為需要數次服藥的不便，大多數服用興奮劑藥物的孩子現在都已改服長效型藥物。我也建議開始嘗試藥物治療時，先從長效型的藥開始，以免除一天服藥數次的困擾。

　　一般而言，盡量用達到需要效果的最少劑量即可，以便對孩子進行行為管理。在沒有醫師的同意之下，父母不應自行調整劑量。

　　在不久的將來，可能會有治療過動症的新型興奮劑藥物上市。因為隨著研究發展，增加我們對過動症基因的認識，並知道特定基因如何控制腦部神經化學的作用，因而可以發展出效果更好、副作用更少的藥。

什麼時候該停藥？

　　針對何時該停止藥物治療，沒有一定的標準。此藥可一直使用到孩子不再出現嚴重的症狀。多達 20% 的孩子，在服藥約一年後就停止用藥。有些孩子的症狀輕微，長大一點之後就可不再需要藥物；有些孩子雖然還有一些症狀，但也可以不需要藥物的幫助了；有些孩子就算症狀仍然明顯，但因碰到一位好老師，使孩子的處境不像和前一位老師相處時那麼困難，所以也不需要服藥。然而，也有些孩子，因為環境的改變、外在環境要求的增加，而又恢復服藥。大部分的過動兒，都需要持續用藥好幾年。

　　每年可以在新學期開始後一個月左右，停藥幾天到一週試試看，讓孩子有時間適應新學期，並讓老師有時間瞭解停藥時的孩子狀況。如果孩子一整個暑假沒有服藥，一開學就狀況頻頻，可能會給老師和同學不好的第一印象。因此，先在藥物的幫忙下有一個好的開始後再停藥，是比較恰當的策略。如果在校的表現因此而走下坡，可以再開始服藥。

20

其他藥物

　　另外幾種藥物對過動症也有幫助，但效果不像興奮劑藥物那麼好。但請注意，只有以下三種藥物獲得 FDA 批准用於治療過動症：思銳（atomoxetine）、胍法辛緩釋劑（Intuniv）和可樂定緩釋劑（Kapvay）。由於這些藥物的發展和政府的核可，使用抗憂鬱劑（antidepressant）來治療過動症的情形已顯著減少。因為上述三種藥物已被廣泛研究，與三環抗憂鬱劑（tricyclic antide-pressant）或可樂定相比，對心臟功能的副作用較少，也較安全。因此，應優先考慮上述三種藥物。如果你的醫師開的是三環抗憂鬱劑或可樂定，請務必詢問第 19 章方框中列出的問題。

阿托莫西汀（atomoxetine，思銳）

　　阿托莫西汀是一種為治療過動症而開發的非興奮劑藥物。它是一種特殊的正腎上腺素再吸收抑制劑（norepinephrine reuptake inhibitor），一旦化學物質開始作用，它會延緩腦內細胞對正腎上腺素的再吸收。已有研究證實此藥在治療過動症方面的有效性，關於兒童、青少年或成人服用此藥的安全性，也有廣泛的研究。

FDA 在 2003 年核准此藥用於治療過動症，至今已有五百萬人服用過此藥。研究顯示，此藥不只可以改善過動症症狀，也可以減少對立反抗行為與降低焦慮。父母對孩子服用該藥的回饋包括情緒和行為問題減少、自尊心提升，也較不需要限制其行為。然而，將此藥跟興奮劑藥物進行比較的研究通常發現，過動症症狀的改善程度稍差，儘管對此藥有正面反應的孩子比例與興奮劑藥物大致相同，約為 75%。

阿托莫西汀有何副作用？

與興奮劑藥物不同，阿托莫西汀沒有晚上失眠的副作用，如果孩子有妥瑞氏症，也不會加重抽搐症狀。其副作用包括胃口稍差、想睡或鎮靜，尤其在剛服藥的那幾週。此藥也可能使舒張壓和心率稍微提高，但心電圖不會有明顯的變化。少於 10% 的個案因副作用而停藥。有研究追蹤了用藥者三年，肯定此藥的長期療效、安全性以及耐藥性。

醫師如何開處方？

目前的藥物使用指南建議，從每天每公斤 0.3 毫克持續十天，增加到每天每公斤 0.6 毫克持續十天，最後增加到每天每

公斤 1.2 毫克，最高不得超過每天每公斤 1.4 毫克。在某些情況下，每天每公斤 1.8 毫克的效果可能更好，但 FDA 並沒有核准這樣的劑量。此藥每天服用一次即可，但若單劑量帶來的副作用較大，可將其分為兩劑使用，早上和晚上睡前各一次。此藥不應與氟西汀（fluoxetine）、帕羅西汀（paroxetine），或單胺氧化抑制劑（monoamine oxidase inhibitors）一起使用。

聽說阿托莫西汀會造成肝的問題？

從 FDA 核准此藥，自 2003 年到 2010 年為止，五百萬服用者中只有兩個肝功能嚴重受損的案例回報給藥廠和 FDA。這兩個案例在停藥後，肝功能已回復正常。其中一個案例可能跟服用此藥有關，另一案例則不確定。服用此藥後，若有黃疸現象（皮膚或眼白變黃），或肝功能檢驗數據顯示有問題，即應馬上停藥。藥廠和專家建議若有下列現象，如皮膚瘙癢、黃疸、尿液顏色深、右上腹壓痛或不明原因的「類流感」症狀，應馬上就醫處理。然而，任何肝臟問題的風險似乎都非常罕見。

胍法辛緩釋劑（Guanfacine XR，Intuniv）

胍法辛緩釋劑是為治療兒童和青少年（6 到 17 歲）過動症而開發的新藥物，2009 年獲得 FDA 核准。胍法辛最初用於治療高血壓，透過降低心率和放鬆血管壁，讓血流可以較順暢地流過，被歸類為抗高血壓藥，商品名為 Tenex。與其他降血壓藥

（見後面的可樂定）不同，此藥降壓的效果較溫和，藥效沒有那麼強，對兒童而言較安全。Intuniv 是胍法辛的緩釋型（XR），其配方可在清醒時持續釋放，這是透過將藥物製成顆粒，並在顆粒上覆蓋溶解時間不同的塗層，來達到此功能的。因此，為達到緩慢釋出的效果，父母應確認孩子將藥整顆吞下，不要咀嚼或弄碎。

這種長效型的藥物，其作用機轉為影響腦內神經細胞的 alpha-2 受體。這些受體透過打開或關閉神經上的小閥門，調節經過神經纖維電流訊號的強度與純度。此藥的作用好比打開小閥門，以降低「噪音」，因而強化神經細胞中的電流訊號，來治療過動症。尤其在腦部前額葉的部分，這些受體特別多。就如同前幾章中提到的，腦部這個區域與保持專注、衝動控制以及自我調節功能有關。已發表的研究證實，此藥對減少兒童的過動症症狀確實有效，也有其安全性很好的佐證資料。若想進一步瞭解此藥，可參考以下網站：www.Intuniv.com、www.nlm.nih.gov 或 en.wikipedia.org/wiki/Guanfacine。

就如同阿托莫西汀，研究顯示此藥不僅改善了過動症症狀，也可以減少對立反抗與攻擊行為，還可以降低焦慮，甚至減少神經抽搐和妥瑞氏症的症狀。

胍法辛緩釋劑有何副作用？

胍法辛緩釋劑的副作用跟興奮劑藥物很不一樣。例如，它不但不會造成失眠或睡不好的問題，相反地，因其會造成困倦和想睡的感覺，睡前服用反而會促進睡眠。另外，它不但不會加劇妥

瑞氏症或抽搐症狀，甚至可能減輕這些症狀，這就是為什麼胍法辛（Tenex）被用於治療妥瑞氏症的原因。此藥物最普遍的副作用是頭昏，因為心率和血壓通常會稍微降低，因此有低血壓或心臟問題的孩子應避免服用此藥。服此藥後應多喝水和避免利尿的食物和飲料（如咖啡因和酒精），因為缺水會加劇這些症狀。此藥也有想睡或鎮靜的作用，尤其在剛開始服用的那幾週。很少見此藥有嚴重的副作用，最嚴重者包括昏厥、視線模糊、皮疹、心率和血壓大幅降低，如有上述症狀發生，應立即告訴醫師。其他副作用包括口乾、疲倦、虛弱、頭痛、易怒、胃痛、食慾不振、腹脹、噁心、嘔吐、便祕或腹瀉、鼻塞，以及成人性能力下降。因為副作用而停止服藥的不超過 10%。父母要注意不能讓孩子突然停止使用此藥，以免對孩子的心臟和血壓造成嚴重問題。

　　已有研究追蹤了用藥者數年，肯定此藥的長期療效、安全性以及耐藥性。

如何開胍法辛緩釋劑的處方？

　　胍法辛緩釋劑有四種劑量：1、2、3 及 4 毫克。目前的用藥指南建議從每天 1 毫克開始，然後每週慢慢增加，最後大約一天 3 或 4 毫克。每天服用一次可有效控制過動症症狀，且最好在每天同一時間服用。若未跟醫師討論，不要隨意停藥或調整劑量。藥廠建議不要與高脂肪食物一起服用，同時要避免葡萄柚或葡萄柚汁，以避免某些不利的交互作用。若你的孩子同時服用其他藥物，如某些鎮定劑、抗精神病藥、抗癲癇、抗憂鬱藥等，此藥也是禁忌；甚至有些草本補充劑也一樣，如聖約翰草（St. John's wort）。記得一定要告訴醫師你的孩子正在服用的所有藥物、營養和草本補充劑。

可樂定緩釋劑（Clonidine XR）

另一種被證明對治療過動症有效的藥物是可樂定，常用於治療成人高血壓（商品名稱為 Catapress，降保適）。一種新的可樂定緩釋劑（Kapvay）已獲准用於治療過動症，類似胍法辛緩釋劑。這兩種藥物都可以改善行為和情緒，因此成為不適用興奮劑藥物或阿托莫西汀的過動兒的另一選擇。這兩種抗血壓藥物的不同在於，與可樂定相比，胍法辛對心臟功能和血壓的影響較小，副作用（如昏眩、頭暈和噁心）也較少。胍法辛緩釋劑和可樂定緩釋劑如其名所示（XR 意思是緩釋，extended release），在血液中的持續時間更長，可免一天服用數次的麻煩。因此，在用藥考量上，胍法辛緩釋劑和可樂定緩釋劑應優先於上述抗憂鬱劑。

可樂定緩釋劑可以減少過動兒的過動和衝動、提高對任務和指令的合作、增加挫折忍受度。汎德堡大學的漢特（Robert Hunt）是使用此藥治療過動兒的知名專家，他表示可樂定緩釋劑在維持注意力和減少分心方面的幫助，不像興奮劑藥物那麼有效；但是在減少攻擊和衝動行為方面的效果，和興奮劑藥物是差不多的。漢特認為，此藥可能最適合有嚴重對立反抗或行為規範障礙症的過動兒使用。

口服的可樂定緩釋劑在 30 到 60 分鐘後就可見效，效用可持續 5 到 8 小時以上。這藥物也有皮膚貼片，只是需數日才能見到

行為的改變。然而，通常需要幾個月的時間，才能知道藥物在孩子的行為或情緒問題方面，產生了多少改善。

有什麼副作用？

可樂定緩釋劑最常見的副作用是鎮靜、疲倦和想睡，尤其是開始服藥的二到四週。這段期間，孩子可能會經常小睡，尤其是面對無聊的活動時。約有 15% 的孩子，這種困倦或疲勞可能會持續更長時間，而需要考慮停藥。

開始服用此藥後，血壓可能稍微降低、心率可能稍微慢一些，但都不會有大礙。有些孩子可能會出現頭痛或頭暈，通常是在開始服藥後的四週內。有些孩子會噁心、胃痛，甚至嘔吐，但通常也僅限於開始服藥的前幾週。有些孩子還會有便祕和口乾的問題。很少數會出現憂鬱、心律不整、作惡夢或睡眠中斷、食慾增加、體重增減變化。極少數情況下，可能會有焦慮、手腳冰冷（雷諾氏症）或水腫的現象。

此藥不能突然停藥，否則會有血壓快速升高、煩躁或焦慮、胸痛、心跳不規律、頭痛、胃痛、想吐和睡眠問題。

可樂定緩釋劑還可能與其他藥物相互作用，給孩子帶來問題，因此若孩子在服用其他藥物，請事先告知醫師。

如何服藥？

在開立處方之前，醫師可能會為你的孩子做全面體檢，包括驗血和心電圖。漢特建議每天服用 0.15 到 0.30 毫克。此藥通常

從較低劑量開始（晚上服用 0.05 毫克），然後每幾天增加 0.05 毫克。劑量一直增加到看到行為有所改變，或是副作用已太大為止。通常每天口服一次（一般是在早餐時）。雖然在最初的二到四週內可能會看到一些行為改善，但是通常需要二到四個月才能達到完全的療效。

　　此藥也有外用貼片（商品名為 Catapres-TTS），但 FDA 尚未核准用於治療過動症。使用時就像 OK 繃一樣貼在一處乾淨、較沒有毛髮，且孩子不易觸及的地方（如下背或臀部）。每個貼片可貼大約五天，洗澡或淋浴時都可以貼著，但游泳或大量流汗後可能需要換新。漢特建議先使用口服藥，以找到適合的劑量，然後若有需要的話，可以換成貼片，以省掉在學校還要吃藥的麻煩。

　　剛開始服藥時，應該每週都回診，直到劑量確定、穩定服藥之後，每四到六週回診一次，同時應監測血壓、心率和生長情況。

　　若想知道更多有關此藥的訊息，可以參考威倫斯和漢馬尼斯所寫的《當你的孩子需要精神藥物治療》（*Straight Talk about Psychiatric Medications for Kids*）一書。

三環抗憂鬱劑（Tricyclic Antidepressants）

　　2003 年以前，最常用於過動症的抗憂鬱劑包括 Norpramin 或 Pertofrane（desipramine）、Tofranil（妥富腦，imipramine）、Elavil（amitriptyline）和 Wellbutrin（威克倦，bupropion hydrochloride），前面三種屬於我們所稱的三環抗憂鬱劑。其他的三環抗憂鬱劑還有 Pamelor 或 Aventyl（nortriptyline）、Anafranil（clomipramine），但這些藥品對過動症療效的研究不多，我們在此不討論。另外，由於威克倦和三環抗憂鬱劑有很大的不同，後面會單獨做討論。

Norpramin、妥富腦和 Elavil 主要都是為了治療憂鬱症而發展出來的藥物。同時，這些藥物也可以用來治療過動兒，以及有焦慮、驚恐、尿床、睡眠問題如夜驚的孩子。當過動兒對興奮劑藥物沒有良好反應、不能忍受副作用時，可以嘗試這些藥物。就像其他可以改善行為的藥物一樣，這些藥物透過改變腦部某些區域的化學物質來達到功效。我們認為這些藥物就像興奮劑藥物，可以增加過動兒腦部前額葉區域正腎上腺素和多巴胺的分泌。這些藥物中，最常用於治療過動症的是 Norpramin，但其他三環抗憂鬱劑可能也有相同效果。

有些人服用這類藥物之後，幾天內就看到效果，有些則要數週才見效。如果醫師開此藥的目的是要治療過動兒的憂鬱問題，你可以請教醫師更先進的藥物選擇，如選擇性血清素回收抑制劑（selective serotonin reuptake inhibitors, SSRIs），它比三環抗憂鬱劑更安全，對心臟功能的影響較小。如果你和醫師最終決定使用三環抗憂鬱劑，需要幾週的觀察，才能判斷效果如何。第一次嘗試之後，可以增加或減少劑量，然後再觀察數週。也就是說服用三環抗憂鬱劑，比起第 19 章中提到的興奮劑藥物，需要更長的時間觀察其療效。

研究顯示，服用此類藥物的過動兒，在專注力和衝動控制方面有中等程度的改善，也變得沒那麼焦躁和過動。最顯著的改變

是情緒方面，孩子會變得沒那麼煩躁或易怒、更快樂或精神更好，也沒那麼焦慮或擔心。但這些藥物在改善過動症症狀方面的效果，不像興奮劑藥物那麼好，這也是為什麼第 19 章中所提到的藥物應先優考慮。

和興奮劑藥物一樣，三環抗憂鬱劑是口服的，一天一到兩次（早上和晚上）。但和興奮劑不同的是，它們會在血液中堆積較久的時間，不會很快排出體內。也就是說，每天服藥後，一旦產生藥效，可以持續較久的時間；但這也意味著，如果有必要停藥，可能需要數週的時間。若是偶而忘了服藥或突然停藥，不會有什麼危險，但可能會有頭痛、胃痛、想吐、肌肉痠痛的現象，和一些情緒上的反應，如哭泣、悲傷、緊張和睡眠問題。

有什麼副作用？

❖ 心率變慢

服用三環抗憂鬱劑的困擾之一，是會減緩心臟電流訊號的傳送，而導致心跳或心律出現問題。因此服用這類藥物之前，需要做心電圖檢查，看看孩子心跳的情況。若有任何不正常的現象，都不應該服用這類藥物。同時家族裡若有心臟驟停的病史，應該避免這類藥物。

由於這類藥物對心臟可能會有嚴重的影響，必須將它們放在孩子拿不到的地方，因為過量服用可能會致命。

❖ 癲癇發作

如果孩子有癲癇發作史、頭部嚴重受傷或有其他嚴重的神經

系統問題，服用此類藥物的另一個問題是可能會增加癲癇發作或抽搐的風險。因此，若有這些病史也最好不要用這類藥物。

❖ 輕微身體不適

Norpramin、妥富腦或 Elavil 最普遍的副作用是口乾和便祕。口乾的問題可以讓孩子嚼無糖口香糖來解決。至於便祕，可服用軟便劑或改變飲食，增加纖維的攝取。有些孩子會覺得視覺模糊，甚至近視。有時小便時會有一開始尿不出來的困擾。但這些都不是很嚴重的問題，只要降低劑量就可以解決。

❖ 少見的副作用

三環抗憂鬱劑尚有其他很少見、但可能很嚴重的副作用。除了前面的心率減慢和癲癇發作風險增加外，也可能有一些精神方面的反應，如思考混亂、多話、活動量明顯增加，甚至出現幻覺。劑量再高一點的話，有些孩子甚至有神智不清的現象。當上述任何一種現象發生時，都應該立刻通知孩子的醫師，並在醫師的指示下停藥。血壓可能會稍微升高，若孩子原來就有高血壓的問題，要多留意。

另外一個很少見但沒有那麼嚴重的副作用是長疹子。這不見得是對藥物本身過敏，也可能是對藥丸表面的食用色素過敏所致。換一種不含食用色素的藥物可以解決這個問題。極少數的孩子會出現神經性抽搐，如果情況嚴重，立刻停藥應該就會改善。這類抗憂鬱劑可能也會讓皮膚對陽光較敏感，因此到戶外活動時，要多注意防曬和保護皮膚。

❖藥物之間的交互作用

　　為了避免這些藥物和其他的藥物交互作用，而產生一些不好的結果，你的孩子若同時服用其他藥物，最好告訴醫師。

如何服藥？

　　Norpramin、妥富腦和 Elavil 最適當的劑量是每天每公斤 1 到 5 毫克。例如，你的孩子重 38 公斤，適合的劑量從最低的 38 毫克到最高的 190 毫克都有可能。有些孩子在每公斤 1 到 3 毫克時反應很好，有些則需要較高的劑量才會有反應。有時，若孩子同時服用這些藥物治療憂鬱症時，可能需要驗血看看是否血液內有足夠的藥量。這通常是在劑量似乎足夠但孩子沒有反應，或顯示出藥量過多的跡象時進行。然而，目前我們還沒有足夠的科學證據顯示，驗血對確定最佳劑量有多大幫助。

　　和興奮劑藥物不同的是，孩子對三環抗憂鬱劑會漸漸產生耐藥性，因此服藥期間不會超過一兩年。有時，甚至四到六個月之後，就不見藥效了。此時，可以停藥幾個月，再重新服藥。

威克倦（Bupropion Hydrochloride）

　　威克倦是一種相對新型的抗憂鬱劑，多項研究顯示此藥可以控制兒童和成人的過動症症狀。在化學成分上，此藥和其他抗憂鬱劑不同，因此不具有上述藥物的風險或副作用，尤其是在心臟功能方面。但此藥和抗憂鬱劑一樣，需要在血液中累積數天至數

週，才會見效。此藥也有一般劑型和長效型，通常一天要服幾
次。這種藥可能造成癲癇發作的風險非常小，除非服用高劑量或
孩子有癲癇病史。此藥的副作用包括水腫、皮膚長疹子、易怒、
食慾不振和入睡困難。一般的劑量約為每天每公斤 3 到 6 毫克。

聽說抗憂鬱劑會導致自殺？

　　媒體上有時會報導孩子或青少年服用三環抗憂鬱劑、選擇性
血清素回收抑制劑（如百憂解）和威克倦會有自殺念頭，甚至試
圖自殺。但請父母注意，那些聳動的故事不一定有充分的證據。
通常，在接受藥物治療憂鬱症的兒童中，偶而會出現此類問題。
患有憂鬱症的孩子或青少年，產生自殺念頭或試圖自殺的可能性
本來就比一般人高。布里居（Jeffrey Bridge）等人的研究發現，
服用這些藥物的患者比起服用安慰劑的患者，出現自殺念頭的
風險高出 0.7%；但在這些研究中，沒有人真的自殺。2004 年 10
月 15 日，FDA 發布了一項公共衛生建議，警告醫師注意使用這
些藥物治療憂鬱症的兒童，可能會增加自殺念頭或試圖自殺。若
你的孩子有在服用此藥或類似的藥物，請參閱前面提到的《當你
的孩子需要精神藥物治療》，其中對 FDA 的警訊有更詳細的說
明，並提供父母建議和如何採取適當保護措施。

【附錄 1】
相關資源網站

醫療資源查詢

台灣兒童青少年精神醫學會

https://www.tscap.org.tw/TW/home/Default.asp

中華民國臨床心理師公會全國聯合會

http://www.atcp.org.tw/

相關法規

特殊教育法

https://law.moj.gov.tw/LawClass/LawAll.aspx?pcode=H0080027

身心障礙及資賦優異學生鑑定辦法

https://law.moj.gov.tw/LawClass/LawAll.aspx?pcode=H0080065

特教資源

全國特殊教育資訊網

https://special.moe.gov.tw/

教育部特殊教育通報網

https://www.set.edu.tw/

新北市學前特教

https://kidedu.ntpc.edu.tw/p/412-1000-86.php

相關家長團體

台灣赤子心過動症協會總會

https://www.adhd.org.tw/

中華民國學習障礙協會

http://www.ald.org.tw/ap/index.aspx

【附錄2】
建議閱讀

適合父母和老師看的書

American Academy of Pediatrics. (2011). *ADHD: What every parent needs to know*. Elk Grove,IL: Author.

Ashley, S. (2005). *The ADD and ADHD answer book: Professional answers to 275 of the top questions parents ask*. Naperville, IL: Sourcebooks.

Barkley, R. A. (2016). *Managing ADHD in school*. Eau Claire, WI: Premier Educational Seminars.

Barkley, R. A., & Benton, C. M. (2013). *Your defiant child: Eight steps to better behavior* (2nd ed.). New York: Guilford Press.

Barkley, R. A., Robin, A. R., & Benton, C. (2013). *Your defiant teen: 10 steps to resolve conflict and rebuild your relationship* (2nd ed.). New York: Guilford Press.

Brown, T. (2014). *Smart but stuck: Emotions in teens and adults with ADHD*. San Francisco: Jossey-Bass. Children and Adults with Attention-Deficit/Hyperactivity Disorder. (2006). *The new CHADD information and resource guide to AD/HD*. Landover, MD: Author.

Cooper-Kahn, J., & Dietzel, L. (2008). *Late, lost, and unprepared: A parent's guide to helping children with executive functioning*. Bethesda, MD: Woodbine House.

Dawson, P., & Guare, R. (2008). *Smart but scattered: The revolutionary executive skills approach to helping kids reach their potential*. New York: Guilford Press.

Dendy, C. A. Z. (2017). *Teenagers with ADD, ADHD and executive function deficits: A guide for parents and professionals*. Bethesda, MD: Woodbine House.

Forgatch, M., & Patterson, G. R. (2005). *Parents and adolescents living together: Part I. The basics* (2nd ed.). Champaign, IL: Research Press.

Forgatch, M., & Patterson, G. R. (2005). *Parents and adolescents living together: Part II. Family problem solving* (2nd ed.). Champaign, IL: Research Press.

Fowler, M. C. (2000). *Maybe you know my kid: A parent's guide to identifying, understanding, and helping your child with attention-deficit hyperactivity disorder* (3rd ed.). New York: Broadway Books.

Fowler, M. C. (2001). *Maybe you know my teen: A parent's guide to adolescents with attention-deficit hyperactivity disorder*. New York: Broadway Books.

Fowler, M. C. (2006). *CHADD educator's manual* (2nd ed.). Landover, MD: CHADD.

Fowler, M. C. (2007). *20 questions to ask if your child has ADHD*. Franklin Lakes, NJ: Career Books.

Gallagher, R., Abikoff, H. B., & Spira, E. G. (2014). *Organizational skills training for children with ADHD: An empirically supported treatment*. New York: Guilford Press.

Gallagher, R., Spira, E. G., & Rosenblatt, J. L. (2018). *The organized child: An effective program to maximize your kid's potential—in school and in life*. New York: Guilford Press.

Goldrich, C., & Rothschild, B. (2015). *Eight keys to parenting children with ADHD*. New York: Norton.

Grossberg, B. N. (2015). *Focused: ADHD and ADD parenting strategies for children with attention deficit disorder*. San Antonio, TX: Althea.

Guare, R., Dawson, P., & Guare, C. (2013). *Smart but scattered teens: The "executive skills" program for helping teens reach their potential*. New York: Guilford Press.

Guyer, B. P. (2000). *ADHD: Achieving success in school and in life*. Boston: Allyn & Bacon.

Hallowell, E. M., & Jensen, P. S. (2010). *Superparenting for ADD: An innovative approach to raising your distracted child*. New York: Ballantine Books.

Hanna, M. (2006). *Making the connection: A parent's guide to medication in AD/HD*. Washington, DC: Ladner-Drysdale.

Hinshaw, S. P., & Scheffler, R. M. (2014). *The ADHD explosion: Myths, medication, money, and today's push for performance*. New York: Oxford University Press.

Iseman, J. S., Silverman, S. M., & Jeweler, S. (2010). *101 school success tools for students with ADHD*. Waco, TX: Prufrock Press.

Kutscher, M. (2002). *ADHD book: Living right now!* White Plains, NY: Neurology Press.

Kutscher, M. (2009). *ADHD: Living without brakes*. Philadelphia: Jessica Kingsley.

Langberg, J. M. (2011). *Homework, organization, and planning skills (HOPS) interventions*. Bethesda, MD: National Association of School Psychologists.

Meltzer, L. (2010). *Promoting executive function in the classroom*. New York: Guilford Press.

Miller, J. G., & Miller, K. G. (2016). *Raising accountable kids: How to be an outstanding parent using the power of personal accountability*. New York: TarcherPerigee (Penguin Books).

Monastra, V. J. (2014). *Parenting children with ADHD: 10 lessons that medicine cannot teach*. Washington, DC: American Psychological Association.

Nadeau, K. G., Littman, E. B., & Quinn, P. O. (2015). *Understanding girls with AD/HD*. Silver Spring, MD: Advantage Books.

Nigg, J. T. (2017). *Getting ahead of ADHD: What next-generation science says about treatments that work—and how you can make them work for your child*. New York: Guilford Press.

Pfiffner, L. (2011). *All about ADHD: The complete practical guide for classroom teachers.* New York: Teaching Resources.

Richey, M. A., & Forgan, J. W. (2012). *Raising boys with ADHD: Secrets for parenting healthy, happy sons.* New York: Prufrock Press.

Richfield, S. (2008). *Parent coaching cards: Social and emotional tools for children.* Available from Parent Coaching Cards, Inc., P.O. Box 573, Plymouth Meeting, PA 19462; *www.parent-coachcards.com.*

Rief, S. F. (2015). *The ADHD book of lists: A practical guide for helping children and teens with attention deficit disorders.* New York: Wiley.

Rief, S. F. (2016). *How to reach and teach children with ADD/ADHD: Practice techniques, strategies, and interventions* (3rd ed.). San Francisco: Jossey-Bass.

Saline, S., & Markham, L. (2018). *What your ADHD child wishes you knew: Working together to empower kids for success in school and life.* New York: TarcherPerigee (Penguin Books).

Sarkis, S. M. (2008). *Making the grade with ADD: A student's guide to succeeding in college with attention deficit disorder.* Oakland, CA: New Harbinger.

Sarkis, S. M., & Klein, K. (2009). *ADD and your money.* Oakland, CA: New Harbinger.

Silverman, S. M., Iseman, J. S., & Jeweler, S. (2009). *School success for kids with ADHD.* Waco, TX: Prufrock Press.

Taylor, T. (2019). *Parenting ADHD with wisdom and grace.* Oakland Park, KS: Forward Press.

Taylor-Klaus, E., & Dempster, D. (2016). *Parenting ADHD now!: Easy intervention strategies to empower kids with ADHD.* San Antonio, TX: Althea.

Tuckman, A. (2009). *More attention, less deficit: Success strategies for adults with ADHD.* Plantation, FL: Specialty Press.

Wilens, T. E., & Hammerness, P. G. (2016). *Straight talk about psychiatric medications for kids (4th ed.).* New York: Guilford Press.

適合過動兒看的書

Corman, C., & Trevino, E. (1995). *Eulcee the jumpy jumpy elephant.* Plantation, FL: Specialty Press.

Dendy, C. A. Z., & Zeigler, A. (2003). *A bird's-eye view of life with ADD and ADHD: Advice from young survivors* (2nd ed.). Available from Chris A. Zeigler Dendy Consulting LLC, P.O. Box 189, Cedar Bluff, AL 35959; *www.chrisdendy.com.*

Galvin, M. (1995). *Otto learns about his medicine: A story about medication for children* (rev. ed.). Washington, DC: American Psychological Association.

Gordon, M. (1992). *I would if I could.* DeWitt, NY: Gordon Systems.

Gordon, M. (1992). *My brother's a world-class pain.* DeWitt, NY: Gordon Systems.

Krauss, J. (2005). *Cory stories: A kid's book about living with ADHD.* Washington, DC: Magination Press.

Moss, D. (1989). *Shelly the hyperactive turtle.* Rockville, MD: Woodbine House.

Nadeau, K. G. (2006). *Help4ADD@HighSchool.* Bethesda, MD: Advantage Books.

Nadeau, K. G. (2006). *Survival guide for college students with ADD or LD.* Washington, DC: American Psychological Association.

Nadeau, K. G., & Dixon, E. B. (2004). *Learning to slow down and pay attention: A book for kids about ADHD.* Washington, DC: Magination Press.

Parker, R. (1992). *Making the grade.* Plantation, FL: Specialty Press.

Quinn, P. (1994). *ADD and the college student.* Washington, DC: American Psychological Association.

Quinn, P., & Stern, J. (1991). *Putting on the brakes: Young people's guide to understanding attention deficit hyperactivity disorder.* Washington, DC: American Psychological Association.

Shapiro, L. E. (2010). *The ADHD workbook for kids.* Oakland, CA: Instant Help Books.

Taylor, J. T. (2006). *Survival guide for kids with ADD or ADHD.* Minneapolis, MN: Free Spirit.

適合過動症成人看的書

Adler, L. (2006). *Scattered minds: Hope and help for adults with attention deficit hyperactivity disorders.* New York: Putnam.

Barkley, R. A. (2017). *When an adult you love has ADHD.* Washington, DC: LifeTools, American Psychological Association.

Barkley, R. A., & Benton, C. M. (2010). *Taking charge of adult ADHD.* New York: Guilford Press.

Hallowell, E. M., & Ratey, J. J. (2005). *Delivered from distraction: Getting the most out of life with attention deficit disorder.* New York: Ballantine Books.

Hallowell, E. M., & Ratey, J. J. (2010). *Answers to distraction.* New York: First Anchor Books.

Hallowell, E. M., & Ratey, J. J. (2011). *Driven to distraction* (rev. ed.). New York: Anchor Books.

Kelly, K., & Ramundo, P. (2006). *You mean I'm not lazy, stupid, or crazy?!: The classic self-help book for adults with attention deficit disorder.* New York: Scribner.

Kolberg, J., & Nadeau, K. G. (2002). *ADD-friendly ways to organize your life.* New York: Routledge.

Matlen, T. (2005). *Survival tips for women with AD/HD: Beyond piles, palms, and Post-its.* Plantation, FL: Specialty Press.

Nadeau, K. G. (1997). *ADD in the workplace: Choices, changes, and challenges.* Philadelphia: Brunner/Mazel.

Nadeau, K. G., & Quinn, P. O. (2002). *Understanding women with AD/HD.* Silver Spring, MD: Advantage Books.

Orlov, M. (2010). *The ADHD effect on marriage: Understand and rebuild your relationship in six steps.* Plantation, FL: Specialty Press.

Pera, G. (2008). *Is it you, me, or adult ADHD?* San Francisco: 1201 Alarm Press.

Pinsky, S. C. (2006). *Organizing solutions for people with attention deficit disorder.* Gloucester, MA: Fair Winds Press.

Quinn, P. O. (2005). *When moms and kids have ADD.* Washington, DC: Advantage Books.

Ratey, N. A. (2008). *The disorganized mind: Coaching your ADHD brain to take control of your time, tasks, and talents.* New York: St. Martin's Press.

專業出版品

Accardo, P. J., Blondis, T. A., Whitman, B. Y., & Stein, M. A. (1999). *Attention deficits and hyperactivity in children and adults: Diagnosis, treatment, management* (2nd ed.). New York: Marcel Dekker.

An edited collection of scholarly reviews concerning the nature, causes, associated disorders, and therapies for ADHD.

American Academy of Child and Adolescent Psychiatry. (2002, February). Practice parameter for the use of stimulant medications in the treatment of children, adolescents, and adults. *Journal of the American Academy of Child and Adolescent Psychiatry, 41*(2, Suppl.), 26S-49S.

Describes treatment with methylphenidate, dextroamphetamine, mixed-salts amphetamine, and pemoline; the parameter uses an evidence-based medicine approach derived from a detailed literature review and expert consultation.

American Psychiatric Association. (2013). *Diagnostic and statistical manual of mental disorders* (5th ed.). Arlington, VA: Author.

This is a manual for professionals that sets forth the criteria to be used for diagnosing mental disorders (within the United States). It includes the most recent criteria for ADHD and related disorders.

Banaschewski, T., Coghill, D., & Zuddas, A. (2018). *Oxford textbook of attention deficit hyperactivity disorder.* Oxford, UK: Oxford University Press.

Barkley, R. A. (2012). *Executive functions: What they are, how they work, and why they evolved.* New York: Guilford Press.

A scholarly scientific textbook for professionals detailing the theory of executive functioning and its extension to ADHD and describing the research behind it. The book describes how abilities such as emotion regulation, self-motivation, planning, and working memory enable people to pursue both personal and collective goals that are critical to survival. Key stages of executive function development are identified and the far-reaching individual and social costs of executive function deficits detailed.

Barkley, R. A. (2013). *Defiant children: A clinician's manual for assessment and parent training* (3rd ed.). New York: Guilford Press.

A manual intended to instruct professionals step by step in conducting a 10-session training program for parents of children (between 2 and 12 years old) with ADHD and/or oppositional defiant disorder.

Barkley, R. A. (Ed.). (2015). *Attention-deficit hyperactivity disorder: A handbook for diagnosis and treatment* (4th ed.). New York: Guilford Press.

A highly detailed professional textbook intended to serve as a handbook for clinicians who provide diagnosis, assessment, and treatment services for children and adults with ADHD, including parent training, classroom management, family therapy, and medications for ADHD.

Barkley, R. A., Murphy, K. R., & Fischer, M. (2008). *ADHD in adults: What the science says.* New York: Guilford Press.

Provides specific chapters on each impairment likely to coexist with ADHD and discusses how this might affect clinical decision making about patients with ADHD. An excellent starting point for information on the risks in ADHD.

Barkley, R. A., & Robin, A. R. (2014). *Defiant teens: A clinician's manual for assessment and family intervention* (2nd ed.). New York: Guilford Press.

A step-by-step manual for clinical professionals on conducting an 18-session family therapy program based on sound behavioral principles and cognitive therapy (problem-solving) strategies. Also contains useful assessment instruments for the clinical evaluation of defiant teens.

Brown, T. (2008). *Attention deficit disorder and comorbidities in children, adolescents, and adults* (2nd ed.). Washington, DC: American Psychiatric Press.

Twenty-five leading researchers discuss how ADHD and common comorbid disorders interact and how to treat both.

Buell, J. (2003). *Closing the book on homework*. Philadelphia: Temple University Press.

Makes a case for the idea that, in robbing children of unstructured play time, homework hinders instead of enhances emotional and intellectual development and offers an alternative road map for learning.

Buitelaar, J. K., Kan, C. C., & Asherson, P. (2011). *ADHD in adults: Characterization, diagnosis, and treatment*. New York: Cambridge University Press.

Reviews our growing knowledge of adult ADHD and presents a transatlantic perspective on the identification, assessment, and treatment of the disorder.

Dawson, P., & Guare, R. (2010). *Executive skills in children and adolescents: A practical guide to assessment and intervention* (2nd ed.). New York: Guilford Press.

Describes assessment measures, links assessment to intervention, and presents strategies for promoting executive skills, environmentally, through coaching, in the classroom, and for specific populations.

DuPaul, G. J., & Stoner, G. (2015). ADHD in the schools: Assessment and intervention strategies (3rd ed.). New York: Guilford Press.

A comprehensive guide for school-based professionals concerning the assessment and management of ADHD in the schools.

Eme, R. F. (2018). *ADHD and the criminal justice system*. Newcastle upon Tyne, UK: Cambridge Scholars.

Goldstein, S., & Ellison, A. T. (2002). *Clinician's guide to adult ADHD: Assessment and intervention*. New York: Academic Press.

A fine introduction to the clinical diagnosis and management of ADHD in adults.

Goldstein, S., & Goldstein, M. (1998). *Managing attention deficit hyperactivity disorder in children* (2nd ed.). New York: Wiley.

A thorough review of the clinical literature concerning the diagnosis and treatment of ADHD in children.

Gregg, N. (2009). *Adolescents and adults with learning disabilities and ADHD: Assessment and accommodation*. New York: Guilford Press.

Helps educators and clinicians navigate the maze of laws, policies, and scientific research relating to diagnostic and intervention decision making for adolescents and adults. Provides guidance on how to conduct and document evidence-based assessments and select appropriate instructional and testing accommodations.

Kralovec, E., & Buell, J. (2000). *The end of homework: How homework disrupts families, overburdens children, and limits learning.* Boston: Beacon Press.

One of the first books to look at school reform in terms of reducing the reliance on homework.

Mapou, R. (2009). *Adult learning disabilities and ADHD: Research informed assessment.* New York: Oxford University Press.

Based on the author's popular workshop, this concise volume provides scientific and practical guidance on assessing learning disabilities and ADHD in adults.

Mash, E. J., & Barkley, R. A. (Eds.). (2014). *Child psychopathology* (3rd ed.). New York: Guilford Press.

Integrates state-of-the-art theory and empirical research on a wide range of child and adolescent disorders, with contributions from leading scholars and clinicians. Offers comprehensive coverage of the biological, psychological, and social-contextual determinants of childhood problems.

Nigg, J. (2006). *What causes ADHD?: Understanding what goes wrong and why.* New York: Guilford Press.

Traces the intersecting causal influences of genetic, neural, and environmental factors, confronting enduring controversies such as the validity of ADHD as a clinical construct. Specific suggestions are provided for studies that might further refine the conceptualization of the disorder, with significant potential benefits for treatment and prevention.

Phelps, L., Brown, R. T., & Power, T. J. (2001). *Pediatric psychopharmacology: Combining medical and psychosocial interventions.* Washington, DC: American Psychological Association.

Informs practitioners about integrating medications proven effective in the treatment of children and adolescents via double-blind studies and nonpharmacological interventions that have empirical support.

Pliszka, S. R. (2009). *Treating ADHD and comorbid disorders: Psychosocial and psychopharmacological interventions.* New York: Guilford Press.

Organized around detailed case presentations, this book helps clinicians make sound decisions when assessing and treating the full range of ADHD comorbidities—how to avoid common diagnostic errors, develop an individualized medication regimen, minimize health risks and side effects, collaborate successfully with parents, and tailor psychosocial treatments to each family's needs.

Prinstein, M. J., Youngstrom, E. A., Mash, E. J., & Barkley, R. A. (Eds.). (2019). *Treatment of disorders in childhood and adolescence*. New York: Guilford Press.

Leading contributors offer an authoritative review of evidence-based treatments for the most prevalent child and adolescent problems.

Ramsay, J. R. (2009). *Nonmedication treatments for adult ADHD: Evaluating impact on daily functioning and well-being*. Washington, DC: American Psychological Association.

A comprehensive review of the current status of nonmedication interventions available for adults with ADHD, from psychosocial treatment to academic support and accommodations for postsecondary students, career counseling and workplace support, relationships and social functioning, neurofeedback and neurocognitive training, and complementary and alternative treatments.

Ramsay, J. R., & Rostain, A. L. (2019). *Cognitive-behavioral therapy for adult ADHD: An integrative psychosocial and medical approach* (2nd ed.). New York: Taylor & Francis.

Discusses the factors involved in treatment, relapse prevention, and long-term management of adult ADHD, using a combined biological and psychosocial treatment approach.

Rapoport, E. M. (2009). *ADHD and social skills: A step-by-step guide for teachers and parents*. Lanham, MD: Rowman & Littlefield.

Innovative techniques that teachers can use at school and parents can use at home to help children with ADHD improve their behavior and their understanding of social cues to improve their peer relationships.

Safren, S. A., Sprich, S., Perlman, C., & Otto, M. (2005). *Mastery of your adult ADHD: A cognitive behavioral treatment program*. New York: Oxford University Press.

A session-by-session guide to conducting outpatient cognitive-behavioral treatment for adults with ADHD. A client workbook is also available.

Sleeper-Triplett, J. (2010). *Empowering youth with ADHD: Your guide to coaching adolescents and young adults for coaches, parents, and professionals*. Plantation, FL: Specialty Press.

Complete instructions for professionals and parents on what ADHD coaching for young people is and how it can dramatically improve their lives.

Solanto, M. (2011). *Cognitive-behavioral therapy for adult ADHD: Targeting executive dysfunction*. New York: Guilford Press.

Describes effective cognitive-behavioral strategies for helping clients improve key time management, organizational, and planning abilities that are typically impaired in ADHD. Each of the 12 group sessions—which can also be adapted for individual therapy—is reviewed in step-by-step detail.

Tuckman, A. (2007). *Integrative treatment for adult ADHD: A practical, easy-to-use guide for clinicians*. Oakland, CA: New Harbinger.

Describes a treatment model that integrates education, medication, coaching, and cognitive-behavioral therapy.

Wasserstein, J., Wolf, L., & Lefever, F. (Eds.). (2001). *Annals of the New York Academy of Sciences: Vol. 931. Adult attention deficit disorder: Brain mechanisms and life outcomes*. New York: New York Academy of Sciences.

Includes current and historical thinking by world-renowned researchers and clinicians when adult ADHD was a relatively recent and still controversial diagnosis. Comprehensive coverage of biological theories and research findings, clinical assessment, executive dysfunction, overlapping conditions, and modalities of treatment.

Young, J. (2007). *ADHD grown up: A guide to adolescent and adult ADHD*. New York: Norton.

Concise but comprehensive overview of adult ADHD, including the different subtypes.

Youngstrom, E. A., & Prinstein, M. J. (Eds.). (2020). *Assessment of disorders in childhood and adolescence* (5th ed.). New York: Guilford Press.

Offers best-practice recommendations for assessing a comprehensive array of child and adolescent mental health problems and health risks.

期刊

ADDA E-News, ADDA, P.O. Box 7557, Wilmington, DE 19083-9997; (800) 939-1019; *www.add.org.*

The newsletter for ADDA members.

ADDitude Magazine: The Happy Healthy Lifestyle Magazine for People with ADD (online and print periodical), 39 West 37th Street, 15th Floor, New York, NY 10018; (888) 762-8475; *www.additudemag.com.*

A highly informative and reasonably accurate magazine and website for obtaining information about ADHD. The graphics at the website are excellent, and it is easy to explore. The information each issue provides is quite current. Many different topics are covered. A subscription (either online or in print) is required to obtain the full content of each issue. Although the magazine's content appears to be scientifically based in many respects, this is not to be taken as an endorsement of those advertising in either the print or online versions of this periodical.

The ADHD Report, edited by R. A. Barkley, The Guilford Press, 370 Seventh Avenue, Suite

1200, New York, NY 10001; (800) 365-7006; *www.guilford.com*.

The only newsletter specifically dedicated to practicing clinicians who want to remain current on the extensive and rapidly changing scientific and clinical literature on ADHD. Parents of children with ADHD, as well as adults with ADHD, may also find the contents useful for staying current on controversial issues and research reports as well.

Attention! Magazine, CHADD National Headquarters, 8181 Professional Place, Suite 150, Landover, MD 20785; (800) 233-4050; *www.chadd.org*.

A flashy, entertaining, and informative magazine on ADHD created by the largest national support organization for ADHD (CHADD) and dedicated to keeping parents (as well as adults with ADHD) informed about the numerous issues related to ADHD.

CHADD Newsletter, CHADD National Headquarters, 8181 Professional Place, Suite 150, Landover, MD 20785; (800) 233-4050; *www.chadd.org*.

A newsletter for parents of children with ADHD and adults with ADHD who are members of CHADD.

資源供應商

ADD Warehouse, 300 Northwest 70th Avenue, Suite 102, Plantation, FL 33317; (800) 233-9273; *www.addwarehouse.com*.

ChildsWork ChildsPlay, 40 Aero Road, Unit #2, Bohemia, NY 11716; (800) 962-1141; *www.childswork.com*.

參考文獻

A number of published studies have been referenced throughout this book and are listed here for the interested reader. Citations for many other references to research can be found in my 2015 book listed below and at my website, *www.russellbarkley.org*.

Abikoff, H., Courtney, M. E., Szeibel, P. J., & Koplewicz, H. S. (1996). The effects of auditory stimulant on the arithmetic performance of children with ADHD and nondisabled children. *Journal of Learning Disabilities, 29,* 238-246.

American Psychiatric Association. (2013). *Diagnostic and statistical manual of mental disorders* (5th ed.). Arlington, VA: Author.

Barbaresi, W. J., Colligan, R. C., Weaver, A. L., Voigt, R. G., Killian, J. M., & Katusic, S. K. (2013). Mortality, ADHD, and psychosocial adversity in adults with childhood ADHD: A prospective study. *Pediatrics, 131,* 637-644.

Barkley, R. A. (1981). *Hyperactive children: A handbook for diagnosis and treatment.* New York: Guilford Press.

Barkley, R. A. (2011). *The Barkley Adult ADHD Rating Scale.* New York: Guilford Press.

Barkley, R. A. (2012). *Executive functions: What they are, how they work, and why they evolved.* New York: Guilford Press.

Barkley, R. A. (2013). Distinguishing sluggish cognitive tempo from ADHD in children and adolescents: Executive functioning, impairment, and comorbidity. *Journal of Clinical Child and Adolescent Psychology, 42,* 161-173.

Barkley, R. A. (2015). *Attention-deficit hyperactivity disorder: A handbook for diagnosis and treatment* (4th ed.). New York: Guilford Press.

Barkley, R. A. (2015). Health problems and related impairments in children and adults with ADHD. In R. A. Barkley (Ed.), *Attention-deficit hyperactivity disorder: A handbook for diagnosis and treatment* (4th ed., pp. 267-313). New York: Guilford Press.

Barkley, R. A., & Benton, C. (2013). *Your defiant child: Eight steps to better behavior* (2nd ed.). New York: Guilford Press.

Barkley, R. A., & Cox, D. J. (2007). A review of driving risks and impairments associated with attention-deficit/ hyperactivity disorder and the effects of stimulant medication on driving performance. *Journal of Safety Research, 38,* 113-128.

Barkley, R. A., Cunningham, C., & Karlsson, J. (1983). The speech of hyperactive children and their mothers: Comparisons with normal children and stimulant drug effects. *Journal of Learning Disabilities, 16,* 105-110.

Barkley, R. A., Edwards, G., Laneri, M., Fletcher, K., & Metevia, L. (2001). Executive functioning, temporal discounting, and sense of time in adolescents with attention deficit hyperactivity disorder and oppositional defiant disorder. *Journal of Abnormal Child Psychology, 29,* 541-556.

Barkley, R. A., & Fischer, M. (2019). Hyperactive child syndrome and estimated life expectancy at young adult follow-up: The role of ADHD persistence and other potential predictors. *Journal of Attention Disorders, 23*(9), 907-923.

Barkley, R. A., Fischer, M., Smallish, L., & Fletcher, K. (2003). Does the treatment of ADHD with stimulant medication contribute to illicit drug use and abuse in adulthood?: Results from a 15-year prospective study. *Pediatrics, 111,* 109-121.

Barkley, R. A., Fischer, M., Smallish, L., & Fletcher, K. (2006). Young adult follow-up of hyperactive children: Adaptive functioning in major life activities. *Journal of the American Academy of Child and Adolescent Psychiatry, 45,* 192-202.

Barkley, R. A., Guevremont, D. G., Anastopoulos, A. D., DuPaul, G. J., & Shelton, T. L. (1993). Driving-related risks and outcomes of attention deficit hyperactivity disorder in adolescents and young adults: A 3-5 year follow-up survey. *Pediatrics, 92,* 212-218.

Barkley, R. A., McMurray, M. B., Edelbrock, C. S., & Robbins, K. (1990). The side effects of Ritalin in ADHD children: A systematic, placebo controlled evaluation. *Pediatrics, 86,* 184-192.

Barkley, R. A., & Murphy, K. R. (2006). *Attention-deficit hyperactivity disorder: A clinical workbook* (3rd ed.). New York: Guilford Press.

Barkley, R. A., Murphy, K. R., & Fischer, M. (2008). *ADHD in adults: What the science says.* New York: Guilford Press.

Barkley, R. A., & Peters, H. (2012). The earliest reference to ADHD in the medical literature?: Melchior Adam Weikard's description in 1775 of "Attention Deficit" (Mangel der Aufmerksamkeit, attentio volubilis). *Journal of Attention Disorders, 16,* 623-630.

Barkley, R. A., & Ullman, D. G. (1975). A comparison of objective measures of activity and distractibility in hyperactive and non-hyperactive children. *Journal of Abnormal Child Psychology, 3,* 213-244.

Bauermeister, J. J., Matos, M., Reina, G., Salas, C. C., Martinez, J. V., Cumba, E., et al. (2005). Comparison of the DSM-IV combined and inattentive types of ADHD in a school-based sample of Latino/Hispanic children. *Journal of Child Psychology and Psychiatry, 46,* 166-179.

Biederman, J., Faraone, S. V., Keenan, K., Knee, D., & Tsuang, M. T. (1990). Family-genetic and psychosocial risk factors in DSM-III attention deficit disorder. *Journal of the American Academy of Child and Adolescent Psychiatry, 29,* 526-533.

Bogg, T., & Roberts, B. W. (2004). Conscientiousness and health-related behavior: A meta-analysis of the leading behavioral contributors to mortality. *Psychological Bulletin, 130,* 887-919.

Bremer, D. A., & Stern, J. A. (1976). Attention and distractibility during reading in hyperactive boys. *Journal of Abnormal Child Psychology, 4,* 381-387.

Bridge, J. A., Iyengar, S., Salary, C. B., Barbe, R. P., Birmaher, B., Pincus, H. A., et al. (2007). Clinical response and risk for reported ideation and suicide attempts in pediatric antidepressant treatment: A meta-analysis of randomized controlled trials. *Journal of the American Medical Association, 297,* 1683-1696.

Bronowski, J. (1977). Human and animal languages. In *A sense of the future* (pp. 104-131). Cambridge, MA: MIT Press.

Buchsbaum, M., & Wender, P. (1973). Averaged evoked responses in normal and minimally brain dysfunctioned children treated with amphetamine: A preliminary report. *Archives of General Psychiatry, 29,* 764-770.

Buitelaar, J. N. J., Posthumus, J. A., & Buitelaar, J. K. (2015). ADHD in childhood and/or adulthood as a risk factor for domestic violence or intimate partner violence: A systematic review. *Journal of Attention Disorders.* [Epub ahead of print]

Campbell, S. B. (1975). Mother-child interactions: A comparison of hyperactive, learning disabled, and normal boys. *American Journal of Orthopsychiatry, 45,* 51-57.

Campbell, S. B., & Ewing, L. J. (1990). Follow-up of hard to manage preschoolers: Adjustment at age 9 and predictors of continuing symptoms. *Journal of Child Psychology and Psychiatry, 31,* 871-889.

Campbell, S. B., Szumowski, E. K., Ewing, L. J., Gluck, D. S., & Breaux, A. M. (1982). A multidimensional assessment of parent-identified behavior problem toddlers. *Journal of Abnormal Child Psychology, 10,* 569-592.

Cantwell, D. (1975). *The hyperactive child.* New York: Spectrum.

Chilcoat, H. D., & Breslau, N. (1999). Pathways from ADHD to early drug use. *Journal of the American Academy of Child and Adolescent Psychiatry, 38,* 1347-1354.

Cooper, W. O., Habel, L. A., Sox, C. M., Chan, L. A., Arbogast, P. G., Cheetham, T. C., et al. (2011). ADHD drugs and serious cardiovascular events in children and young adults. *New England Journal of Medicine, 365,* 1896-1904.

Covey, S. R. (1989). *The seven habits of highly effective people: Restoring the character ethic.* New York: Simon & Schuster.

Crichton, A. (1798). *An inquiry into the nature and origin of mental derangement: Comprehending a concise system of the physiology and pathology of the human mind and a history of the passions and their effects.* London: T. Cadell Jr., & W. Davies. (Reprinted by AMS Press, New York, 1976)

Crook, W. G. (1986). *The yeast connection: A medical breakthrough.* New York: Vintage Books.

Cunningham, C., & Barkley, R. (1979). The interactions of hyperactive and normal children with their mothers during free play and structured tasks. *Child Development, 50,* 217-224.

Dalsgaard, S., Ostergaard, S. D., Leckman, J. F., Mortensen, P. B., & Pedersen, M. G. (2015). Mortality in children, adolescents and adults with attention deficit hyperactivity disorder: A nationwide cohort study. *Lancet, 385,* 2190-2196.

Demaray, M., & Jenkins, L. N. (2011). Relations among academic enablers and academic achievement in children with and without high levels of parent-rated symptoms of inattention, impulsivity, and hyperactivity. *Psychology in the Schools, 48,* 573-586.

Demontis, D., Walters, R. K., Martin, J., Mattheisen, M., Als, T. D., Agerbo, E., et al. (2018). Discovery of the first genome-wide significant risk loci for attention deficit/ hyperactivity disorder. *Nature Genetics, 51,* 63-75.

Diener, M. B., & Milich, R. (1997). Effects of positive feedback on the social interactions of boys with attention deficit hyperactivity disorder: A test of the self-protective hypothesis. *Journal of Clinical Child Psychology, 26,* 256-265.

Dimond, S. J. (1980). *Neuropsychology: A textbook of systems and psychological functions of the human brain.* London: Butterworth.

Douglas, V. I. (1980). Treatment and training approaches to hyperactivity: Establishing internal or external control. In C. Whalen & B. Henker (Eds.), *Hyperactive children: The social ecology of identification and treatment* (pp. 283-318). New York: Academic Press.

Dunnick, J. K., & Hailey, J. R. (1995). Experimental studies on the long-term effects of methylphenidate hydrochloride. *Toxicology, 103,* 77-84.

El-Zein, R. A., Abdel-Rahman, A., Hay, M. J., Lopez, M. S., Bondy, M. L., Morris, D. L., et al. (2005). Cytogenetic effects in children treated with methylphenidate. *Cancer Letters, 230,* 284-291.

Erchul, W. P., DuPaul, G. J., Bennett, M. S., Grissom, P. F., Jitendra, A. K., Tresco, K. E., et al. (2009). A follow-up study of relational processes and consultation outcomes for students with attention deficit hyperactivity disorder. *School Psychology Review, 38,* 28-37.

Feingold, B. F. (1975). *Why your child is hyperactive.* New York: Random House.

Fiedler, N. L., & Ullman, D. G. (1983). The effects of stimulant drugs on the curiosity behaviors of hyperactive children. *Journal of Abnormal Child Psychology, 11,* 193-206.

Fischer, M., Barkley, R. A., Edelbrock, K., & Smallish, L. (1990). The adolescent outcome of hyperactive children diagnosed by research criteria: II. Academic, attentional, and neuropsychological status. *Journal of Consulting and Clinical Psychology, 58,* 580-588.

Friedman, H. S., Tucker, J. S., Schwartz, J. E., Tomlinson-Keasey, C., Martin, L. R., Wingard, D. L., et al. (1995). Psychosocial and behavioral predictors of longevity: The aging and death of the "Termites." *American Psychologist, 50,* 69-78.

Fuster, J. M. (1989). *The prefrontal cortex.* New York: Raven Press.

Gillis, J. J., Gilger, J. W., Pennington, B. F., & DeFries, J. C. (1992). Attention deficit disorder in reading-disabled twins: Evidence for a genetic etiology. *Journal of Abnormal Child Psychology, 20,* 303-315.

Gordon, M. (1979). The assessment of impulsivity and mediating behaviors in hyperactive and non-hyperactive children. *Journal of Abnormal Child Psychology, 7,* 317-326.

Hartsough, C. S., & Lambert, N. M. (1985). Medical factors in hyperactive and normal children: Prenatal, developmental, and health history findings. *American Journal of Orthopsychiatry, 55,* 190-210.

Hauser, P., Zametkin, A. J., Martinex, P., Vitiello, B., Matochik, J. A., Mixson, A. J., et al. (1993). Attention deficit-hyperactivity disorder in people with generalized resistance to thyroid hormone. *New England Journal of Medicine, 328,* 997-1001.

Hayes, S. C. (1989). *Rule-governed behavior: Cognition, contingencies, and instructional control.* New York: Plenum Press.

Hoover, D. W., & Milich, R. (1994). Effects of sugar ingestion expectancies on mother-child interactions. *Journal of Abnormal Child Psychology, 22,* 501-515.

Hunt, R. D., Capper, L., & O'Connell, P. (1990). Clonidine in child and adolescent psychiatry. *Journal of Child and Adolescent Psychopharmacology, 1,* 87-102.

Ingersoll, B., & Goldstein, S. (1993). *Attention deficit disorder and learning disabilities: Realities, myths, and controversial treatments.* New York: Main Street Books.

Jacob, R. G., O'Leary, K. D., & Rosenblad, C. (1978). Formal and informal classroom settings: Effects on hyperactivity. *Journal of Abnormal Child Psychology, 6,* 47-59.

Jensen, P. S., Shervette, R. E., Xenakis, S. N., & Bain, M. W. (1988). Psychosocial and medical histories of stimulant-treated children. *Journal of the American Academy of Child and Adolescent Psychiatry, 27,* 798-801.

Jokela, M., Ferrie, J. E., & Kivimaki, M. (2008). Childhood problem behaviors and death by midlife: The British National Child Development Study. *Journal of the American Academy of Child and Adolescent Psychiatry, 48,* 19-24.

Kabat-Zinn, J. (2005). *Wherever you go, there you are.* New York: Hyperion.

Kavale, K. A., & Forness, S. R. (1983). Hyperactivity and diet treatment: A meta-analysis of the Feingold hypothesis. *Journal of Learning Disabilities, 16,* 324-330.

Kessler, R. C., Adler, L., Barkley, R. A., Biederman, J., Conners, C. K., Demler, O., et al. (2006). The prevalence and correlates of adult ADHD in the United States: Results from the National Comorbidity Survey Replication. *American Journal of Psychiatry, 163,* 716-723.

Klorman, R., Brumaghim, J. T., Coons, H. W., Peloquin, L., Strauss, J., Lewine, J. D., et al. (1988). The contributions of event-related potentials to understanding effects of stimulants on information processing in attention deficit disorder. In L. M. Bloomingdale & J. A. Sergeant (Eds.), *Attention deficit disorder: Criteria, cognition, intervention* (pp. 199-218). London: Pergamon Press.

Landau, S., Lorch, E. P., & Milich, R. (1992). Visual attention to and comprehension of television in attention deficit hyperactivity disordered and normal boys. *Child Development, 63,* 928-937.

Levinson, H. (1992). *Total concentration: How to understand attention deficit disorders.* New York: Evans.

Lezak, M. D. (2004). *Neuropsychological assessment* (4th ed.). New York: Oxford University Press.

Lofthouse, N., Arnold, L. E., & Hurt, E. (2012). Current status of neurofeedback for attention-deficit/hyperactivity disorder. *Current Psychiatry Reports, 14,* 536-542.

London, A. S., & Landes, S. D. (2016). Attention deficit hyperactivity disorder and adult mortality. *Preventive Medicine, 90,* 8-10.

Loo, S. K., & Barkley, R. A. (2005). Clinical utility of EEG in attention deficit hyperactivity disorder. *Applied Developmental Neuropsychology, 12,* 64-76.

Lou, H. C., Henriksen, L., & Bruhn, P. (1984). Focal cerebral hypoperfusion in children with dysphasia and/or attention deficit disorder. *Archives of Neurology, 41,* 825-829.

Milberger, S., Biederman, J., Faraone, S. V., Chen, L., & Jones, J. (1996). Is maternal smoking during pregnancy a risk factor for attention deficit hyperactivity disorder in children? *American Journal of Psychiatry, 153,* 1138-1142.

Milich, R., Kern, M. H., & Scrambler, D. J. (1996). Coping with childhood teasing. *ADHD Report, 4*(5), 9-12.

Milich, R., & Pelham, W. E. (1986). Effects of sugar ingestion on the classroom and playground behavior of attention deficit disordered boys. *Journal of Consulting and Clinical Psychology, 54,* 714-718.

Milich, R., Wolraich, M., & Lindgren, S. (1986). Sugar and hyperactivity: A critical review of empirical findings. *Clinical Psychology Review, 6,* 493-513.

Mohr-Jensen, C., & Steinhausen, H. C. (2016). A meta-analysis and systematic review of the risks associated with childhood attention-deficit hyperactivity disorder on long-term outcome of arrests, convictions, and incarcerations. *Clinical Psychology Review, 48,* 32-42.

Morrison, J., & Stewart, M. (1973). The psychiatric status of the legal families of adopted hyperactive children. *Archives of General Psychiatry, 28,* 888-891.

Multimodal Treatment of ADHD Group. (1999). Moderators and mediators of treatment response for children with attention-deficit/hyperactivity disorder: The Multimodal Treatment Study of children with attention-deficit/hyperactivity disorder. *Archives of General Psychiatry, 56*(12), 1088-1096.

Murphy, K., & Barkley, R. A. (1996). Prevalence of DSM-IV ADHD symptoms in adult licensed drivers. *Journal of Attention Disorders, 1,* 147-161.

Nakao, T., Radua, J., Rubia, K., & Mataix-Cols, D. (2011). Gray matter volume abnormalities in ADHD: Voxel-based meta-analysis exploring effects of age and stimulant medication. *American Journal of Psychiatry, 168,* 1154-1163.

Neuman, R. J., Lobos, E., Reich, W., Henderson, C. A., Sun, L. W., & Todd, R. D. (2007). Smoking exposure and dopaminergic genotypes interact to cause a severe ADHD subtype. *Biological Psychiatry, 61,* 1320-1328.

Nichols, P. L., & Chen, T. C. (1981). *Minimal brain dysfunction: A prospective study.* Hillsdale, NJ: Erlbaum.

Nigg, J. T. (2006). *What causes ADHD?: Understanding what goes wrong and why.* New York: Guilford Press.

Nigg, J. T. (2013). Attention-deficit/hyperactivity disorder and adverse health outcomes. *Clinical Psychology Review, 33,* 215-228.

Nigg, J. T. (2017). *Getting ahead of ADHD: What next-generation science says about treatments that work —and how you can make them work for your child.* New York: Guilford Press.

Nigg, J. T., Lewis, K., Edlinger, T., & Falk, M. (2012). Meta-analysis of attention-deficit/ hyperactivity disorder or attention-deficit/hyperactivity disorder symptoms, restriction diet, and synthetic food color additives. *Journal of the American Academy of Child and Adolescent Psychiatry, 51,* 86-97.

Pagani, L., Tremblay, R. E., Vitaro, F., Boulderice, B., & McDuff, P. (2001). Effects of grade retention on academic performance and behavioral development. *Development and Psychopathology, 13,* 297-315.

Paloyelis, Y., Mehta, M. A., Kuntsi, J., & Asherson, P. (2007). Functional MRI in ADHD: A systematic literature review. *Expert Reviews in Neurotherapeutics, 7,* 1337-1356.

Pelham, W. E., & Bender, M. E. (1982). Peer relationships in hyperactive children: Description and treatment. In K. D. Gadow & I. Bialer (Eds.), *Advances in learning and behavioral disabilities* (Vol. 1, pp. 365-436). Greenwich, CT: JAI Press.

Pelsser, L. M., Frankena, K., Toorman, J., Savelkoul, H. F., DuBois, A. E., Periera, R. R., et al. (2011). Effects of a restricted elimination diet on the behavior of children with attention-deficit hyperactivity disorder (INCA study): A randomized controlled trial. *Lancet, 377,* 494-503.

Porrino, L. J., Rapoport, J. L., Behar, D., Sceery, W., Ismond, D. R., & Bunney, W. E., Jr. (1983). A naturalistic assessment of the motor activity of hyperactive boys. *Archives of General Psychiatry, 40,* 681-687.

Rapport, M. D., Tucker, S. B., DuPaul, G. J., Merlo, M., & Stoner, G. (1986). Hyperactivity and frustration: The influence of control over and size of rewards in delaying gratification. *Journal of Abnormal Child Psychology, 14,* 181-204.

Richards, T. L., Deffenbacher, J. L., Rosen, L. A., Barkley, R. A., & Rodricks, T. (2006). Driving anger and driving behavior in adults with ADHD. *Journal of Attention Disorders, 10,* 54-64.

Robin, A. L. (2015). Training families with adolescents with ADHD. In R. A. Barkley, *Attention-deficit hyperactivity disorder: A handbook for diagnosis and treatment* (4th ed., pp. 537-568). New York: Guilford Press.

Rosemond, J. (2009). *The well-behaved child: Discipline that really works.* Nashville, TN: Thomas Nelson.

Rosen, L. A., Booth, S. R., Bender, M. E., McGrath, M. L., Sorrell, S., & Drabman, R. S. (1988). Effects of sugar (sucrose) on children's behavior. *Journal of Consulting and Clinical Psychology, 56,* 583-589.

Rosen, L. A., O'Leary, S. G., Joyce, S. A., Conway, C., & Pfiffner, L. J. (1984). The importance of prudent negative consequences for maintaining the appropriate behavior of hyperactive children. *Journal of Abnormal Child Psychology, 12,* 581-604.

Rosenthal, R. H., & Allen, T. W. (1980). Intratask distractibility in hyperkinetic and nonhyperkinetic children. *Journal of Abnormal Child Psychology, 8,* 175-187.

Rubia, K., Smith, A. B., Hafari, R., Matsukura, F., Mohammad, M., Taylor, E., et al. (2009). Disorder-specific dissociation of orbitofrontal dysfunction in boys with pure conduct disorder during reward and ventrolateral prefrontal dysfunction in boys with pure ADHD during sustained attention. *American Journal of Psychiatry, 166,* 83-94.

Saylor, K. E., & Amann, B. H. (2016). Impulsive aggression as a comorbidity of attention-deficit/hyperactivity disorder in children and adolescents. *Journal of Child and Adolescent Psychopharmacology, 26,* 19-25.

Shaw, G. A., & Giambra, L. M. (1993). Task-unrelated thoughts of college students diagnosed as hyperactive in childhood. *Developmental Neuropsychology, 9,* 17-30.

Shaw, P., Eckstrand, K., Sharp, W., Blumenthal, J., Lorch, L. P., Greenstein, D., et al. (2007). Attention-deficit/hyperactivity disorder is characterized by a delay in cortical maturation. *Proceedings of the National Academy of Sciences of the USA, 104,* 19649-19654.

Shelton, T. L., Barkley, R. A., Crosswait, C., Moorehouse, M., Fletcher, K., Barrett, S., et al. (1998). Psychiatric and psychological morbidity as a function of adaptive disability in preschool children with high levels of aggressive and hyperactive-impulsive-inattentive behavior. *Journal of Abnormal Child Psychology, 26,* 475-494.

Sieg, K. G., Gaffney, G. R., Preston, D. F., & Hellings, J. A. (1995). SPECT brain imaging abnormalities in attention deficit hyperactivity disorder. *Clinical Nuclear Medicine, 20,* 55-60.

Stein, M. A., Szumowski, E., Blondis, T. A., & Roizen, N. J. (1995). Adaptive skills dysfunction in ADD and ADHD children. *Journal of Child Psychology and Psychiatry, 36,* 663-670. Stewart, M. A., Thach, B. T., & Friedin, M. R. (1970). Accidental poisoning and the hyperactive child syndrome. *Diseases of the Nervous System, 31,* 403-407.

Still, G. F. (1902). Some abnormal psychical conditions in children. *Lancet, 1,* 1008-1012, 1077-1082, 1163-1168.

Tallmadge, J., & Barkley, R. A. (1983). The interactions of hyperactive and normal boys with their mothers and fathers. *Journal of Abnormal Child Psychology, 11,* 565-579.

Tannock, R. (1997). Television, videogames, and ADHD: Challenging a popular belief. *ADHD Report, 5*(3), 3-7.

Tucker, J. D., Suter, W., Petibone, D. M., Thomas, R. A., Bailey, N. L., Zhou, Y., et al.

(2009). Cytogenetic assessment of methylphenidate treatment in patients treated for attention deficit hyperactivity disorder. *Mutation Research/Genetic Toxicology and Environmental Mutagenesis, 677,* 53-58.

Valera, E. M., Faraone, S. V., Murray, K. E., & Seidman, L. J. (2007). Meta-analysis of structural imaging findings in attention-deficit/hyperactivity disorder. *Biological Psychiatry, 61,* 1361-1369.

Virtanen, M., Lallukka, T., Alexanderson, K., Ervasti, J., Josefsson, P., Kivimaki, M., et al. (2018). Work disability and mortality in early onset neuropsychiatric and behavioral disorders in Sweden. *European Journal of Public Health, 28*(Suppl. 4), 32.

Warner, J. (2011). *We've got issues: Children and parents in the age of medication.* New York: Riverhead Trade.

Weiss, G., & Hechtman, L. T. (1993). *Hyperactive children grown up: ADHD in children, adolescents, and adults* (2nd ed.). New York: Guilford Press.

Whalen, C. K., Henker, B., Collins, B. E., McAuliffe, S., & Vaux, A. (1979). Peer interaction in structured communication task: Comparisons of normal and hyperactive boys and of methylphenidate (Ritalin) and placebo effects. *Child Development, 50,* 388-401.

Wilens, T. E., Faraone, S. V., Biederman, J., & Gunawardene, S. (2003). Does stimulant therapy of attention deficit/hyperactivity disorder beget later substance abuse?: A meta-analytic review of the literature. *Pediatrics, 11*(1), 179-185.

Wolraich, M., Milich, R., Stumbo, P., & Schultz, F. (1985). The effects of sucrose ingestion on the behavior of hyperactive boys. *Pediatrics, 106,* 657-682.

Zametkin, A. J., Nordahl, T. E., Gross, M., King, A. C., Semple, W. E., Rumsey, J., et al. (1990). Cerebral glucose metabolism in adults with hyperactivity of childhood onset. *New England Journal of Medicine, 323,* 1361-1366.

Zentall, S. S., Falkenberg, S. D., & Smith, L. B. (1985). Effects of color stimulation and information on the copying performance of attention-problem adolescents. *Journal of Abnormal Child Psychology, 13,* 501-511.

Zentall, S. S., & Smith, Y. S. (1993). Mathematical performance and behavior of children with hyperactivity with and without coexisting aggression. *Behaviour Research and Therapy, 31,* 701-710.

國家圖書館出版品預行編目 (CIP) 資料

過動兒父母完全指導手冊 / 羅素 . 巴克立 (Russell A. Barkley) 著；何善欣譯 . -- 三版 . --
臺北市 : 遠流出版事業股份有限公司 , 2023.06
　面；　公分
譯自 : Taking charge of ADHD : the complete, authoritative guide for parents
ISBN 978-626-361-094-1(平裝)

1.CST: 過動兒 2.CST: 行為改變術 3.CST: 親職教育

415.9894　　　　　　　　　　　　　　　　　　　　　　　　　112005013

過動兒父母完全指導手冊（增訂新版）

作　　　者　羅素·巴克立
翻　　　譯　何善欣
主　　　編　周明怡
封 面 設 計　卷里工作室
內 文 排 版　菩薩蠻電腦科技有限公司

發 行 人　王榮文
出 版 發 行　遠流出版事業股份有限公司
　　　　　　104005 台北市中山北路一段 11 號 13 樓
　　　　　　郵撥／ 0189456-1
　　　　　　電話／ (02)2571-0297　傳真／ (02)2571-0197
著作權顧問　蕭雄淋律師

2023 年 6 月 1 日　三版一刷
2024 年 3 月16日　三版二刷
售價新臺幣 550 元（缺頁或破損的書，請寄回更換）
有著作權 · 侵害必究　Printed in Taiwan
http://www.ylib.com
e-mail:ylib@ylib.com

Copyright © 2020 The Guilford Press
A Division of Guilford Publications, Inc.
Published by arrangement with The Guilford Press